# 神奇的脂肪疗愈力

〔德〕安妮·弗莱克◎著　　吴秀杰◎译　　李　淼◎审订

北京科学技术出版社

读者须知：

医学是随着科学技术的进步与临床经验的积累而不断发展的。本书中的所有建议均是作者结合多年实践经验审慎提出的，虽然如此，图书依然不可替代医疗咨询。如果你想获得详尽的医学建议，请向有资质的医生咨询。因本书相关内容造成的直接或间接不良影响，出版社和作者概不负责。

Author: Dr. med. Anne Fleck
Title: RAN AN DAS FETT

Copyright ©2019 by Rowohlt Verlag GmbH, Reinbek bei Hamburg, Germany
Simplified Chinese language edition arranged through Beijing Star Media Co. Ltd., China.
Simplified Chinese Translation Copyright © 2022 by Beijing Science and Technology Publishing Co., Ltd.
All rights reserved.

**著作权合同登记号　图字：01-2021-3087号**

**图书在版编目（CIP）数据**

神奇的脂肪疗愈力 /（德）安妮·弗莱克著；吴秀杰译. — 北京：北京科学技术出版社，2022.10（2024.5重印）
ISBN 978-7-5714-2360-5

Ⅰ.①神… Ⅱ.①安…②吴… Ⅲ.①甘油三酯-研究 Ⅳ.① R45

中国版本图书馆 CIP 数据核字 (2022) 第 102796 号

| | | | |
|---|---|---|---|
| **策划编辑**：马心湖 | | **电　话**：0086-10-66135495（总编室） | |
| **责任编辑**：田　恬 | | 0086-10-66113227（发行部） | |
| **责任校对**：贾　荣 | | **网　址**：www.bkydw.cn | |
| **图文制作**：旅教文化 | | **印　刷**：河北鑫兆源印刷有限公司 | |
| **责任印制**：李　茗 | | **开　本**：710 mm×1000 mm　1/16 | |
| **出版人**：曾庆宇 | | **字　数**：253千字 | |
| **出版发行**：北京科学技术出版社 | | **印　张**：16.5 | |
| **社　址**：北京西直门南大街16号 | | **版　次**：2022年10月第1版 | |
| **邮政编码**：100035 | | **印　次**：2024年5月第3次印刷 | |
| ISBN 978-7-5714-2360-5 | | | |

**定　价**：79.00元

# 粮食让人饱腹，脂肪使人健康

多年来，我们被灌输了太多关于脂肪有害健康的观点，有的人甚至认为饱和脂肪和胆固醇不该出现在这个世界上。在很多人看来，少盐、少油、少糖的饮食才是健康的。我是一名神经内科医生，在我生病之前，我也总是向患者宣传进行低脂饮食的好处。在治病的过程中，我学习了营养学，通过营养调理，我治好了自己的肾病。从此，我对用营养学治病的机理和方法产生了很大的好奇心，在诊疗的时候，我会询问患者的饮食习惯。不问不知道，一问吓一跳，大部分患者的饮食都是低脂高碳饮食。于是，我开始尝试让患者减少碳水化合物的摄入，并增加脂肪的摄入。令我开心的是，改变饮食后，患者的病情往往出现明显好转。为了找到这种现象背后的理论支撑，我到处查找关于脂肪和胆固醇的信息，但查到的有效信息寥寥无几。

欧美国家比我们更早开始提倡低脂饮食，然而，这些国家居民的肥胖率和糖尿病的发病率越来越高，慢性疾病成为危害健康的洪水猛兽。一些营养学研究人员开始重新审视脂肪，提出低碳高脂饮食法，并在实践中获得了令人鼓舞的效果。

本书作者安妮·弗莱克是一名临床医生，她在实践中发现了脂肪的魅力。弗莱克医生很了不起，她不仅通过实践证明了脂肪的疗愈力，还清楚地阐释了用脂肪治疗疾病的底层逻辑。

实践是检验真理的唯一标准。不管现在有多少批判脂肪的声音，我认为只有一种声音最响亮、最权威，那就是来自实践的声音。

弗莱克医生从实践中发现真理，告诉我们脂肪的魅力。她详尽地列举文献，解释了人们有关脂肪的错误观念是如何形成的，还介绍了很多利用脂肪治愈疾病的方法。

　　书中讲解了饱和脂肪为什么是好脂肪，从哪些食物中我们能够获得优质的脂肪，也讲解了胆固醇的重要性。

　　中国人对食疗的接受程度很高，也喜欢自然疗法。这是一本非常好的食疗参考书，值得推荐给广大读者。

**夏　萌**

北京安贞医院临床营养科创始人

中国抗衰老促进会创新与应用分会副会长

中国医药卫生事业发展基金会功能医学专业委员会营养学组组长

中国医院协会疾病与健康管理专业委员会常务委员

# 让我们重新认识脂肪

2014 年，我的体重接近 100 kg。沉重的身躯让我每天都感到很疲惫。

为了减肥，我尝试过各种流行的减肥法：运动减肥法、节食减肥法……我甚至还喝过减肥茶，吃过减肥药。

我和其他大多数人一样，受到传统营养学的影响，认为肥胖是热量过剩导致的。而三大宏量营养素中，单位质量的脂肪所含热量最高，所以我一直以为低脂低热量饮食才是健康的饮食，减肥的人应该少摄入脂肪。因此，有一段时间，我每天的食物就是蔬菜沙拉、水煮鸡胸肉，我甚至专门购买低脂牛奶来喝。我对脂肪避之唯恐不及。

但是，这些努力全部以失败告终。

有一天，我身边一位研究人类学的朋友对我说："真正导致肥胖的不是脂肪，而是糖。想减肥，就应该多吃肉、少摄入糖。"

虽然半信半疑，但我开始尝试控制糖的摄入水平。我每天不吃主食和甜食，大口吃肉，且注意补充优质的脂肪。结果，我在 5 个月的时间里居然减掉了近 20 kg 的体重。

亲身经历是最有说服力的。于是，我开始学习生物学和营养学的前沿知识，大量阅读关于肥胖症和 2 型糖尿病等疾病的文献，走上了一条有些"另类"的健康之路。

充分学习了这方面的知识之后我才明白，任何物种的基因都是由漫长的进化历程决定的。

人类的进化史已有数百万年。在进入农耕社会前，我们的祖先都是通过狩猎、采集的方式获取食物的，脂肪是他们主要的能量来源。当时，我们的祖先通过食用大量的肉获得丰富的脂肪和蛋白质，碳水化合物在他们的日常饮食中占比很小。

直到一万年前，人类进入农耕社会，谷物才逐渐成为人类的主食，人类才开始大量摄入碳水化合物。在第一次工业革命之后，也就是两百多年前，人类才开始大量食用精制糖。

现代人类的基因其实与几百万年前狩猎采集时代人类的基因基本相同，但饮食发生了巨大的变化。现代饮食和我们的基因不匹配是如今肥胖症、2 型糖尿病等代谢性疾病的发病率不断升高的主要原因。

从生物学和人类学的角度来看，脂肪对人类的进化，特别是对人类大脑的发育有着极其重要的作用。可以说，没有脂肪，就没有现在的人类。

对人类如此重要的脂肪在过去的几十年里却遭到普遍的排斥。

过去的几十年里，美国营养学界的派系斗争导致错误的营养学观点——"脂肪有害健康"广泛传播，低脂饮食在全球范围内流行。"脂肪有害论"深深扎根于人们的脑中，人们担心摄入脂肪会引发肥胖、高血压、高血脂、心血管疾病……然而，越来越多的科学研究证明，摄入丰富的优质脂肪对健康非常重要。我们真正需要警惕的不是脂肪，而是现代饮食中过量的碳水化合物，摄入过量的碳水化合物才是众多代谢性疾病发病的根源。

碳水化合物在我们日常饮食中的占比很大，所以了解有关脂肪和碳水化合物的知识对我们来说非常重要。本书作者从科学的维度介绍了优质脂肪的重要性，并告诉我们什么才是健康的饮食。

脂肪疗法是作者将个人 20 多年的临床经验与最新的科学研究成果结合之后总结出来的营养疗法，它在治疗肥胖症、抑郁症、2 型糖尿病、阿尔茨海默病等多种疾病的过程中发挥了重要作用。

推荐所有注重健康的朋友阅读本书，这本书会彻底颠覆你们对健康饮食的认知，为你们打开一扇通往全新世界的大门。

程 鹏

野兽生活创始人

# 目 录

# 导　言

安妮·弗莱克是德国最有声望的医生之一。她凭借自己丰富的知识和临床经验以及敏锐的眼光，成为现代医学的先锋人物，她致力于为人类的健康而努力。她的工作和她的书能够挽救人的生命。

德国著名乒乓球运动员　蒂姆·波尔（Timo Boll）

你能想到影响绝大多数人健康状况的是什么吗？答案可能令很多人感到意外——是脂肪！

说到脂肪，很多人第一时间想到的是：让人恼火的肥肉、漂在汤上的油花、腰上乱颤的赘肉……对一些艺术爱好者来说，脂肪可能成为一种艺术表达方式。有一点我可以很确定：脂肪肯定不是毒药。在过去的几十年里，人们错误地给脂肪冠上了恶名。其实，脂肪一直在深藏不露地呵护你我的健康。

你可以为自己的健康做很多努力，比如多运动、保证充足的睡眠、保持放松的心态、积极社交、保持良好的人际关系。除此之外，你还应重新审视自己的饮食结构，将脂肪从被你遗忘的角落里"拿"出来。饮食对我们的身体影响巨大：消化系统、免疫系统、内分泌系统、循环系统……可以说，身体的每个系统都会对我们所摄入的营养素做出反应。这些营养素最后会抵达身体的最小单位——细胞。你可以用不良的饮食使它们生病，加速它们的衰亡；也可以用健康的脂肪来滋养它们，使它们更健康。

我们可以把身体看作一个由数百亿个细胞组成的有机整体。细胞是你身体最小的单位，细胞膜和细胞的其他各个组成部分都需要以脂肪为养料来维持生命。你体内的每个细胞都"嗷嗷待哺"，渴望得到脂肪。可惜的是，大多数人对细胞的需求"充耳不闻"。如果你能给这些细胞"加油"，就打开了脂肪治疗的大门。健康的细胞越多，你的身体就越健康。

人人都能利用脂肪来重塑健康的身体。很多人对待自己的身体还不如对待自己的汽车用心。很多人在去 4S 店为爱车做保养时会选最好的机油。所有的机器都需要足够的润滑油才能正常运转，这个道理大家都懂。可对象换成自己的身体，这个问题就经常被忽视了。有些人长期坚持低脂饮食，还有些人毫无顾忌地给自己的细胞提供那些质次价廉的"坏脂肪"，因此有时候身体"打不着火"就毫不奇怪了。还有一些人抵抗力弱，频繁出现炎症，患有慢性疾病，注意力、记忆力以及情绪出现问题。没有足够的脂肪提供营养，你的"健康司令部"可能会发动"叛乱"。可能你一直被灌输的观点都是"低脂才健康"，但现代营养学早已证明：脂肪不仅不会致病，反而能治病。脂肪的疗愈能力一旦得到认可，成千上万的人将从中受益。

不过，人们能否通过脂肪受益取决于所摄入的脂肪的质量，以及所摄入的其他营养素。本书提及的那些健康的脂肪是完美的细胞"燃料"，能促进细胞再生，从而使身体更健康。脂肪对你的健康的影响比你想象的要大得多。脂肪不光能使人变得苗条、聪明、快乐，还能预防心肌梗死、脑卒中、2 型糖尿病、阿尔茨海默病和癌症，这都是有据可循的。不仅如此，脂肪还能治愈疾病！因此，脂肪疗法是我的一个基本治疗手段。

希望本书能让你有所触动，让你放弃那种令人乐趣全无的计算脂肪摄入量的做法。本书不光要帮助脂肪恢复声誉，也将为你提供经得起实践检验的建议，告诉你如何一步步改善自己的健康状况。没有健康，一切都将失去意义。但是，坦诚地说，我们中的大多数人对自己的健康实在太掉以轻心了。大多数人觉得自己刀枪不入，不假思索地凭着直觉前行，直到碰一鼻子灰，疾病已经侵入体内，才恍然大悟。改变开始于我们进行独立思考的时候。人人皆会误入歧途，生命原本就很脆弱，容易受到伤害。可是，人们对脂肪的错误认知特别危险。这种严重的错误认知是怎么来的呢？

健康的脂肪长期在我们的生活中、在我们的厨房中缺席！几十年来，所谓的营养专家提出的各种营养建议都在妖魔化脂肪这一本该被人喜爱的营养素。大众多年来一直被"脂肪有害健康"的言论"洗脑"，形成了错误认知，而错误认知已经结出"果实"——脂肪导致疾病甚至是死亡。几十年来，数以百万计的人天真地听从那些荒谬的、错误的建议，吃低脂食物。这无疑给他们的健康带来灾难性后果，导致卫生保健体系支出呈爆炸式增长。随着健康的脂肪被从食谱中抹掉，精制碳水化合物大量进入我们的饮食，世界上越来越多的人变得越来越胖、越来越容易患病。通过科学研究，脂肪的声誉早已被恢复，可是官方膳食指南的修订往往滞后于科研成果的出现。于是，人们即使向医生或营养机构咨询，所得到的也还是一成不变的营养建议。

那些接纳脂肪、没有按部就班地听从医生或营养机构给出的营养建议的人成了幸运儿，能够享受健康的生活。"脂肪有害健康"的观点仅仅建立在个别研究者提出的含糊假设之上，并没有坚实的科学基础，就像空中楼阁。本书在第一章就会讲到这些。

我很早就已经关注到可以用脂肪来治疗疾病。我在德国莱比锡大学就读医学专业的第一年，脂肪奇迹般的疗愈能力打动了我。现在回头去想，我当时在大学课堂上根本没有学到有关预防医学、营养学或脂肪疗法的内容。大学的医学专业与我们的卫生保健体系都以疾病的治疗为主。我觉得，用"治病体系"而非"卫生保健体系"来描述我们的医疗体系更为准确。大学的医学专业教的是解剖学、生物化学、生理学和自然科学，然后是人的疾病、疾病的主要症状、如何诊断、如何用药或者实施手术。遗憾的是，关于健康意味着什么，具体地说也就是关于一个人如何从小开始保持身体健康，许多大学课程中根本没有提到。

在我的大学时代，主流媒体都在鼓吹高碳低脂饮食，宣称它能给人们的健康带来积极影响。我自己当年的饮食和现在的也大不相同，即明显减少摄入脂肪以及大量摄入所谓的"健康"的碳水化合物。当年的饮食其实与我童年时代的饮食也不同。在我的童年，脂肪还没受到批评。青少年时期，我曾经在法国待过很长时间，从那以后包括在大学期间，我都把脂肪更多地当成朋友而非敌人。但是，慢慢地，在无意当中，麦片、玉米片、膨化食品、夹心面包和巧克力成了我常吃的食物。健康的脂肪呢？完全没有。这些食物中各营养素的结构与今天现代营养学所推荐的那些用于防治癌症等慢性疾病的饮食结构完全相反。我自己也曾经无知地、不加考虑地走上主流观点指示的营养道路。不过，我当时已经隐约地感觉到，这条路并不能真正通往健康。

在大学时代一个寒冷的 11 月的夜晚，我上了一天课后，穿行在莱比锡市中心。蒙蒙细雨浸透了我那过于单薄的大衣。何止是不舒服，我的双脚仿佛结了冰。我那窄小的大学生宿舍也难抵严寒，那里没有集中供暖的暖气片，取暖只靠一个不太靠谱的煤炉子。于是，在这样寒冷的夜晚，我有时候会去那些取暖设施很好的公共场所，让自己暖和起来，这是我秘密的"业余爱好"。在这个晚上，我临时起意，溜进街角一家小小的、非常老旧的电影院。放映单上写着当天放映的是某部好莱坞电影。当晚，这部电影让我对健康和脂肪的想法发生了改变。电影名为《洛伦佐的油》（*Lorenzo's Oil*），由苏珊·萨兰登（Susan Sarandon）和尼克·诺特（Nick Nolte）主演。电影讲的是一个真实的故事，电影涉及的内容至今仍然没有流行起来并且被低估：用脂肪来治病。主人公洛伦佐得了一种罕见的、无法治愈的疾病，注定会走向死亡，他眼睁睁地等待着生命的终结。常规医学已经宣布这个男孩的病无药可救。在父母勇敢地抗争和敢想敢当的科学家的努力下，仅仅是一种特殊的混合油就让洛伦佐那无望的疾病得到缓解，但这种治疗手段在当时被认为只是空想。从生不如死般地苟延残喘，到病症令人意想不到地减轻，洛伦佐的命运被改写了。出乎所有专家的意料，洛伦佐还多活了好几年！

这部晚场电影成为促使我思考将脂肪作为治疗手段的可行性的最直接也是最重要的推动力。一点一点地，"用脂肪治疗"这个想法在我头脑里"燃烧"起来。人们不公正地给脂肪打上有罪的烙印，对此我无比愤怒。我也开始心生疑窦：公共健康遭受严重损害的这一事实应该另有责任者，比如精制碳水化合物。但是当时我还没有具有说服力的理由，也没有科学依据来证明脂肪对我们所有人的健康具有决定性意义。我想弄明白，脂肪是怎样逐渐被妖魔化的。这促使我公正而不带任何偏见地对脂肪进行细致的分析。要想获得力量去推动某件事，总是需要一个真正的动机。对我来说，一个非常强烈的动机是：找出关于脂肪的真相，以及脂肪所具备的疗愈能力。我通过多年查阅资料，证实了自己当年的推测——脂肪能够治病！

本书将为你提供最新的研究成果。阅读本书，你将知道什么是"健康的脂肪"和"不健康的脂肪"，健康的脂肪能治病，而不健康的脂肪能致病甚至致死。你将了解让人困惑的胆固醇以及那些流行的、几十年来让我们不得安宁的关于胆固醇的错误观点。你将成为植物油研究专家，植物油是一个既有趣又复杂的主题。重要的是，那些似乎无害的或者健康的植物油会诱惑你做出不利于健康的决定，这并不罕见。脂肪能够给生活带来改变，能够对抗各种疾病——从常见的痤疮到牙龈发炎，从心梗到 2 型糖尿病、阿尔茨海默病以及癌症，这就是本书的主旨。本书不仅仅要让你对脂肪的态度发生根本性改变，也要让你在日常生活中放心大胆地增加脂肪的摄入。只有这样，你才能体会到脂肪比你以前所以为的要健康得多。我绝对相信，每一个希望自己能健康生活的人，都会阅读这本书并照做！

20 年来，我用脂肪疗法给几千名患者治疗。这种治疗方法要求医生对每位患者给予针对整体健康的个性化诊疗；帮助患者掌握富含脂肪的、能抗炎的、有利于胃肠道健康的饮食原则是治疗的焦点。我在出诊、接受咨询、上课和演讲时，致力于推广脂肪疗法，这一方法已经帮助了许多人。即便是严重的慢性疾病患者，脂肪疗法也能对他们产生积极的效果，许多患者都心怀感激，对此我永远不会忘记。他们是鼓励我把本书写出来的人。在我看来，本书非常重要，这是我多年来思考的成果。脂肪改变了那些相信我的人的健康状况，这是不容推翻的事实，是我坚持推广脂肪疗法的巨大动力，给我带来无限的满足感。绝大多数采取了脂肪疗法的人最后都会感到吃惊和后悔。一旦健康的脂肪在他们身体里发挥了作用，他们就会问自己：为什么在之前这么长的时间里，我放弃了这种优质的细胞养料？"我'上油'了！"这是一位严重的风湿病患者写给我的话，他曾经因为肢体僵硬和关节疼痛几乎无法自主下楼，但是在采取脂肪疗法几周后，他就能骄傲地自己走下台阶了，这在此前几乎被认为不可能发生。然而这只是无数感人的例子中的一个。

　　我坚持不懈地运用脂肪疗法，并获得了令人瞩目的治疗效果，这使我产生了更深层次的愿望：把这些知识收集起来并传播出去。如果你能把本书的建议以及适合你目前健康状况的治疗方法付诸实践，你将很快感受到自己的健康状况有了很大的改善。如果你采纳了本书中那些经受过实践检验的建议，那么让你自己以及你所爱之人健康地生活这一目标就变得触手可及了。

# 第一章　受冷遇的脂肪

## 致病的错误认知

在"日心说"出现之前的几个世纪，人们都坚信太阳围着地球转。针对脂肪是否有益健康的争论就像"日心说"和"地心说"之争。几十年来，人们都坚信低脂饮食有益身体健康，但早就有研究证明低脂饮食并不健康。脂肪不会让人发胖，也不会损害健康。然而，被妖魔化的脂肪形象已经深深植入人们的大脑。"低脂主义"不只存在于普通大众的大脑中，还被各种官方膳食指南和专家认可，这无疑给公共健康以及整个卫生保健体系带来严重影响。

### "低脂主义"是如何植入我们的大脑的？

"低脂主义"来自一个非常简单的假说，即脂肪会让人变胖并生病。但我们应该都知道，假说是尚未被证实的说法，需要经过研究和实践的验证才能成为真理。很多关于脂肪有害健康的观点从来都没有被证实。

研究脂肪就如同阅读一本悬疑小说，真相往往令人难以置信。人们对脂肪的一切错误认知都起源于两个众所周知并得到很多人极力支持的论点——脂肪使人发胖，饱和脂肪酸（SFA）会引发心血管疾病。时至今日，仍有许多人把这两个论点当作真理，尽管它们早已被证实没有科学依据。推翻已经深深植入人们大脑的观点无疑是非常困难的，绝非一朝一夕可以做到。科学家为何能接受并支持这些未经证明的假设呢？科学界为何会陷入这种尴尬的境地呢？这是有历史原因的，我们必须先从科学研究的本质谈起。

　　科学研究都是从提出观点、假说或设想开始的。它们都需要通过实验来证实或证伪。科学家应该始终批判性地看待自己的观点，质疑自己的观点，且允许他人质疑自己的观点并进行反证。但是，"低脂主义"深入人心的事实告诉我们，重要的科学研究原则可以被轻易践踏。为什么会这样呢？原因之一，营养学是一门极其复杂的学科，食物的营养价值并非各种营养素的含量和热量相加的结果。任何科学研究都会出错。并非所有科学研究在研究方法、分析过程、实验步骤上都是无可挑剔的。在多年的职业生涯中，我不得不逐渐接受这一事实：不受资助者影响的、客观的营养学研究非常少见。根据我的经验，营养学研究经常是"结果导向型"的，也就是说，研究的目的是证实自己的观点、得到想要的结果。有证据表明，研究经费的来源会影响研究结果。原因之二，营养学研究是通过对特定人群进行观察得出普遍性规律，就研究方法而言，这种方法的基础过于薄弱——研究者对特定人群的观察只能得出现象和观点是否相关的结论，无法得出普遍性规律。而大众会全盘接受这些缺少可靠数据支撑的结论。另外，有些研究结论会被媒体过度解读并大肆宣传，从而导致大众被误导。

## 对立观点

　　在"低脂主义"的发展过程中，也有研究者提出对立观点：脂肪对健康有积极作用。在查阅历史文献和人类学文献时，我们能看到很多关于原住民饮食结构的报告。阅读这些报告我们会发现，脂肪摄入得越多，人们就越健康——但这些报告并没有得到重视。

　　早在 20 世纪初，美国哈佛大学的人类学家维尔希奥米尔·斯蒂芬森（Vilhjalmur Stefansson）就做了一个受人关注的实验。他来到加拿大的北极群岛，与当地的因纽特人共同生活了几个月。维尔希奥米尔·斯蒂芬森向他们学习捕鱼和狩猎，研究他们的饮食结构。因纽特人几乎只吃海豹肉和三文鱼，在春天偶尔吃鸟蛋。斯蒂芬森后来描述道：因纽特人只有在捕捉不到任何动物时才会吃蔬菜。尽管他们有几个月几乎完全生活在黑暗中，但他们是我所见过的最健康的人。斯蒂芬森观察到，因纽特人会将肥肉像珍宝一样保存起来，瘦肉则多用来喂狗。然而我们会专门吃没有多少脂肪的鸡胸肉蔬菜沙拉。两相对比，因纽特人的饮食结构令人感到不可思议。

在 20 世纪 60 年代，哈佛大学的生物化学和营养学教授乔治·曼（George Mann）和他的研究团队在研究马赛人时也发现了类似的现象：马赛人只从牛血、奶和肉中获取营养，也就是说，他们的食物几乎只有动物性食物。乔治·曼在论文中写道，蔬菜和水果被马赛人用来喂牛。尽管马赛人的食物种类单一且富含脂肪，乔治·曼和他的研究团队却发现，接受测试的马赛人的血压和体重都非常正常，他们也没有代谢性疾病。如果脂肪损害身体健康的观点完全正确，心血管疾病就应该是马赛人的常见病！然而，接受测试的马赛人中，没有一个人患有 2 型糖尿病或者癌症等慢性疾病。

科学研究需要不断地质疑和讨论。维尔希奥米尔·斯蒂芬森和乔治·曼的研究哪怕存在薄弱之处，也不应该被束之高阁。可惜，事实偏偏就是这样。其他一些相同的研究也受到冷遇。这些研究同样由得到学术界认可的科学家主导。有些人甚至戴上有色眼镜：那些人的食物怎么可能是健康的呢？

脂肪无害这个事实真的被掩盖了几十年吗？这是怎么发生的呢？

## 热量的紧箍咒

显然有些概念被误解了。现在，让我们仔细研究一下热量。

热量是一样的！每种食物都有热量，可乐中的 100 cal 热量和坚果中的 100 cal 热量是一样的。我们获得的热量是来自西蓝花还是来自甜点都无所谓，有这样的想法时，我们就忽略了食物的其他特征。经过了很长时间我们才意识到这个观点是错的。

20世纪上半叶，计算食物热量的做法出现了，此时正值美国心血管疾病发病率大幅升高。心血管疾病死亡人数激增令美国政界、学术界、媒体和民众都感到震惊。为什么死亡人数会突然增多呢？在寻找答案时，人们发现了一个细节：在19世纪末，美国民众的饮食发生了巨大变化。过去的餐桌上只有未经精加工的当地食物和应季食物，且食物中不含氢化油脂，人们也不使用精炼植物油烹制食物。然而，20世纪初，精炼植物油和人造黄油出现了，真空包装的熟食和半成品食物出现了。这一变化对人们的健康有着不可忽视的影响。新出现的油脂和半成品食物正是刚刚兴起的食品加工业的产物。例如，通过加工，人们第一次将棉籽加工业中出现的大量副产物制成食用油——棉籽油。在那个人们因心血管疾病发病率大幅升高而陷入恐慌的时代，却没有科学家认真地思考精炼植物油、氢化油脂与心血管疾病的关系，计算食物热量的做法反而进入日常生活。"热量不变论"能站稳脚跟也得力于一个事实：一些著名科学家是它的坚定支持者，比如哈佛医学院营养研究所当时的所长弗雷德里克·斯塔勒（Frederick Stare）博士。在这位颇具影响力的科学家看来，没有造成肥胖的食物，只有造成营养过剩的食物。他认为："无论来自什么食物，热量都是一样的。"

许多科学家和有影响力的营养机构负责人都接受了"热量不变论"。于是，这一观点进入课堂，被写入各种健康政策和指导文件。计算食物热量成为一种颇为流行的健康管理方法：只要患者想控制体重，医生就会建议他们去计算食物热量。脂肪由于单位质量的热量高而被妖魔化。人们被告知：无论如何要避免摄入脂肪。从那时开始，人们像外科手术医生般用精确的刀法切掉鱼和肉中的白色脂肪部分。超市里，写有"低脂""低热量"的颜色鲜艳的标识随处可见。

几十年来，"通过减少脂肪摄入来控制体重"几乎成了真理，几乎没有人对它提出质疑。但是，这条"真理"有巨大的漏洞——它在科学上站不住脚。早有证据表明，人体代谢宏量营养素（脂肪、蛋白质和碳水化合物）的方式是不同的，摄入脂肪与肥胖没有必然联系，尽管单位质量的脂肪所含热量更高。我们可以将脂肪和碳水化合物的代谢方式进行对比：脂肪代谢不会引起血糖水平升高，也不会引起胰岛素水平升高。脂肪使食材有更好的味道，使胃肠道蠕动变慢，使我们更容易产生饱腹感，从而吃得更少。相反，碳水化合物会促进胰岛素分泌和脂肪的合成，导致更多的脂肪储存在脂肪细胞中。也就是说，摄入太多碳水化合物会让人变胖——我们吃了什么并不是无所谓的。

但在当时，相反的声音难以获得关注。颇有声望的科学家艾尔弗雷德·彭宁顿（Alfred Pennington）博士早在 1953 年就在著名的医学杂志《新英格兰医学杂志》（*The New England Journal of Medicine*）上发表论文并提出，肥胖与碳水化合物代谢过程中人体分泌的激素有关，因此可以通过减少碳水化合物的摄入来控制体重，人们不需要担心摄入过多脂肪会导致肥胖。这篇具有开创性意义的论文当时并没能在学术界激起水花。

控制热量摄入的错误认知如今仍然影响着人们。"我必须先算一下热量"仍然是一些人在吃饭前的想法。几年前，我曾经想走在时代前列，在我的第一本书中去掉了食谱中标注的热量。当时的我还没有意识到，人们对热量的在意程度已经到了这么极端的地步。请你凭直觉回答下面的问题：拿起一袋食物或一个食谱，你最先关注的是什么？我想，热量即使不是你首先关注的内容，也会是你第二关注的内容。大量希望标注食物热量的读者反馈使我清楚地意识到：去掉食谱中标注的热量为时太早。在我接下来出版的烹饪书中，我又乖乖地把热量标了出来。又过了几年，这才出现广泛的共识：要区分热量的来源。主流观点也认为，更应该尽量吃天然的、未经精加工的食物。也许有一天人们将不再排斥脂肪。我期待着这一天的到来。令人略感欣慰的是，现在，热量的地位已经开始动摇，"通过减少脂肪摄入来控制体重"的观点受到了越来越多科学家的批评。

与食物热量不可分割的就是"低脂主义"。人们对脂肪的错误认知与那些聪明的、野心勃勃的投机者，那些被成功冲昏头脑、不经过深思熟虑草率下结论的科学家，那些惊慌失措的政府机构人员，那些听取糟糕建议、接纳错误指导思想的政客，以及走上错误发展道路的食品加工业都有密切的关系。可是，如此严重的科学性错误是怎么出现的呢？

## 野心勃勃的科学家

"低脂主义"的出现首先得力于一个野心勃勃的科学家——"脂肪让人肥胖"和"SFA 会引发心血管疾病"假说的精神之父——安塞尔·基斯（Ancel Keys），明尼苏达大学的生物学和生理学教授，一位具有明确目标、非凡说服力和坚定意志的无可救药的学者。他将自己的野心和坚定的意志都放到了鼓吹前面提到的两个论点当中。尼娜·泰肖尔兹（Nina Teichholz）在《脂肪的真相》（*The Big Fat Surprise*）一书中详细地描述了基斯的学术造假行为，并分析了他的性格。从性格上看，基斯是一个极具人格魅力、有坚定意志的人。回看他的人生履历，我们并不吃惊于他能将学术界搅得天翻地覆，最终让所有人都相信他的那两个从来没有得到证实、如今已经被推翻了的假说。尽管当时基斯的反对者一直批评他不是真正的营养学家，但是他仍能以惊人的速度坐上营养研究的第一把交椅。他的第一份研究报告已经有非常明显的科学性问题：脂肪（或 SFA）会引发心血管疾病的结论是从一项小型研究中总结出来的。更糟糕的是，研究数据仅仅是一份饮食习惯调查。这非常可怕！我们来深入地了解一下他的研究。

基斯特别喜欢旅行。他和妻子玛格丽特·基斯（Margaret Keys）在 20 世纪 50 年代初期曾前往南欧旅行。基斯发现，地中海地区的心血管疾病患者比美国的明显少很多，对此他很感兴趣。第二次世界大战对欧洲造成了近乎毁灭性的打击——基础设施遭到严重破坏，尽管战争已结束多年，但食物短缺的问题依然很严重。基斯与妻子所到的意大利和希腊也出现了食物短缺的情况。基斯做出假设，缺乏肉和鸡蛋，即缺乏 SFA 和胆固醇是当地心血管疾病发病率低的主要原因。基斯和妻子找了 30 名男性作为研究对象，测定他们血液中胆固醇的水平，并给他们做心电图。基斯还快速地了解了这些人的日常饮食：谷物、用橄榄油腌制的蔬菜、奶酪等发酵乳制品和水果。吃肉的人极少，"只有一小部分富有的人（吃肉）……"他写道。这项研究有很多缺陷：样本数量太少，缺乏准确测算饮食中各营养素含量的方法。况且，心电图显示正常不代表研究对象没有心血管疾病。尽管如此，基斯依然坚信，脂肪的摄入是患心血管疾病的原因。他得出结论：不摄入 SFA，如不吃肉，可以预防心血管疾病。然而，基斯忽略了一个重要的事实：在第二次世界大战期间和战后，除了肉和蛋短缺，高碳食物短缺也是一个严重的问题。此外，当时的人们多从事体力劳动，运动量大。在基斯的研究中，这些重要的事实全被忽视了。我还要指出，基斯原本应该注意到，当地的人们喜欢吃奶酪，而奶酪同样是脂肪（尤其是 SFA）的一大不可忽视的来源。但是，基斯熟练地忽略了任何不能证实其假说的事实，根据少量的数据，得出了第一个关于低脂有益健康的结论。这位科学家的科研不端行为并没有结束。

名不见经传的基斯在 20 世纪 50 年代将脂肪拖到"被告席"，并大声宣判脂肪有罪，许多人全盘接受了他的观点。受到学术界认可的科学家得出的结论却无人理会。为什么会这样？因为当时大部分科学家和医生都将注意力集中于计算食物热量上，基斯的观点来得正是时候。基斯的自以为是还体现在他的其他研究当中。据他所说，"脂肪假说"是基于对 7 个国家的研究得出的。的确，样本不止 30 人。但是，这又暴露了更令人疑惑的细节：基斯使用联合国粮食及农业组织（FAO）和世界卫生组织（WHO）提供的来自 22 个国家的数据，却做出了一个"七国研究"。这实在令人疑惑不解。事实是，基斯只选出了恰好能支撑脂肪假说的 7 个国家的数据，而忽略了能推翻其论点的其他 15 个国家的数据。根据精心挑选出来的数据，基斯顺理成章地得出合乎逻辑的结论：脂肪使人生病，SFA 会引发心血管疾病。然而，这个结论是完全错误的！

## 美国总统的心脏病发作改变了世界

1955 年 9 月 23 日对基斯的脂肪假说来说是一个重要的日子。这一天，美国总统德怀特·戴维·艾森豪威尔（Dwight David Eisenhower）突发严重的心脏病——之后他还会经历很多次严重的心脏病发作。基斯非常擅长与有影响力的人物建立关系，多年来他一直是艾森豪威尔的私人医生、心脏病专家保罗·达德利·怀特（Paul Dudley White）博士的密友。基斯成功地让总统的私人医生相信了他的脂肪假说。就在总统心脏病发作一天后，怀特召开了一场不寻常的新闻发布会，他颇具权威地向美国民众推荐了一种有益于心血管健康的生活方式：减小压力，避免吸烟，少摄入 SFA 和胆固醇。总统的私人医生成了脂肪假说的推广人。在随后的几年里，艾森豪威尔变成脂肪的头号反对者、营养学的狂热信徒。他带着几乎是宗教式的狂热，严格避开含 SFA 的食物。他一直坚持低脂饮食，直到 1969 年因心脏病发作去世。

美国总统的第一次心脏病发作和他的私人医生对低脂饮食的高度评价给基斯的脂肪假说带来媒体效应。基斯充分利用自己的社会关系网络和不断增强的影响力，一跃成为颇具影响力的美国心脏协会（AHA）的会员。请注意一点，美国心脏协会编写并发布的健康指导方针在一定程度上受到了资助者的影响。1948 年，宝洁公司向这个不起眼的小机构捐资 170 万美元。自此，美国心脏协会迅速崛起并成为众多食品公司的一件称手工具。时至今日，美国心脏协会每年仍会收到数百万美元的资助。在那些被该协会打上认证标记的加工食品中，高碳食物不在少数之列。

身着白色实验室外套的基斯登上了美国《时代周刊》（Time）的封面，被誉为"20 世纪最有影响力的营养学家"之一——"胆固醇先生"征服了媒体。基斯既不是真正的营养学家，也没能科学地证实 SFA 与心血管疾病之间存在相关性，他只是将两者联系起来，就成为这场"健康之战"的胜利者。民众团结一致地站在他的身后。许多科学家也加入进来，他们选择相信基斯的观点，而非追问和质疑他的观点。时至今日，我们依然在为关于脂肪的错误认知付出代价。人类会犯错误，我们每个人都会在人生的无数节点做出错误判断。然而，问题在于基斯所宣传的错误观点给公共健康造成了巨大影响——民众掉入将脂肪妖魔化的陷阱。纠正错误非常重要。毕竟，正是由于有像伽利略一样捍卫"日心说"的科学家，我们才知道太阳并非围绕地球旋转的事实。

但是那些勇敢地捍卫科学研究的严谨性、捍卫脂肪的"现代伽利略"们在哪里呢？

## 残酷的党同伐异，无耻的学术骗局

早在 20 世纪 50 年代初，就有科学家对基斯大肆宣传的观点表示怀疑，并进行批判。比如美国加利福尼亚大学伯克利分校的统计学教授雅各布·耶鲁斯哈米（Jacob Yerushalmy）博士以及当时美国纽约州政府营养问题专员赫尔曼·希尔博（Herman Hilleboe）博士都极力反对低脂饮食。这两位备受尊敬的科学家自 1957 年开始研究前面提到的 22 个国家的全部数据，得出了令人惊讶不已的结论：食物的脂肪含量与心血管疾病之间不存在相关性。但基斯对其他研究者得出的对立结论非常不屑。当时，营养学界排斥异己之风非常强烈，基斯和他的追随者们总能找到一些看似有说服力的理由来反驳那些与他们对立的论点。就这样，持不同观点的科学家被误解、受到指责，他们的研究被错误地阐释。

我在本章开篇提到，营养学因其复杂性很难得出准确的结论。为了使营养学研究严谨可靠，研究者需要做对照实验。实验组的受试者要在一段时间内吃特定食物，食物要专门准备好。理想的情况是，研究者将吃特定食物的受试者的相关数据与完全不改变饮食的受试者的相关数据进行比较。通过对照实验，研究者就可以观察到特定食物（或营养素）的效果及作用并予以讨论。无论如何，两组受试者的大体情况，比如年龄或生活方式应该是相似的。实验中，食物应该是唯一的变量。

在 20 世纪 50 年代末，若干大型营养学研究项目启动，启动这些项目的目的就是支持低脂饮食。关注营养学和心血管疾病的人应该都对这些研究有所耳闻，因为几十年来，这些研究的结论出现在几乎所有关于营养学和动脉粥样硬化的出版物中。直到最近，人们才开始批判性地分析这些研究。分析的结果令人大跌眼镜：在这些被广泛引用的研究中，没有任何一项研究能表明少摄入 SFA 能预防心血管疾病！关于脂肪引发疾病的观点完全是无中生有。在 1969 年进行的洛杉矶退伍军人研究（Los Angeles Veterans Study）中，受试者是一家养老院里的男性。其中一半受试者食用含植物油脂（即不饱和脂肪酸，简写为 UFA）的食物，另一半受试者的食物（含 SFA）保持不变。研究结果显示，植物油脂组受试者血液中胆固醇的水平降低，心脏病发病率低于另一组受试者。结果看似支持基斯的脂肪假说。但是，这项研究存在一个非常令人不安的细节：植物油脂组的许多受试者因心脏病以外的疾病死亡，其中因癌症死亡的人数最多。这一情况本应该受到关注，可惜当时的人们只聚焦于 SFA 对心血管健康的影响上。这项研究在当时备受赞誉，其结论"减少摄入 SFA 能减小患心脏疾病的风险"与当时的主流观点吻合。

　　1968 年的芬兰精神病医院研究（Finnish Mental Hospital Study）也是被广泛引用的研究之一。这项研究也将两组进行不同饮食的受试者的相关数据进行对比，得出了支持低脂饮食的结论。但是，结论没有提到的是，两组受试者心脏病发病率的差异小到在统计学上可以忽略不计的地步，而且受试者具有极强的流动性，难以追踪。在同样不可靠但被多方引用的 1968 年的奥斯陆一级预防试验（Oslo Primary Prevention Trial）中，412 名患有心脏病的中年男性被分成两个小组，其中"减少饱和脂肪摄入"组受试者血液中胆固醇的水平下降了，心脏病发病率降低了，但是这一结果和这组受试者较少吃快餐和减少吸烟量也有关。还需要提及的一项研究是 1982 年发表的美国多重风险因素介入研究（U.S. Multiple Risk Factor Intervention Trial），研究目的是探究12 000 多名男性的饮食和心脏病发病率的关系。结论是，"减少 SFA 和胆固醇摄入"组受试者的心脏病发病率小幅降低，但是这一组受试者其他疾病的发病率相比另一组受试者较高，研究报告却对此未置一词。人们能看到的是头条标题用大号字写着："心脏病发病率降低了！"

## 皇帝的新衣——反对的声音被打压

　　一场脂肪大戏拉开了帷幕。基斯并不是能诚实地进行自我批评的人。按照他的说法，每一个持反对观点的人都得拿出确凿的反驳证据。实际上，反倒是基斯应该给出确凿的支持证据！其实从一开始，就有人对基斯的假说提出严厉批评，其中就包括现代脂肪研究的奠基人之一 ——彼得·阿伦斯（Peter Ahrens）博士。早在1957年阿伦斯就对疯狂宣传低脂饮食的现象表明了自己的立场："当有人对宣传没有被证实的假说的热情超过了对传播真相的热情时，我们就应该深入思考，这一现象是否还有其他解释。"彼得·阿伦斯准确地预言道，宣传低脂饮食势必导致人们不假思索地食用大量高碳食物。

持反对观点的人甚至受到了打压。其中有一位医生，也是一位有远见卓识的人，他就是来自英国伦敦的约翰·尤德金（John Yudkin）博士。根据自己的研究，约翰·尤德金对脂肪引发心血管疾病的说法提出质疑，他倾向于认为是糖（碳水化合物）引发了心血管疾病。他在1972年出版的著作《纯净、白色且致命》（*Pure，White and Deadly*）中竭尽全力地倡导低碳饮食。然而，约翰·尤德金的科学著作和彼得·阿伦斯的论点一样，与当时的营养学理念相悖。这两位学术界的预言家甚至因此名誉扫地。

反对的声音逐渐被营养学主导理念的潮流所淹没，最终消失了。

## 官方膳食指南如何损害公共健康

现在，人们不遗余力地谴责基斯，把责任都推到他一个人身上，正是因为他毫无根据地提出了脂肪假说，才导致肥胖症等慢性疾病成为全球范围的流行病，给公共健康带来灾难性后果。但是，基斯及其追随者的认知错误和误导性假设只是科学、政治和经济"三驾马车"中的"一驾马车"，在三者的共同作用下，我们才走进了"低脂饮食有益健康"的死胡同。随着政客登上舞台，这场脂肪大戏中更为黑暗的一幕上演了。政客从政策层面将低脂饮食法植入民众的头脑，低脂饮食法被制度化了。

通过研究历史我们发现，自20世纪50年代起，心血管疾病和肥胖症患者数量迅速增加。"心脏病成为危害健康的头号杀手"之类的标题占据着媒体头条，政客闻风而动并试图找到解决方案。当时，无论是民众还是政客，都没有等待确实的结果出现的耐心。这是致命的错误！

1976 年，美国负责营养健康的专业委员会将第一份面向全美民众的官方膳食指南的制定任务指派给尼克·蒙特恩（Nick Mottern），一位没有任何医学和营养学专业背景的记者。他不了解肥胖症流行的背景，不会分析导致心血管疾病的可能因素，也缺少阅读专业研究文献的经验，无法发现基斯及其追随者研究中的薄弱之处，虽然发现科学研究的薄弱之处对专业人士来说也很难。因此，尼克·蒙特恩犯了一个严重的错误：他没有听取不同专家的意见，而全盘接受了一个人的建议。马克·赫特施泰特（Mark Hettstedt），这位哈佛大学的营养学教授、低脂饮食的忠实拥护者，是尼克·蒙特恩制定官方膳食指南时的唯一专业顾问。在马克·赫特施泰特的影响下，尼克·蒙特恩毫不怀疑地撰写出一份膳食指南，把低脂饮食法正式推荐给美国民众。根据这份膳食指南，人们从脂肪中获得的热量应从 40% 下降到 30%，其中从 SFA 中获得的热量不能超过 10%，而从碳水化合物中获得的热量应占总热量的 55%~60%。

脂肪以这种方式被送上了绞刑架。面向上亿人的膳食指南居然建立在如此薄弱的科学基础上。最糟糕的是，这场脂肪大戏直至今日仍未结束。

可悲的是，正是原本为了预防心脏病、脑卒中和肥胖症的低脂饮食加剧了这些问题。没有科学家能确切说出有多少人丧命于低脂饮食上。死亡人数可能以亿计，这并不是我的个人推测。这份由一位尽心投入的、乐于从事这项工作的记者撰写出的膳食指南也被其他许多西方国家（如德国、奥地利和瑞士）接受。人们对它无比信任：只要坚持实行低脂饮食，只食用麦片、膨化谷物、水果和蔬菜，每个人都能靠自己预防心肌梗死等心血管疾病。作为营养金字塔的基础的碳水化合物受到吹捧。营养金字塔给进行低脂饮食提供了有力的依据。脂肪呢？脂肪位于塔尖，只占人们所摄入的营养素的极小部分。可以说，人们将脂肪"束之高阁"。脂肪是魔鬼，碳水化合物是健康的基础。人们追捧低脂饮食，在生活中减少脂肪的摄入——这给健康带来了重大的隐患。

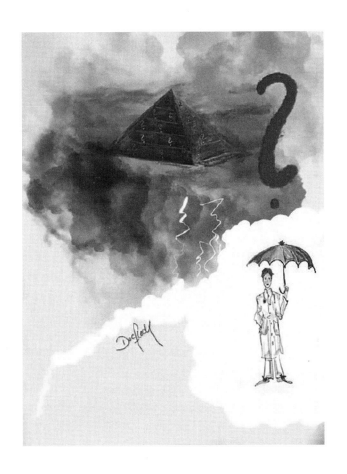

## 全球范围的低脂实验宣告失败

人们顺从地减少脂肪的摄入，听话地换掉了冰箱中的动物黄油，在吃一块奶油蛋糕后会感到不安。低脂饮食以非常快的速度深入人心，并影响了几乎每一个人。

冰箱里再也没有动物黄油和鸡蛋，麦片、面包、面条、低脂乳制品、精炼植物油和植物黄油占领了厨房和超市货架。科学、政治和经济这三股力量是相互影响的，食品加工业兴奋地跳上这"三驾马车"，低脂饮食的潮流引起食品生产和加工领域的巨大转变。如果必须减少为食物增添风味、丰富口感的 SFA，就需要替代品。解决方案是，用精炼植物油、糖和合成甜味剂（即代糖）代替富含 SFA 的动物黄油等动物油脂。完全符合官方膳食指南的全新食品占据了市场，但令人惊讶的是，公共健康状况并没有好转。这不足为奇，人们吃的高碳食物越多，这些食物消耗得就越快，因为碳水化合物会促进胰岛素分泌，更多的脂肪被储存起来，人们更容易产生饥饿感。碳水化合物还会减缓人体新陈代谢，使人体内出现炎症，引发肥胖症、2 型糖尿病、心血管疾病和癌症。

脂肪刚离开食品加工业的舞台，糖立即开始"大放异彩"。从下面的数据中我们可以窥见一斑：在德国，2014~2015 年度平均每人消耗糖 33.6 kg。据估计，在西方国家，人们每天摄入的糖量相当于 30 块方糖的总量。很多人都会在早餐津津有味地享用的低脂水果酸奶，它所含的糖不比一听柠檬汽水的少。最大的问题是，以果葡糖浆中的果糖为代表的某些糖很快就能进入血液。摄入大量糖会诱发肥胖症、胰岛素抵抗（从而导致 2 型糖尿病）、脂肪肝、心血管疾病和癌症。需要区别的是，水果中的果糖因被裹在膳食纤维当中而可以缓慢地进入血液。

最新的统计数据和趋势都表明：公共健康正在受到威胁，这场关于低脂饮食的实验全线失败。

## 挽救脂肪的声誉

自基斯的脂肪假说出现以来，那些根据它提出的营养建议至今还出现在官方膳食指南和媒体宣传文章中。

1999 年，亚历桑德罗·梅诺蒂（Alessandro Menotti）发表了一项突破性研究，他将基斯的"七国研究"中的所有数据重新进行分析。他一丝不苟地分析了全部数据和不同类别的食物，不光聚焦于脂肪。梅诺蒂有了一个极为不寻常的发现。研究结果表明，碳水化合物与心血管疾病的相关性明显强于脂肪与心血管疾病的相关性。这位意大利的研究者提出，应该把糖（碳水化合物）的摄入看作引发心血管疾病和其他慢性疾病的因素——他让我们想到了彼得·阿伦斯博士和约翰·尤德金博士。尽管梅诺蒂得出了这样的研究结果，但官方膳食指南还是没有反映最新的研究结果。

我们必须清楚地看到：食品加工业也在极大地影响着官方膳食指南的制定。2014 年，著名的《英国医学期刊》（*British Medical Journal*）刊登了一项研究，这项研究揭示了公共健康领域的专家曾经从制糖工业的相关企业那里获得研究资助、咨询费和其他形式的资助。这也许就可以解释为什么有些政策上的改变如此缓慢。这里面存在重大的利益冲突。要想将利益冲突最小化，公共健康管理应该与经济脱钩。当然，不应该由纳税人来支付结构调整产生的巨大费用。我认为，小心翼翼地将利益关系切分开，从公共健康和经济层面上看都意义重大。

最近也有一些让人略感欣慰的事实：自 2015 年底，那些愚蠢的脂肪含量数字已经正式从美国和加拿大的官方膳食指南中消失；2017 年，加拿大的心脏病及脑卒中基金会（Heart and Stroke Foundation of Canada）在其推出的营养建议中宣布脂肪无罪。这些事实都值得庆祝！在受到人们近 70 年的征讨之后，脂肪恢复声誉的这一天终于来了，至少在科学家的心中如此。

## 关于胆固醇的谎言

胆固醇也是不健康的吗？我们先了解一下胆固醇到底有什么作用。

胆固醇也被称为"胆甾醇"，是人体内一种重要的脂质，是构成细胞膜的基础材料，也是细胞的"保护装备"不可或缺的部分。胆固醇使细胞膜稳定，调节细胞膜的通透性和流动性，从而使细胞膜能阻止那些不受欢迎的、有害的异物进入细胞，让我们的皮肤像雨衣一样不透水。此外，胆固醇也是人体内一种非常受欢迎的"建筑材料"，神奇的人体可以用它合成若干重要物质：用于消化脂肪的胆酸、主要用于调节紧张情绪的肾上腺皮质激素、性激素（雌激素、雄激素）。不仅如此，我们还需要胆固醇来合成身体必需的维生素 D。胆固醇的名声似乎没有脂肪的名称那么糟糕。但是，它也没有逃过歇斯底里式的

"迫害"，人们似乎对胆固醇也要"赶尽杀绝"。

## 歇斯底里式的"迫害"

几乎在"征讨"脂肪的同时，人们也对胆固醇展开"迫害"。几乎每个人都热衷于检测血液中胆固醇的水平。在这里我不再详细讲述人们对胆固醇的错误认知是如何形成的。遗憾的是，这种错误认知直到今天还在影响着我们。不过，同样早在几十年前，就已经有富有远见的研究者不赞同对胆固醇的盲目批判，比如彼得·阿伦斯博士。也许你还记得，我在前文中提到过，他是一位著名的脂肪研究专家。与其他科学家不同，他没有聚焦于 SFA 和胆固醇，转而研究更能反映问题的脂肪成分，即甘油三酯（TG）。彼得·阿伦斯证明，TG 水平比胆固醇水平能更好地反映患心血管疾病的风险。因此他提出，医生应该将 TG 水平而非胆固醇水平作为诊断心血管疾病的参考指标。

在低脂饮食备受吹捧的时代，彼得·阿伦斯的观点自然没有得到广泛关注。尽管如此，还是有一些严谨的科学家小心翼翼地守护着这一重要认知，如同保护一簇微弱的火苗，不让它熄灭，把它交给未来的科学研究。

弗雷明汉是美国马萨诸塞州波士顿附近的一个小镇。1948 年，一批科学家在这里开展了一项以揭示心脏病和动脉粥样硬化的原因为目的的研究，参与人数非常之多。这项研究一开始纳入了男女共 5 200 多名受试者，他们的年龄在 30~62 岁之间。1971 年，第一代受试者的子女也被纳入研究。2016 年，受试者已经进入第三代。1961 年首批发表的研究结论如同一道闪电划过天空：胆固醇水平可以作为判断心血管疾病患病风险的可靠指标。人们似乎找到了心血管疾病的元凶：那些会使胆固醇水平升高的食物增大了患心血管疾病的风险。这一结论似乎终于将风险人群从未来会患病的噩梦中解救出来，但这仅仅是"似乎"而已。后续研究却得出了令人不安的结论：胆固醇水平对心血管系统的影响力根本不像研究者起初设想得那么大，甚至一半受试的心脏病患者的胆固醇水平是正常的。这样一来，胆固醇水平这个心血管疾病的警报装置似乎需要被拆除。但是，参与弗雷明汉心脏研究（Framingham Heart Study）的科学家和报道媒体几十年来已经陷入自己编织的"真理"——胆固醇和脂肪是敌人——而不能自拔。那时，每个家庭医生、每个患者都相信脂肪和胆固醇是不健康的，因此在 20 世纪 80 年代末发表的后续研究结论没能引起人们的注意。参与研究的科学家在长期研究中还发现了一个更令人感到不可思议的事实：心血管疾病患者将摄入的胆固醇水平控制得越低，死亡风险就越大！

然而，这些非同寻常的事实在当时根本没有引起讨论，也没有在关注度高的出版物上发表，因为它们不符合当时流行的"低脂主义"。一个重要的事实是，人们摄入的 SFA 越多，总胆固醇水平就越低。这一结论直到 1992 年才被弗雷明汉心脏研究的一位主任发表。尽管真相被公之于众，但是很多医生和科学家都没有注意到它，因为这个事实只发表在一份受众非常少的非核心期刊上，它没能带来医学上的认知转变。

该项研究对事实的扭曲也许是有人有意为之。作为弗雷明汉心脏研究的参与者之一，乔治·曼满腔悲愤。他已于 2012 年去世。生前他曾说，主流观点给他的学术生涯带来了灾难性打击，他无法在有影响力的学术期刊上发表那些能反驳主流观点的研究数据。主流观点支持者的阵营太坚固，对不同的观点打击力太强大了。

## 别不敢吃鸡蛋

因胆固醇的坏名声而被误解的一大食物是鸡蛋，因为 1 个鸡蛋就含 220 mg 胆固醇。几十年来，官方一直警告说，如果一个人每天摄入超过 300 mg 胆固醇，患心血管疾病的风险便会增大。每个人每周最多只能吃 3 个鸡蛋，否则就是在拿健康当儿戏。可是，几乎每个人每天都会吃煎蛋、蛋饼、煮鸡蛋、荷包蛋……鸡蛋是非常受欢迎的食物。"我能每天都吃鸡蛋吗？""我可以吃多少鸡蛋？"这样的问题经常困扰着人们。

鸡蛋不仅仅含胆固醇，还富含优质的蛋白质、微量元素（铜、铁、锰、锌、碘和氟）、胆碱、ω-3 脂肪酸、B 族维生素（包括维生素 $B_{12}$）、维生素 A、维生素 E、维生素 K 以及抗氧化剂（叶黄素等）。难道这些营养素都是有害的吗？鸡蛋能孵化出鸡雏，一个完整的生命。单凭这一点我们就知道鸡蛋有很高的营养价值，能够为生物提供生长发育所需的营养，不应该成为被批判的对象。我们后面还会说到鸡蛋，幸好科学家有了很多惊人的发现，成功为鸡蛋"平冤昭雪"。

几十年来，胆固醇一直都难以摆脱负面形象，但现在，绑在胆固醇身上的"炸弹"已经被拆除，我们必须转变对它的看法。作为细胞膜的基本成分，胆固醇是重要的、必不可少的。正因为胆固醇对人体不可或缺，大自然才让人体能自行合成胆固醇。人体中的大部分胆固醇由肝脏合成，只有一小部分来自食物（动物脂肪、蛋黄、动物黄油等）。因此，即便只食用不含胆固醇的植物性食物，人体也能合成足够的胆固醇以满足自身需求。多数人都可以自动调节体内胆固醇的水平。食物的胆固醇含量与血液中胆固醇的水平没有太大关联，多数人都不必刻意从食物中摄入胆固醇。

胆固醇水平高的人就必须把这个指标降下来吗？几十年前，人们笼统地将胆固醇分为"坏胆固醇"和"好胆固醇"，前者指低密度脂蛋白胆固醇（LDL-C），后者指高密度脂蛋白胆固醇（HDL-C）。现在，这个分类方法已经过时了，我们需要进行更精细的分类。最新研究表明，HDL-C 水平高并不意味着患心血管疾病的风险小。而所谓坏的 LDL-C 也有好的一面。

现在，在医学诊断中依然具有一定参考价值的指标是，总胆固醇水平为 200 mg/dL（换算因数为 0.026，1 mg/dL=0.026 mmol/L）时，LDL-C 水平应低于 160 mg/dL（换算因数为 0.026，1 mg/dL=0.026 mmol/L），且 HDL-C 水平应高于 40 mg/dL（换算因数为 0.026，1 mg/dL=0.026 mmol/L）。在预防医学中，化验结果不再是得出结论的唯一依据，因为科学家早就清楚：盲目地降低胆固醇水平没有意义，必须从整体（家族遗传史、运动情况、精神压力、饮食习惯等）评估一个人的患病风险。总胆固醇水平高不一定代表患病风险大！

我们回到"鸡蛋"上。1999 年，哈佛大学的一项研究提供了令人印象深刻的数据。研究发现，食用鸡蛋一点儿也不会给心血管造成负担。研究者还在女性身上发现了一个特别奇怪的趋势：吃的鸡蛋越多，患心血管疾病的风险就越小。

················· **实用建议** ·················

体内多余的胆固醇可以相当容易地被排出体外。在这个过程中发挥作用的是可溶性膳食纤维，苹果果胶和燕麦麸都富含可溶性膳食纤维。可溶性膳食纤维可以加快肠道蠕动，阻止人体对胆固醇的吸收。经常食用富含可溶性膳食纤维的沙拉、绿叶蔬菜和燕麦麸的人，即使摄入较多的胆固醇，胆固醇水平也不会升高。此外，植物固醇（或植物甾醇）和植物油脂中的天然成分都具有降低胆固醇水平的作用。从植物胚芽中提取的植物油脂（如小麦胚芽油）也富含植物固醇，建议每天食用1茶匙（1茶匙相当于5g）非精炼小麦胚芽油。

## 关于 LDL-C 的真相

有关胆固醇的故事还没有结束。

我们体内的大部分胆固醇都是在肝脏中合成的。肝脏为人体提供葡萄糖以保证能量供应，并且提供脂肪等身体所需的"建筑材料"。肝脏会将碳水化合物转化为胆固醇和其他类型的脂质，并通过血液循环将它们送到身体各处。

肝脏就像一个小心谨慎的包裹发送员，将胆固醇放在专门的"运输船"里。这些球状的、由蛋白质分子构成的"运输船"就是脂蛋白。肝脏非常努力地建造这些"运输船"，因为怕水的胆固醇如果没有被放到"运输船"里，就会在血液中结块。最终，装有胆固醇的"运输船"经过长途航行，到达目的地。目的地有很多体细胞，它们正等待着这些新的"建筑材料"。"运输船"将胆固醇卸下，体细胞于是利用胆固醇合成新物质。将脂肪运至体细胞的"运输船"就是低密度脂蛋白（LDL）。作为非常细心的"运输船"建造者，肝脏还建造了把多余的胆固醇从体细胞运回肝脏的"运输船"，即高密度脂蛋白（HDL）。

我们摄入的营养素在这个过程中起了作用：碳水化合物使 LDL 增加。如果我们在短时间内摄入较多容易被吸收的碳水化合物，肝脏就会负担过重。

最可怕的碳水化合物之一就是果葡糖浆中的果糖，果葡糖浆是果汁、糖果、水果酸奶和其他很多加工食品的原料之一。之所以说食品加工业用到的果糖"最可怕"，是因为它们不像水果中的果糖那样被膳食纤维包裹着，因此极易被人体吸收，造成血糖水平迅速上升。碳水化合物摄入过多会刺激肝脏合成过多的脂质（以 TG、胆固醇和磷脂为主）。如今，正如彼得·阿伦斯在几十年前提出的，TG 水平已经成为诊断心血管疾病的重要指标之一。

如果我们摄入过多碳水化合物，体内就会出现甲基乙二醛，它会形成使 HDL 变性的糖基化终产物 AGEs。变性的 HDL 不能完成本职工作，这是很危险的事，因为它们的工作是将多余的胆固醇运回肝脏处理掉。实际上，我们的身体知道甲基乙二醛会带来危险，采取的防御措施是分泌酶（乙二醛酶Ⅰ）来分解甲基乙二醛。然而，随着年龄的增长，我们体内酶的活性逐渐下降。研究表明，并非鸡蛋和动物黄油，而是面包、甜品和碳酸饮料使 LDL-C 的水平上升。因此，我们就可以理解那些少吃甚至不吃鸡蛋等所谓高胆固醇食物、同时摄入大量碳水化合物的人的胆固醇水平为什么居高不下了。

我们普遍认为：LDL-C 水平高是不好的，HDL-C 水平高是好的，但事实并非如此简单。如今，科学家进一步将 LDL-C 分为无害的大 LDL-C 和有害的小 LDL-C。你可以把人体内的 LDL-C 想象成一个大家族，在这个大家族里有好人和坏人。LDL-C 家族里的"好人"是大的、轻盈的"蓬松型"LDL-C，由于体积较大，它们懒洋洋的，不喜欢运动。LDL-C 家族里的"坏人"是小的、厚而坚硬的 LDL-C。这种 LDL-C 被称为"小而密低密度脂蛋白胆固醇"（sd LDL-C），它们在血管里胡作非为，像胶状物质一样附着在动脉血管壁上，从而引发心血管疾病。只有 sd LDL-C 才会对血管产生负面影响，它们才是"坏胆固醇"。sd LDL-C 被氧化后对身体的影响更大，被氧化的 sd LDL-C 会激活免疫细胞，引发局部炎症，造成动脉粥样硬化。

sd LDL-C 是动脉粥样硬化的促发者，它们像细沙一样黏附在血管壁上，为心脏病、脑卒中、阿尔茨海默病埋下导火索，为心血管疾病的登场铺好红毯。

是什么决定了哪种胆固醇在体内更占优势呢？是我们吃进去的食物。高碳食物促进脂肪的合成，使 LDL-C 增加、HDL-C 减少，还会使无害的 LDL-C 转化为有害的 LDL-C，即 sd LDL-C。

如果你因担心总胆固醇水平升高而按照常见的膳食指南选择食物、调整饮食结构，就可能"伤及无辜"，也就是将无害的 LDL-C 驱逐出去。化验结果固然重要，但化验单上的数值一切正常未必就代表身体真的没有问题。总胆固醇水平低不一定就好，正如总胆固醇水平高并不一定代表患心血管疾病的风险大一样。有数据表明，如果一个人每天摄入的总热量的 10%~25% 来自高碳饮食（水果酸奶、糖果、膨化谷物、点心、软饮料和高碳熟食），那么他死于心血管疾病的概率要比不常吃这些食物的人的大 30%。

摄入越多能被快速吸收的碳水化合物，好的 LDL-C 就越容易变成坏的 LDL-C。sd LDL-C、新陈代谢产生的自由基和摄入的不健康的脂肪，形成一场健康风暴所需的各种因素一应俱全。

如何减少体内的 sd LDL-C 呢？你应该改变饮食，摆脱对 SFA 的偏见。越来越多的证据表明，脂肪可以促进好的 LDL-C 的合成，明显改善体内胆固醇的构成。从现在开始，你就要改变营养理念，别再仅聚焦于 LDL-C 水平上了。

## 不必对总胆固醇水平高过度紧张

人们普遍认为胆固醇会导致血管钙化，总胆固醇水平高代表细胞发生了氧化应激。如今我们必须抛弃这种观点。总胆固醇水平确实是一个风险指标，但不是唯一的风险指标。因此，如果医生告诉你，你的总胆固醇水平"过高"，你大可不必过度紧张。首先，体内绝大部分胆固醇是身体自行合成的。而且通过阅读前面的内容你现在肯定已经知道了，食物中的胆固醇并不危险。只有 sd LDL-C 水平高才代表有较大患心血管疾病的风险。因总胆固醇水平有些高（如总胆固醇水平超过 200 mg/dL）而惊慌失措完全没有必要。总胆固醇水平总是与其他背景因素，如精神压力、是否吸烟、体重、运动习惯、家族遗传史等联系在一起。况且，总胆固醇水平高也可能是因为 HDL-C 水平高。

因此，总胆固醇水平高只是一个警报信号，但不足以让人紧张到难以入眠。

让我举一个简单的例子。假设你的总胆固醇水平是 230 mg/dL，而 HDL-C 水平较高、TG 水平较低，此外你平时很少吃高碳食物，那么你尽可放心，你患心血管疾病的风险并没有增大。然而，如果你的总胆固醇水平较高，而 HDL-C 水平较低、TG 水平较高，那么你的化验结果会导出完全不同的结论，即便你是纯素食主义者，根本不会从食物中摄入胆固醇，你患心脏病或脑卒中的风险也较大，因此我在上文提到，总胆固醇水平总是与背景因素联系在一起，只检测总胆固醇水平的意义不大。如果你有心脏病或心源性猝死的家族遗传史，那么你务必要求医生为你检查 TG 和 HDL-C 的比值以及 sd LDL-C 水平，确认细胞的氧化压力。

·················· **建议——评估你的心血管疾病患病风险** ··················

不必对总胆固醇水平或 LDL-C 水平过度关注，也不一定要服用他汀类药物降低总胆固醇水平。要想有效地评估自己患心血管疾病的风险，可以参考一些更为可靠的指标。具体的血液化验项目应该根据医生的建议确定。

- TG：该指标可反映患心血管疾病和非酒精性脂肪肝病（NAFLD）的风险。理想水平应该低于 100 mg/dL（换算因数为 0.011，1 mg/dL= 0.011 mmol/L）。
- HDL-C：该指标可反映患冠心病的风险。理想水平应该高于 60 mg/dL。
- TG 和 HDL-C 的比值：如今，在评估胰岛素抵抗水平和患心脏病的风险时，这被视作很可靠的指标，比不区分分子体积的、笼统的 LDL-C 和 HDL-C 的比值更能说明问题。理想比值应小于 2。

我们不应再为总胆固醇水平高担惊受怕，应该注意日常摄入脂肪的种类和摄入了多少碳水化合物。我曾为不少服用他汀类药物的患者检查 sd LDL-C 水平。尽管他汀类药物降低了他们的 LDL-C 水平，但他们的 sd LDL-C 水平仍相当高。sd LDL-C 极易被氧化，从而引发动脉粥样硬化。我并非在批判他汀类药物，也不想将其妖魔化。他汀类药物有抗炎的功效，能避免心脏病患者发病。除此之外，服用他汀类药物在疾病早期是一种有效的、值得推荐的措施。然而，对已经发病的心脏病患者来说，服用他汀类药物没有很大的用处，甚至有时候会带来副作用。

通过摄入脂肪，你可以有效降低 TG 水平，提高 HDL-C 水平，这也是我为我的患者提出的建议。健康的脂肪能改善体内胆固醇的构成，不会引发心脏病、脑卒中、肥胖症、2 型糖尿病、阿尔茨海默病等。通过服用他汀类药物和减少摄入 SFA 来降低 LDL-C 水平，只会让情况变得更糟。"低脂主义"使我们半个多世纪以来一直对关于脂肪和胆固醇的"谎言"深信不疑，现在终于到了宣判脂肪和胆固醇无罪的时候了。

是时候重新认识一下那些美好的、使人健康的脂肪了。让我们走进脂肪的世界吧！

## 关于脂肪的事实

脂肪强大的疗愈能力及其对健康的积极影响长期以来为我们所忽视。脂肪到底是好是坏？正如你在前面所了解的，人们对脂肪顽固的、尖锐的偏见已经存在了几十年，甚至被写入官方膳食指南。直到今天，高碳食物，如面包、面条、米饭、土豆等仍然被当作健康的食物而受到推荐。脂肪一直被放在不重要的位置上，但是它真的那么糟糕吗？它也许能引起一场治疗方法的革命。

请拿出几分钟的时间，和我一起走进脂肪的世界。在为本书查找资料时，我找到一些令人惊讶的关于脂肪的事实，这些事实将彻底消除你对脂肪的偏见。

## 关于脂肪的 3 个传闻

### 传闻 1：脂肪使人发胖

"脂肪"一词有两个含义：①食物中的营养素；②堆积在人体各部位，使体重增加、造成肥胖的物质。这两个含义导致了一个巨大的问题。

不少人认为，坚果、牛油果、鸡蛋或橄榄油中的脂肪会直接堆积到臀部或腰部。这个传闻流传了太长时间。我们从食物中摄入的脂肪不会直接堆积到臀部或腰部，而会在肠道中进行消化，被分解成不同成分，其中最重要的成分就是脂肪酸。在肠道和肝脏中，脂肪酸会被用来合成激素和其他重要的生物分子。我们已经知道，脂肪、蛋白质、碳水化合物这 3 种宏量营养素的代谢方式不同，通过保持热量的摄入和消耗的平衡来减肥早已过时。

### 传闻 2：必须去掉脂肪

不是必须去掉脂肪，而是不可以离开脂肪，因为脂肪能拯救生命！

脂肪是细胞膜的重要组成部分，人体最小的单位被脂肪包裹着。细胞膜使得神经刺激的快速传导成为可能。可以说，没有脂肪也就没有大脑的快速思考。

脂肪能保持体温。

脂肪能保护内脏器官。

脂肪帮助我们吸收对身体非常重要的脂溶性维生素（如维生素 A、维生素 D、维生素 E、维生素 K）和矿物质（如钙）。

脂肪是人体合成重要激素和神经递质的原材料。

脂肪能储存能量。从生物进化的角度看，脂肪对生存至关重要，特别是在饥荒时期。在当代，我们多数人幸运地没有经历过真正的饥荒。问题是，现在的食物富含碳水化合物，脂肪细胞获得了太多能量，合成并分泌过多炎症介质，从而导致炎症，引发心血管疾病、2 型糖尿病或肥胖症。

脂肪是宏量营养素之一。

脂肪能使人快速产生饱腹感，可以帮助需要控制体重的人减少食量。

传闻 3：脂肪使人生病

多年来，脂肪对健康的作用一直是科学家研究的重点。研究发现，脂肪并非疾病的引发者，脂肪能使人更健康。

脂肪可以抑制危险的全身炎症，减小血栓形成以及患心血管疾病的风险。

脂肪能延长食物在胃中停留的时间，减轻肠道的消化负担。

脂肪给人带来的饱腹感持续时间更长，能让人产生积极的情绪。


## 关于脂肪的小知识

让我们首先了解一下关于脂肪的基础知识。不必惊慌！你无须潜入复杂的生物化学世界，也不必记住这里介绍的所有知识。本节就好比一架直升机，将带你飞到脂肪的上空侦察一番，帮助你更好地理解脂肪的结构和功能。

从结构通式上看，脂肪的结构非常简单：像餐叉或大写字母 E。TG 由 2 种分子构成——3 个脂肪酸分子和 1 个甘油分子，甘油分子的 3 个羟基分别与 1 个脂肪酸分子相连。我们体内所有脂肪的结构都是如此，食物中脂肪的结构也是一样的。

脂肪酸的具体分子结构对它的生物学功能和化学稳定性有决定性意义。脂肪酸由碳、氢、氧 3 种元素构成，它的分子结构中最主要的是一条由 2~30 个碳原子（C）组成的碳链，多数碳原子都连接 2 个氢原子（H）。在碳链的两端分别是一个羧基（-COOH）和一个甲基（-CH$_3$）。脂肪酸的化学结构式看起来像一只毛毛虫。

脂肪酸的化学结构式示例

根据碳原子的数量，即碳链的长短，脂肪酸被分为短链脂肪酸、中链脂肪酸和长链脂肪酸，就像人可以根据身高被分为矮个子的人、中等个子的人和高个子的人一样。我们还可以根据基本结构将脂肪酸分为 SFA、单不饱和脂肪酸（MUFA）和多不饱和脂肪酸（PUFA）。在 SFA 中，碳链不含碳碳双键，碳原子不会发生游离从而去寻找新的组合；在 MUFA 中，碳链上只有一个碳碳双键。PUFA 的碳链上至少有两个碳碳双键。除此之外，我必须提及脂肪酸中的一种"健康杀手"，即反式脂肪酸（TFA）。关于 TFA 的问题我们稍后再说。

## SFA 无罪

几十年来，SFA 一直以"健康杀手"的形象出现在我们面前。但就生物化学性质而言，这种脂肪酸更像贪图舒适、喜欢懒洋洋地躺在沙发上、不想被任何事打扰的人。SFA 不与其他物质结合，不易发生反应，因为它们是"饱和"的。这些懒散的家伙不仅使得脂肪容易凝固，还能让脂肪对光、热和氧气有抵抗力。含 SFA 的油脂，如传统的动物黄油、无水动物奶油和椰子油保存时间长，在常温下呈固态，可为身体快速补充能量。SFA 和胆固醇一样可以使细胞膜变得稳定。细胞膜的稳定性如此重要，以至于身体会自动合成 SFA。只有我们实行不健康的饮食，并吃过多含 SFA 的食物时，这些 SFA

才会作为"备用脂肪酸"被储存在我们比较在乎的部位，成为不太受欢迎的"腰上黄金"。

脂肪并不一定使人变胖！这句话也适用于 SFA。只有摄入太多 SFA 或者同时摄入 SFA 与碳水化合物，我们才会变胖，腰围变大。如果只摄入适量 SFA，就不会出现前面描述的情况！一种广为传播的错误说法是：SFA 能引发心脏病。相反，有证据表明：SFA 对心脏没有威胁。这一点太重要了，我要再强调一次：需要批判的是碳水化合物（以及过量的蛋白质），食物中的脂肪（SFA）是无罪的！

不仅如此，SFA 甚至还有积极作用。对那些消化和吸收脂肪有障碍的人，如慢性胰腺炎或肝功能障碍患者来说，SFA 是必需的能量来源，因为它可以不经过肠道内的复杂分解过程，直接被吸收，马上转化为能量。SFA 还有助于呼吸。棕榈酸这种长链 SFA 可以强化肺表面活性物质——它们能保护肺泡，并使肺泡开合。缺乏肺表面活性物质会导致肺塌陷。摄入足够 SFA 的儿童患支气管哮喘的风险明显小于只以低脂乳制品或植物黄油为脂肪来源的儿童。

但是，所谓的"SFA 能引发炎症"的说法是否正确呢？众所周知，炎症会引发肥胖症、胰岛素抵抗、2 型糖尿病、阿尔茨海默病、心血管疾病和癌症。随着研究的深入，有关 SFA 能引发炎症的警报也解除了：只有具备能滋生炎症的"土壤"，SFA 才会引发炎症。所谓的"土壤"其实就是两大条件：缺乏 ω-3 脂肪酸（见第 36~37 页）和大量摄入碳水化合物。

由中链脂肪酸（6~10 个碳原子）构成的脂肪，即中链甘油三酯（MCT）被公认是对健康非常有益的脂肪。MCT 存在于椰子油、奶酪和酸奶当中。高度浓缩的 MCT 油（见第 160~161 页）具有一定的治疗效果。多项小型研究表明，MCT 可以促进脂肪燃烧，因此可以用来减肥。此外，研究还表明，MCT 能提高脂肪细胞对胰岛素的敏感性。我们不可以过分解读这些研究结果，不能得出仅通过食用 MCT 油就可以变苗条这一结论。

2017 年有一项颠覆性研究发表在著名期刊《柳叶刀》（The Lancet）上，即前瞻性城乡流行病学研究（简称 PURE 研究）。这项研究分析了来自 18 个国家超过 135 000 人的长期数据。结果令人兴奋：一方面，与摄入较少 SFA

的人相比，摄入较多 SFA 的人心血管疾病的死亡率明显较低；另一方面，饮食中 60% 以上热量来自碳水化合物的人心血管疾病的死亡率更高。简而言之：多摄入脂肪（SFA）的人寿命更长。这大大地震撼了营养学界和医学界。

多年来一直不被看好的脂肪能延长寿命？你没有读错。也许在接下来的几年有更多令人兴奋的、可能引发"学术地震"的研究成果发表。德国营养学会（Deutsche Gesellschaft für Ernährung）虽然根据最新研究结果调整了脂肪每日推荐摄入量，去掉了关于每天脂肪最大摄入量的建议，不过仍认为人体每日 50% 的膳食热量应该来自碳水化合物。

## 警惕 UFA

我们的直升机飞向 UFA。与"不喜欢交流"的 SFA 相比，UFA 就像一个不想错过任何新的交往机会的、长袖善舞的人。不过，不同的 UFA 的反应程度不同，其中一个特殊的群体是"ω 脂肪酸"。

ω-3 或 ω-6 指距离羧基最远的碳碳双键在碳链上的具体位置，这也是 UFA 最先发生生物化学反应、与其他元素愉快地"握手"的位置。ω 是希腊字母表里最后一个字母（ω 为小写字母，Ω 为大写字母），表示"从末端（远离羧基端）倒数"的意思。ω-3 脂肪酸的结构中离羧基最远的碳碳双键位于倒数第三个碳原子上。

ω-3 脂肪酸化学结构式示例

有益于大脑的脂肪酸——MUFA

MUFA 的碳链中只有一个容易发生反应的碳碳双键。MUFA 主要指 ω-9 脂肪酸，也就是油酸。油酸在橄榄油中的含量高达 75%，在菜籽油中的含量可达 60%。在大多数油脂（无论是植物油脂，还是动物油脂）中，油酸的含量都是最高的——油酸不仅存在于初榨橄榄油中，还存在于牛油果和坚果（如澳洲坚果、榛子、山核桃、腰果、杏仁）中。在人和其他动物的脂肪组织中，它也是主角。

在远古时代，来自坚果和动物骨髓的 MUFA 为我们的祖先提供了很大一部分热量。吃动物骨头中富含脂肪的骨髓对人类进化有着巨大的影响：对已发现的古人类化石的研究表明，随着脂肪摄入的增加，我们的祖先的大脑开始发育，这对人类进化至关重要。脂肪有利于大脑发育！我们今天从哪里摄取健康的 MUFA 呢？如今的肉类——圈养的谷饲动物的肉能提供的 MUFA 很少。值得推荐的 MUFA 来源是放养的草饲动物的肉和植物油，如初榨橄榄油和卫生的、来源可靠的调和油。

多摄入 MUFA 对人体，特别是对心血管系统有很大的好处。医生都知道：人的衰老程度取决于血管的衰老程度。摄入充足的 MUFA 可以优化体内脂肪酸的构成比例。这就是为什么全世界的心脏病专家都推荐地中海式饮食——包含橄榄油、大量蔬菜和鱼。橄榄油之所以受到青睐，不仅因为它富含 MUFA，还因为它的多酚含量很高。多酚是一种植物营养素，有抗氧化和抗炎的作用。因为 MUFA 相当稳定，富含油酸的油脂（如橄榄油）也适合用来煎炸。但是要小心，任何油脂都可能因为反复利用而变得对健康有害！在第三章中你可以了解更详细的内容。

健康的神秘操纵者——PUFA

除 MUFA 外，UFA 还包括 PUFA。PUFA 也是对我们的身体至关重要的、不可或缺的物质，因为我们的身体不能自行合成 PUFA。没有 PUFA 就没有健康的生活！

PUFA 主要指 ω-3 脂肪酸和 ω-6 脂肪酸。两者是健康的神秘操纵者，在细胞活动、免疫、激素调节的过程中起主导作用，可以决定我们的健康状况。如果这些神奇的"ω 脂肪酸"没有实现良好的平衡，我们的健康引擎迟早将难以发动，这就好比如果我们不给汽车供应优质的燃料油，只加便宜而质量差的色拉油，汽车早晚会罢工！

ω-3 脂肪酸家族的重要成员是 α-亚麻酸（ALA）和两种长链脂肪酸——二十二碳六烯酸（DHA）和二十碳五烯酸（EPA）。ω-6 脂肪酸家族的重要成员是 γ-亚麻酸（GLA）和花生四烯酸（AA）。

已经有科学家对 ω-3 脂肪酸的益处进行了整理，如可以调节神经递质，保证细胞间的信息传递正常进行。因此，稳定的 ω-3 脂肪酸水平对防治疾病至关重要（见第二章）。但是，并非我们所有人都在日常生活中摄入了充足的 ω-3 脂肪酸。在现代工业国家中，90% 以上的人缺乏 ω-3 脂肪酸，尤其是 DHA。很多人对 DHA 和其他重要的"ω 脂肪酸"一无所知，这种情况必须快速改变。

是时候彻底了解可靠的"ω 脂肪酸"了。

ALA：主要存在于植物油脂，如亚麻籽油（近 60%）、火麻油（约 20%）、菜籽油（约 9%）中，在澳洲坚果、山核桃、奇亚籽、蛋黄和蔬菜中也有一定的含量。在人体内，ALA 可以在一定条件下生成 DHA 和 EPA，但有一点必须注意：经常有所谓的专家称，仅靠从食物中摄入的 ALA 就能生成足以满足人体需求的 DHA 和 EPA，这种说法是错误的。

DHA：有助于保持血管通畅、保护视力、维持大脑功能。从食物中摄入足量的 DHA 是必要的。DHA 存在于富含脂肪的冷水鱼，如鲑鱼、鲱鱼、凤尾鱼、鳟鱼、鲭鱼和金枪鱼（但金枪鱼汞含量较高）中，草饲牛肉中也有 DHA。唯一含 DHA 的植物是海藻，海藻有害物质含量低，是我最推荐的用来补充 DHA 的食物。

EPA：作用与 DHA 的类似，可以保持心血管系统功能稳定、保护视力、维持大脑功能。也存在于富含脂肪的冷水鱼中，但在草饲动物的肉中含量较低。由 ALA 生成的 EPA 只占人体需求总量的极小部分。

GLA：可由亚油酸（LA）代谢生成，在月见草油、琉璃苣油和火麻油中大量存在。有助于维持体内激素平衡，减少体内导致情绪紧张的激素，是治疗神经性皮炎等皮肤病的"专家"。

AA：可由 LA 代谢生成，对细胞膜的弹性和渗透性的维持非常重要。存在于鱼、肉、蛋等食物中，母乳也富含 AA。AA 可能引发炎症。然而，人体内的 AA 一旦足以维持细胞的正常活动，LA 转化为 AA 的过程就会停止，因此由 LA 转化而来的 AA 是无害的，并不是可怕的致炎因子。健康的身体需要AA，但是从食物中摄入过多的 AA 有害健康。

ω-3 脂肪酸是健康的秘密护卫。直到现在，人体对 ω-3 脂肪酸的准确需求量仍不明确。ω-3 脂肪酸的摄入量应由个人饮食习惯、健康状况和经济承受力决定。一般而言，每人每天需要摄入 200~250 mg ω-3 脂肪酸。这只是大体估计的摄入量。在治疗时，医生应该根据患者各项化验指标和 ω-3 脂肪酸的摄入情况来决定患者的摄入量。德国联邦风险评估研究所（Bundesinstitut für Risikobewertung）和德国营养学会认为，短期摄入总量为 3 g 的 DHA 和 EPA 对健康无害，但应避免长期摄入较多的 DHA 和 EPA，因为这可能影响凝血功能。

### "ω 脂肪酸"的功能

ω-3 脂肪酸和 ω-6 脂肪酸在人体内执行不同的任务，它们对维持细胞结构的稳定和细胞膜的渗透性都非常重要，是人体合成神经递质和激素的原材料。

ω-3 脂肪酸能合成"好前列腺素"。之所以称之为"好前列腺素"，是因为它是人体内有效的抗炎因子。ω-3 脂肪酸可以通过两种方式对抗炎症。其一，它可以形成能抗炎的前列腺素；其二，它可以抑制炎症介质的合成。因此，ω-3 脂肪酸有助于缓解疼痛。此外，ω-3 脂肪酸可以抑制血小板的凝集、维持大脑功能、促进血管舒张，从而降低血压、减小患脑卒中的风险。ω-3 脂肪酸在免疫方面的作用同样令人印象深刻，它既可以增强人体免疫力，又可以抑制过度活跃的免疫反应（缓解自身免疫性疾病，如类风湿性关节炎、支气管哮喘等）。更令人兴奋的是，有研究表明，ω-3脂肪酸有抗癌的作用。它能阻断结直肠癌、乳腺癌和前列腺癌的信号通路，并缓解胰岛素抵抗。

ω-6脂肪酸的作用正好相反：促发炎症、使血管收缩……但要注意，我们不能太片面！不能仅仅因为ω-6脂肪酸可以促发炎症就认为它不好。这是大自然有意而为的——身体里有一点儿炎症，可能是因为伤口需要凝血。身体需要炎症，否则我们可能会仅因割破手指就血流不止而死。我们的伤口非常容易感染。在石器时代，没有消炎喷雾剂，也没有花花绿绿的创可贴，我们的祖先只能靠自身的免疫系统抵抗病原体。因此，人体的任何功能都不是无缘无故出现的。

平衡决定一切

在调节ω-3脂肪酸和ω-6脂肪酸平衡的手段中，保持肠道菌群平衡和心理健康最为关键。和谐万岁！

为了让这两类人体必不可少的神奇脂肪酸"和谐相处"，我建议将ω-6脂肪酸和ω-3脂肪酸的摄入比例保持在3∶1左右。你如果想了解自己体内ω-6脂肪酸和ω-3脂肪酸的比值，可以去医院做生化检测。你也可以通过自我评测（见第223~225页）评估自己摄入的ω-3脂肪酸和ω-6脂肪酸是否比例恰当。只有红细胞检测指标才能说明问题，但是红细胞检测价格昂贵，而且只能反映前一天晚餐的摄入情况。指尖血检测容易受到其他因素的干扰，其结果也不足为凭。如果你的生理指标异常，并且伴有身体不适的情况，进行上述检测就非常有必要。可以说，大多数人ω-3脂肪酸的摄入都不足。

那些受到"添加了PUFA"这一宣传语诱惑而购买相关产品的人要知道：并非所有来自植物油脂的PUFA都对我们有益。当今的营养问题是，ω-6脂肪酸的摄入水平往往高出ω-3脂肪酸的很多倍。低脂饮食流行以来，植物油脂（如玉米油、大豆油、植物黄油）一直被誉为"健康食品"。我们从谷物和富含ω-6脂肪酸的精炼植物油当中摄取了太多的ω-6脂肪酸。重要提示：用葵花子油制成的植物黄油含有有害健康的TFA，这种黄油的营养价值和葵花子油的完全不同。

脂肪是一个复杂的话题，一切与营养有关的话题都很复杂。如果我们摄入过多 ω-6 脂肪酸，ω-3 脂肪酸就难以充分发挥作用。食物含有的脂肪酸不是单一的。这是一个重要的知识点，因为我们常常听到有人强调动物脂肪中只有 SFA，单从营养学角度来看，排斥动物脂肪是错误的。肉中并不缺乏 ω-3 脂肪酸。同样，富含 PUFA 的植物油脂也含有 SFA。

## 健康杀手——TFA

并非所有的脂肪酸都是身体必需的。有一种真正的健康杀手，那就是 TFA。如果说有一种脂肪酸会对健康造成严重危害，那就是来自食品加工业的 TFA——它有百害而无一益。有趣的是，蚂蚁们似乎对此很清楚：它们根本不会碰那些含 TFA 的固态的植物油脂。它们对这些油脂根本不感兴趣，完全无动于衷。

TFA 出现在人为硬化植物油脂的过程中。人为硬化植物油脂的结果是得到可以涂抹在面包上的、固态的植物黄油。最早的植物黄油出现在 1890 年前后，被认为比动物黄油更便宜、更健康。这是一个历史性认知错误。在大豆和棉籽过剩，昂贵的动物黄油稀缺时（如在战争期间），食品加工业通过精炼和硬化植物油脂来解决这一"过剩 - 短缺"问题，即在植物油脂（含大量 UFA）中加入氢原子（"氢化"）来使油脂变硬。这样，市面上就出现了一批成本低、保质期长的植物黄油。此后，植物黄油在全球"高歌猛进"，逐渐代替动物黄油。因为植物黄油富含 UFA，所以一些所谓的健康饮食倡导者宣称：植物黄油比动物黄油健康。

TFA 是"乐于结识新朋友"的 UFA，但与其他 UFA 不同的是，在 TFA 的结构中，碳碳双键处的一个氢原子转移到了碳链的另一侧。有益健康的 UFA，即顺式脂肪酸在空间上呈弯曲状，TFA 则呈线状，这种结构被称为"反式结构"。

顺式聚合物

反式聚合物

　　TFA 对人体有害，然而人体只是热切地渴望获得重要的 UFA，并不能识别 UFA 的结构，也不能判断 TFA 是"有害的"，无法把它"挑拣"出去。氢化植物油脂就像特洛伊木马，将坏的 TFA 偷偷带入细胞膜。柔软的细胞膜慢慢变硬，细胞功能受损。TFA 会促发炎症，妨碍好的 ω-3 脂肪酸发挥作用，造成动脉粥样硬化并导致胰岛素抵抗。不仅如此，TFA 对血脂水平有灾难性影响。TFA 不仅会使 TG 水平和 LDL-C 水平升高，还会使对心脏有保护作用的 HDL-C 的水平降低。另一个问题是，TFA 能进入母乳。很明显，这将对婴幼儿的发育产生负面影响，还将导致孩子以后出现肥胖问题。TFA 确实会导致肥胖，这可以从一组以猴子为研究对象的实验中窥见一斑。被喂以富含 TFA 的食物的猴子体重明显增加，腹部脂肪堆积。腹部有身体最重要的腺体，这些腺体能分泌炎症介质，而炎症介质将给身体造成巨大损害。

早在 1981 年就已经有科学家发表论文并指出，TFA 能诱发心血管疾病。1993 年，哈佛大学的一项研究强调，TFA 大大增大了心脏病发作的风险。学术界并非昨天才发出警告。那么，我们需要恐慌吗？TFA 对人类健康的损害有多大？虽然我们不能抛开剂量谈毒性，但研究表明，使 TFA 产生毒性的剂量很小。在一项研究中，研究者对 80 000 名女护士进行了超过 14 年的观察，且观察对象在研究开始时都没有心血管疾病。研究结果表明，如果一个人每天摄入的营养素中 TFA 占 2% 以上，那么其患心血管疾病的风险极大。摄入 2% 的 TFA 代表我们从 TFA 中只摄取 30 cal 热量，这不过是一点儿面包屑所含的热量！这还并非全部，TFA 与癌症之间存在明显的相关性，这是一个严肃的话题。发表在《美国流行病学杂志》（*American Journal of Epidemiology*）上的一项开创性研究表明，TFA 可能引发结肠癌和直肠癌。另一项研究发现，TFA 水平高的女性患乳腺癌的风险更大。

TFA 就像毒气一样在人体内扩散并进入细胞膜，你察觉不到它，但它可能致命。幸运的是，人体最小的单位——细胞能奇迹般地进行自我更新。只要你避免过多地摄入 TFA，并且增加健康的、抗炎的、ω-3 脂肪酸的摄入，细胞在进行自我更新时，有害的 TFA 就会被代谢出体外。

虽然美国和其他许多国家都规定，食品包装上需要严格标出 TFA 含量，但是人们并没有严肃地对待这个健康杀手。仔细阅读食品标签或营养成分表的消费者是聪明的消费者。睁开眼睛！拿出放大镜！寻找神秘的线索。只有这样，你才有可能知道，是否应该让自己的双手远离这种食品！你要做好准备，TFA 无处不在。知道哪些食品含 TFA 非常重要：工业生产的烘焙食品、零食、熟食等都含 TFA。

由于 TFA 已经"臭名昭著"，食品加工业需要一种新的廉价油脂来代替植物黄油。精炼棕榈油被选中了。这种从棕榈果仁中提炼出来的油脂出现在很多食品中。你可以试着在超市的甜品货架上找一找不含棕榈油的食品。如果你能选择不含棕榈油的食品，大自然会感激你。这并不是在开玩笑，因为生产这种油脂会对自然环境造成灾难性影响。如果你无法避免购买含棕榈油的食品，那么请选择那些对生态可持续发展有益的食品。

祝贺你！你结束了复杂的脂肪世界之旅。有了这些知识，你就可以为自己的健康做出更聪明的决定。在接下来的章节中，你将看到一些关于 TFA 和植物油脂的更详细的内容，还将获得一些有关健康的、可以在日常生活中实践的具体建议。


# 植物油——中看不中用？


几十年来，作为动物黄油等动物油脂的替代品，富含 MUFA 的植物油脂一直被视为厨房里的"明星"。无论是在官方膳食指南中，还是在营养顾问的建议中，都有类似用 PUFA 代替 SFA 的话。食品加工业也随之调整食品原料，大量动物油脂的替代品出现。第二次工业革命后，食用油加工业发展起来，越来越多的种子被加工成精炼植物油。例如，从棉籽这一副产品中提炼出有利可图的棉籽油，从种子中获得的利润明显增加。富含"健康"的 ω-6 脂肪酸的精炼植物油和植物黄油占领了货架。我们当中的很多人从小到大都在食用这些来自精炼车间的植物油——"健康"的玉米油、大豆油和菜籽油。如此受欢迎的植物油是一把双刃剑，它既可以治愈疾病，也可以引发疾病。它的作用不仅取决于其中脂肪酸的类型和含量，还取决于我们在日常生活中的储存方式和使用方法（见第三章）。植物油这个话题很复杂也难以为人所理解，因此关于它的讨论往往不多。

让我们回顾一下，人们对 SFA 的恐惧使 PUFA 获得了响亮的掌声和大量宣传。不幸的是，无论是过去还是现在，人们总是无法看到事物的全貌，片面地认为"所有 SFA 都是坏的，所有的 UFA 都是好的"是错误的。

下面是几条关于脂肪酸的事实。

- 只有两种 SFA（软脂酸和硬脂酸）对健康有潜在的威胁，会促发心血管疾病。但是，这两种 SFA 是人体由于摄入大量能被快速吸收的碳水化合物而生成的，并不直接来自食物！
- 来自乳制品的 SFA 能减小患心血管疾病的风险。
- 来自鱼的 ω-3 脂肪酸有非常大的保护健康的作用。
- 来自家禽、蛋和牛肉的 ω-6 脂肪酸（AA）有保护心脏的作用。
- 备受欢迎的、来自植物油脂的 ω-6 脂肪酸非但对健康没有积极作用，还会显著增大患心血管疾病的风险。

我们应该恢复脂肪的声誉，并且关注我们饮食中碳水化合物的含量。

## 某些植物油的神圣光环

一直以来，MUFA 仿佛成为健康的代名词，但是不少 MUFA 都是名不副实的家伙。科学研究有义务帮助大众识别这些不恰当的、过分夸大的宣传。敢于研究曾经备受好评的 ω-6 脂肪酸、纠正大众错误认知的人需要冒险精神、勇气、坚持不懈的品质和改变事物的信念，最为重要的是，要有足够的资金支持，确保研究结果与资助者的利益无关。美国国立卫生研究院（NIH）的研究者敢于进入这一"雷区"，向大众描述了一些有关 ω-6 脂肪酸的、与常见的言论截然相反的事实。

研究指出，通过植物油脂摄入过多 ω-6 脂肪酸会增大患心血管疾病的风险，哪怕受试者同时减少摄入 SFA 和 TFA。研究者还发现，在官方膳食指南中，ω-3 脂肪酸和 ω-6 脂肪酸没有被区别开来：是只摄入 ω-6 脂肪酸，还是既摄入 ω-3 脂肪酸又摄入 ω-6 脂肪酸，两者会产生巨大的差异。过量摄入营养价值低的 ω-6 脂肪酸是很危险的，会打破体内 ω-6 脂肪酸和 ω-3 脂肪酸的平衡。

研究 ω-3 脂肪酸的世界著名学者阿尔忒弥斯·斯莫普洛斯（Artemis

Simopoulos）博士在一篇开创性文章中详细地阐述了 ω-6 脂肪酸和 ω-3 脂肪酸失衡所带来的巨大健康风险。摄入过多 ω-6 脂肪酸会使体内的"坏胆固醇"增加。正如前文所提到的，sd LDL-C 会引发动脉粥样硬化、心脏病、脑卒中等，血液会变黏稠，形成血栓的风险也将增大。不仅如此，过多的 ω-6 脂肪酸还会阻止细胞膜利用 ω-3 脂肪酸。

早在 2010 年就有研究者在研究了美国心脏协会发布的有关 LA（ω-6 脂肪酸）的营养建议后警告说，LA 虽然能降低总胆固醇水平，但同时极易被氧化。被氧化的 LA 会导致严重的动脉粥样硬化，还有大量迹象表明，它会引发癌症。因此，我们必须了解植物油脂，在厨房里小心地和它们打交道（见第三章）。

## 隐秘的健康炸弹—— ω-6 脂肪酸

许多人都没有意识到，除了植物油脂，谷物也是 ω-6 脂肪酸的重要来源，因此谷饲动物的肉含有大量 ω-6 脂肪酸。谷饲动物被饲以玉米、大豆等谷物，谷物中的 ω-6 脂肪酸转移到了动物的脂肪组织中。谷饲动物的肉中 ω-6 脂肪酸的含量居高不下，同时大量精炼植物油进入市场，健康的草饲动物的肉和肉制品被挤出消费市场。

劣币驱逐良币，我们体内的脂肪酸也是如此。ω-6 脂肪酸会使体内 ω-3 脂肪酸的生物利用率下降，因为两者之间存在竞争。如此一来，ω-6 脂肪酸占据主导并促发炎症，并在一定程度上抑制源于植物的 ω-3 脂肪酸（ALA）转化为长链 ω-3 脂肪酸（DHA 和 EPA）。由 ALA 转化而来的 DHA 和 EPA 通常非常少。因此，如果体内过量的 ω-6 脂肪酸抑制了 ALA 的转化功能，DHA 和 EPA 又摄入不足，情况就会更严重，这对身体和精神来说都不是好事。

美国国立卫生研究院的约瑟夫·希本（Joseph Hibbeln）博士进行的一项经典研究让我们从中窥见了一些关于 ω-6 脂肪酸与精神的关系的真相，这些也是你一定要了解的！

约瑟夫·希本博士研究了 1960~1999 年间不同国家的居民摄入碳水化合物

和 ω-6 脂肪酸的情况。他惊讶地发现：研究对象的日常饮食中 ω-6 脂肪酸的含量越高，他就越可能有暴力倾向。那些"健康"的、富含 ω-6 脂肪酸的精炼植物油不光会引发心脏病、脑卒中和癌症，造成腹部脂肪堆积，甚至对那些社会上明显增加的暴力行为也负有责任。这是多么不可思议！这究竟是怎么发生的呢？过多的 ω-6 脂肪酸抑制了对精神稳定非常重要的 ω-3 脂肪酸，把一个好脾气的人变成了一个易怒、冲动的人。我们在后面还会提及 ω-3 脂肪酸对心理承受力、情感稳定性和预防抑郁症的重要意义（见第 124~129 页）。

在震惊过后，我们会发现上面的结论似乎是合乎逻辑的——ω-3 脂肪酸，尤其是 DHA，是构成我们大脑的主要物质。太多坏的 ω-6 脂肪酸抑制了好的 ω-3 脂肪酸，就会造成负面影响。我们能否从那些习惯付诸暴力的人的饮食中看出端倪呢？这可能是科学家未来的研究方向。

## 要数量，不要质量——精炼植物油的骗局

植物油大多是从油料，如亚麻籽、火麻子、芝麻、葵花子、油橄榄果、油菜籽等中提取出来的。毫无疑问，高品质的植物油是大自然给予我们的最有价值的礼物。只有通过保护性手段获得的植物油才是有益健康的。鉴定植物油品质的一个重要依据便是油的气味，油的气味要与油料的一致。好的植物油带有其原料特有的香气。生产和加工方法决定了植物油最终的气味，也决定了植物油中是否保留了健康的脂肪酸、抗氧化的植物营养素、卵磷脂和维生素。怎样处理油料是关键！

任何试图生产高质量植物油的企业都知道，初榨植物油，即没有经过过度加工的植物油产量非常小，这种植物油自然不能低价售卖。然而，大型食用油加工企业通常不会考虑植物油是否有益健康，它们更关注的是保质期和销量。正因如此，消费者应具有相关的背景知识，并学会阅读食品标签（我将在第三章中详细介绍）。阅读食品标签总会让你有意外的发现。"拥抱脂肪吧！"当然，是健康的脂肪。

基本上，获取植物油有两种不同的方法：物理压榨法和化学萃取法。物

理压榨法出油量小，得到的是高质量的初榨植物油。物理压榨法指不涉及任何化学变化，过程只涉及简单地清洗、压榨、脱油和过滤的榨油方法。有证据表明，如果油料在压榨过程中处于低温低压的环境中，那么得到的植物油质量最佳，与脂肪天然相伴的成分，如维生素、卵磷脂（细胞的重要组成成分）和其他生物活性物质都得以保留。由于 PUFA 容易被氧化，你在购买那些富含 ω-3 脂肪酸的油脂（如亚麻籽油）时，一定要注意产品的加工方法和标签（见第 141~142 页）。

可以说，大规模生产加工的精炼植物油并没有宣传中的那么健康。大约 80% 的便宜的植物油来自预先加热过的油料。油料首先被压碎并在 120 ℃ 下加热约 2 小时。这样做可以破坏细胞壁，使油脂更容易被挤出，出油量会显著增加。市面上销售的许多植物油（橄榄油除外）都是热榨油。不仅"娇贵"的 ω-3 脂肪酸在高温下容易被氧化，卵磷脂、维生素和植物营养素等有价值的营养成分也都对温度极其敏感。它们在高于 42 ℃ 的温度下就会受到破坏。在巨型压榨机中，油料受到高压挤压，温度可能升至约 95 ℃，在极端情况下温度甚至可达到 170 ℃。后果是：ω-3 脂肪酸持续被氧化，植物营养素被完全破坏，不受欢迎的游离脂肪酸和异味出现了，两者均需要通过精炼过程除去，为此需要用到轻质油或其他有机溶剂。接下来，我将描述精炼植物油的化学萃取过程，那会更让人倒胃口。

不可否认的是，化学萃取法是一种经济的榨油方法。从压榨后的油料中还可以提取出残留的油脂。将压榨后的油料与有机溶剂，如苯或己烷（汽油的成分之一）混合，这种方法叫作"萃取"。不幸的是，溶剂是有毒的。己烷被认定是一种强烈的神经毒剂，苯是一种致癌物质。萃取出来的油是有难闻气味的混合物，富含被氧化变性的脂肪酸——这种油是根本不能食用的。为了"中和"油的毒性，就要对其进行化学"清洁"，这就是精炼。有毒的溶剂会在 150 ℃ 的温度下蒸发。随后，油会进行"脱胶"。

脱胶有助于油更好地保存。在这个过程中，磷酸去除了有营养价值的脂肪酸、植物营养素和卵磷脂，卵磷脂对我们来说是重要的神经营养素。顺便提一句，本可以从食用油中补充的卵磷脂作为补剂被单独售卖。脱胶后的植物油中存在对健康有害的游离脂肪酸，即被氧化变性的脂肪酸，脂肪酸不再"正常"地与甘油结合在一起，于是需要对植物油进行进一步加工——脱酸。在脱酸过程中，工人要在脱胶后的植物油中放烧碱，即氢氧化钠。通过这种方式，游离脂肪酸与烧碱发生皂化反应，生成的皂化物会与植物油分离。经过这么多程序，植物油的精炼还没有完成。不好看的色素，如有营养价值的 β-胡萝卜素和叶绿素，或在脱酸过程中生成的其他色素，会在约 110 ℃的温度下，在生石灰等混合物的帮助下被去除。

　　油料经历了一段如此危险而不舒服的"旅程"——在整段旅程中，植物油一直与氧气接触，而氧气是油脂的"天敌"。氧化后的脂肪十分难闻，而且对健康没有益处——在这里我还是谨慎地表述为好。少量溶剂、杀虫剂和游离脂肪酸仍留在油中。工厂对这一问题的解决方法非常简单粗暴，就是脱臭：将植物油置于高压和 240~280 ℃的高温下数小时（减压蒸馏）。在蒸馏的过程中，有害的 TFA 出现了，它对健康的潜在危害已经为人所熟知。

　　然而，大家都在食用这样的植物油。市面上的许多植物油都是以上述方式生产加工而成的。这导致的结果是，各个品牌的各种植物油就像穿着相同制服的士兵，它们有相同的外观、相同的气味、相同的味道和相同的成分。不幸的是，由于价格便宜，它们吸引了许多消费者。用化学萃取法精炼植物油尽管过程十分繁复，但是其成本还是比用物理压榨法得到植物油的低得多，这是因为前者的出油量大得多。精炼植物油非常便宜、保存时间长而且可高温加热。这都解释了它们为什么受欢迎。然而，想象精炼的过程你就会认识到，油料中原本健康的成分在这一过程中都被去掉了。

　　许多植物油都被认为是"健康"的，受到人们推崇。美国一家致力于营养健康的非营利组织（Weston A Price Foundation）在一篇文章中用了一个一针见血的标题——The great Con-ola。这里作者玩了一个文字游戏：Con-ola 中的 con 在英语中有"欺骗"的意思，而有一个字母之差的 Canola 指的是"油菜籽"，文中说到："……菜籽油，和其他所有植物油一样，经历了可怕的精炼过程……其中必然进行了高温加压、使用了化学药剂。菜籽油富含 ω-3 脂肪酸，长时间暴露在氧气和高温环境中时很容易变质，发出难闻的气味。

加工时必须额外除臭……"菜籽油中 ω-3 脂肪酸的含量约为 9%。而亚麻籽油中 ω-3 脂肪酸的含量接近 60%。许多植物油在生产过程中不应该被加热。这是一个被严重忽视的问题。

## 冷榨——植物油的障眼法

现在发生了更令人气愤的事：一些热榨油（即精炼植物油）在包装上被冠以"冷榨油"。"冷榨油"这个概念并不受法律保护，包装上印有这个词语的植物油并不意味着它比其他植物油健康，它只说明油料在压榨前没有被加热，但是高压本就伴随着高温。这种障眼法消费者很难看透。被蒙蔽的消费者自以为很有把握地购买了"健康"的食用油。这是一种欺骗消费者的行为，应该马上予以纠正。消费者保护机构该做些事情了！

除"冷榨"外，诱惑人的"初榨"也会蒙蔽消费者，因为它会让消费者误以为这样的食用油是用物理压榨法生产的。"初榨"隐藏了油料在进入压榨机之前是否被加热、加压以及之后是否被精炼等信息。"冷榨"和"初榨"这样的宣传语出现在很多植物油的包装上，往往给消费者带来困惑，误导他们购买。

只有一个例外情况！欧盟制定了一条针对橄榄油的、具有法律效力的规定。为了保护消费者，规定中精确地规范了橄榄油的生产过程和命名标准。包装上有"冷榨"一词的橄榄油，必须是用物理压榨法在不超过 27 ℃的环境中获取的。这样一来，"特级初榨橄榄油"可能是市面上唯一保留油料营养成分、没有经过精炼的植物油。遗憾的是，尽管有这样的规定，但橄榄油的生产加工企业还是可以弄虚作假。有些带有"初榨"标签的橄榄油的生产并不符合标准。如何找到健康的植物油（不光是橄榄油）？如何在日常生活中找到自己的健康之路？我会在第三章中给出具体的建议。

总而言之，近年来，人们通过质量差的精炼植物油和廉价的植物黄油摄入了过量的 ω-6 脂肪酸。精炼植物油和植物黄油走进千家万户与低脂饮食的普及一样，也是一个大型的、发展不受控制的、结果令人遗憾的营养学实验。

健康的脂肪太少而不健康的脂肪太多，导致疾病、暴力倾向、抑郁，造成一系列社会问题。现代社会的大多数疾病都与不健康的饮食和摄入过多营养价值低的脂肪（摄入太少健康的脂肪）有关。这一认知令人警醒。因此，我在这里向你推荐一个重要的脂肪疗法的基本原则：尽量少食用精炼植物油，食用没有经过精炼的初榨油，购买那些不弄虚作假的产品！是时候改变你的饮食和厨房购物规则了！只有这样，脂肪的优势才能完全发挥。你应该有效地利用脂肪的优势。

## 健康的脂肪 = 健康的细胞

人类是高度复杂的"多细胞生物"，是由很多细胞构成的生命体。让我们从细胞的角度来看一下人类：一个成年人有 40 万亿 ~ 60 万亿个细胞。单个细胞小得我们要用显微镜才能看到，但如果将这些平均直径 10~20 μm 的细胞连在一起，"细胞链"将长达数千万公里，可以绕赤道数千圈。在特定的细胞群落里，每个细胞都确切地知道自己必须做什么。于是，这些小家伙组成了肉眼可见的巨大的生物体，组成的生物体可以是儿童、成人、蚂蚁、老鼠、长颈鹿，也可以是线虫——最长的线虫长达 55 m。

为什么我要专门谈一下细胞？如果我们想把身体作为整体来调理或治疗，保持细胞健康是完美的着手点。当单个细胞变得强壮时，整个机体也就强壮了。脂肪是治疗细胞的良药。细胞和我们的身体是否健康与我们所食用的食物中的脂肪的质与量不可分割。脂肪和细胞演奏的这首神秘的二重奏是否和谐决定了我们的身体是否健康。

大自然给我们上了一课：即使是仅由一个细胞组成的微生物，它的正常生活也必须满足两个必要的、看似对立的要求：一方面，个体必须与外界分隔，以阻挡外界的有害物质；另一方面，个体必须是开放的，因为它必须从外界获得营养和信息，并排出废物。对外，细胞用一堵"高墙"来保护自己，那就是细胞膜。作为细胞的防护装置，细胞膜时不时会放下"吊桥"，友好地让营养素和氧气进入细胞，使细胞得以存活。对细胞的分析揭示了一个令人兴奋的事实：以前人们认为细胞核是细胞的大脑，是细胞的"智能"基础；可是如今科学家发现，甚至在没有细胞核时，细胞仍然可以存活。细胞即便没了细胞核也不会"脑死亡"，它只是不能再分裂了。这一发现令人吃惊。

那么，细胞的"大脑"在哪里？细胞的"智能"基础是什么？答案是由脂质构成的细胞膜！多么不可思议。细胞膜不光能保护细胞，也让细胞变"聪明"。细胞膜当得起"神奇"二字。

## 神奇的细胞膜

柔软、轻薄、无色、不显眼，这是大家最初对细胞膜的普遍看法。后来细胞膜的秘密才被揭示出来——感谢 20 世纪 50 年代电子显微镜的广泛应用。电子显微镜的分辨率非常高，有了它，这一苍白的、主要由脂质构成的神秘之物才清晰地呈现在人们眼前。直到这时人们才明白，细胞膜不光是划定细胞边界的无聊的"城墙"，而且是控制细胞活动的"大脑"。你如果明白了细胞膜的构成，就再也不会轻视脂肪和胆固醇了！细胞膜主要由脂质构成，确切地说，由双层脂质分子构成，脂质分子主要有两种：磷脂和胆固醇。磷脂有些"不靠谱"，它具有两大对立的性质，每个磷脂分子都有亲水的头部和疏水的尾部。

磷脂有像板栗一样的头部，还有两条细长的"腿"。含磷元素的"板栗头"具有亲水性；两条细长的"腿"是脂肪酸的碳链，具有疏水性。磷脂构成了细胞的城墙，是完美的绝缘层。细胞膜最主要的组成部分是由磷脂构成的双层膜。内外两层磷脂分子的亲水的头部分别朝向细胞外液和细胞基质，疏水的尾部彼此相对。胆固醇和膜蛋白贯穿双层膜。胆固醇的重要任务是调节细胞膜的流动性和渗透性。胆固醇使细胞膜稳定，防止不速之客进入细胞。同时，细胞膜还必须是柔软的，有足够的韧性，以便能灵活地改变形状。胆固醇还有一项重要工作：防止细胞膜中的磷脂粘在一起形成坚固的硬块。事实上，胆固醇不仅是大浪中挺立的岩石，同时也是防冻剂。胆固醇在维持细胞膜健康的过程中令人赞叹的多面手角色再一次证明了一个事实：不应该把胆固醇视为危险的怪物。（如果你跳过了第 21~29 页的内容，那么请你现在就去阅读吧！）

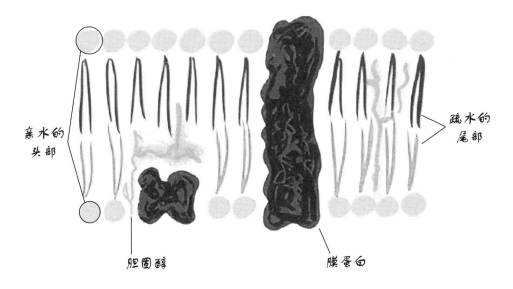

亲水的头部　　疏水的尾部　　胆固醇　　膜蛋白

如果细胞膜是一堵无法被攻破的刚性城墙，那么细胞既不能获取营养，也不能排出毒素，还不能与其他细胞沟通。因此，大自然设计出了巧妙的结构：膜蛋白。这些蛋白质分布在由磷脂构成的双层膜中，并作为转运工具或受体与细胞外基质接触。膜蛋白在双层膜中反复通行。它们是细胞的眼睛、鼻子、耳朵。作为细胞的"感觉器官"，它们负责注意外部环境和维持细胞内部稳定。有了膜蛋白，细胞才能对刺激做出适当的反应，膜蛋白绝对是极其专业的运输员。细胞膜使细胞具有"智慧"，让我们身体健康。紧张的情绪、低脂饮食和营养不良会影响细胞膜的健康。

细胞膜是细胞自我保护和人体内所有细胞之间交流的基础。因此，强化人体最小单位的外膜，具有决定性意义。我们如果能够使细胞膜更健康，就能显著改善身体的健康状况。只要你按照我的建议去做，结果一定会令你惊讶。

细胞和细胞膜需要被爱护。当我们看到一只小鸟从巢中掉下来，或者一只可爱的小松鼠被母亲抛弃，我们助人为乐的本能就会被唤醒。可是，如果涉及自身健康，我们经常陷入"自我毁灭"的模式。我们的细胞每天都"从安全的巢中掉下来"：缺乏营养、氧化应激、环境中的毒素导致细胞不健康或细胞坏死。每个人为了保护牙齿每天都会刷牙，但是几乎没有人想到每天为细胞做些什么。本书将唤起你对细胞的爱护之情！

经常变换食用油不仅可以丰富味蕾，还可以为我们体内数以万亿级计的细胞的健康带来积极影响。由于细胞膜由脂质构成，脂肪酸的构成和比例也对细胞具有重要意义。细胞膜和细胞器的构成物质都源于食物。我如果从你的左脚脚趾随机提取一个细胞并对它进行分析，就可以准确地了解你在过去4~6个月里所摄入脂肪质量的优劣。摄入脂肪的质量决定了你体内细胞的稳定性、移动性和渗透性。

胆固醇赋予细胞膜强度和秩序，使细胞膜"松散"的成分结合在一起。UFA，尤其是 ω-3 脂肪酸，使细胞膜能保持韧性和柔软的特征。如果我们食用许多流动的、不稳定的、富含 ω-6 脂肪酸的精炼植物油（玉米油、大豆油等），细胞膜就会变得软塌而无力。不过，对细胞膜来说，最危险的脂肪是TFA。TFA 进入细胞膜后会使细胞膜因被氧化而变得"僵硬"和"锈迹斑斑"，细胞膜会失去原本的功能。一旦细胞膜"僵硬""生锈"，细胞就会变得"又聋又哑且双目失明"，不能与其他细胞交流，也无法对营养素、毒素或激素做出恰当反应。这相当于为病毒或细菌的侵入打开了方便之门。

至于细胞膜如何影响人体对矿物质和维生素等营养素的吸收，我们以葡萄糖转运到细胞内部为例，了解一下细胞膜的转运功能。我们摄入碳水化合物后，胰腺会分泌胰岛素使细胞接收葡萄糖，降低血糖水平。细胞膜能清晰地"听"到胰岛素的"敲门声"是非常重要的。当更多优质的、健康的 UFA 进入细胞膜时，胰岛素就能更好地为细胞膜所接收。细胞膜中健康的 UFA 越多，细胞就越能实现其功能。

身体最小单位的健康状况并不仅仅取决于柔软、"智能"的外膜。决定细胞健康的秘密物质还有细胞的小小"发电厂"——线粒体。它将人体摄入的营养素、水和吸入的氧气转化为可用的生命能量。

## 高度活跃的"发电厂"——线粒体

没有能量，就不可能有生命。我们只要活着就需要能量。线粒体是人体高度活跃的"发电厂"，它的作用比人们想象的要大得多。线粒体一般呈短棒状，长 2~5 μm。几乎每个细胞中都有数百到数千个线粒体。它们甚至占细胞重量的 10% 左右。成年人体内的线粒体数量是细胞数量的一千倍左右。难以想象，针尖上可以容下 10 亿个线粒体。

细胞中线粒体的数量越多，细胞的活跃度就越高，细胞需要的能量也就越多。肝、肠、肾和大脑等器官的细胞中有特别多的线粒体，细胞在消耗氧气的同时不间断地产生能量，产生的部分能量储存在三磷酸腺苷（ATP）中。线粒体在我们生命存续的每一秒都在工作。它们不仅为细胞提供能量，还能提供"新材料"（用于合成氨基酸和脂肪酸）、控制细胞凋亡。线粒体有两个膜：平滑的外膜和曲折的内膜。两个膜都主要由 PUFA 构成。我们知道，PUFA 不太稳定，易于被氧化。

要想让神奇的线粒体最大程度地发挥作用，保持身体健康，就需要摄入高质量的脂肪！营养不良或氧化应激会影响线粒体工作，生成的 ATP 将大大减少。如果这种情况发生在神经细胞当中，我们就会出现注意力或认知能力减弱、疼痛、感觉障碍等症状。此外，高耗能器官（如心脏、肝和肾）需要大量 ATP。一旦缺少 ATP，这些器官的功能就会受到影响。我们中的多数人都因细胞能量供应不足而面临很危险的处境，自己对此却一无所知。如果体内生成的能量刚好够重要的器官（如关乎性命的心脏、肺和大脑）维持正常活动，身体的其他部位就会能量不足，我们也无法正常地生活。现在，线粒体病在医学上被认为是一种罕见的遗传病。人们推测，线粒体功能紊乱与肥胖症、2 型糖尿病、冠心病、过敏、慢性炎症、自身免疫性疾病、头痛、偏头痛、慢性疲劳综合征、纤维肌痛、阿尔茨海默病、抑郁症、癌症等都有关联。

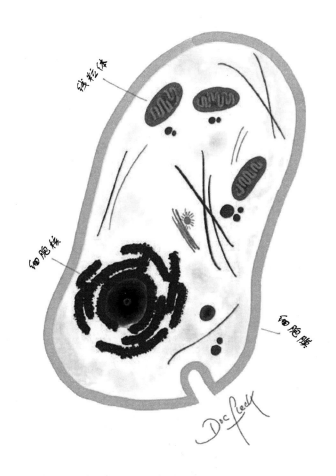

线粒体

细胞核

细胞膜

长期以来人们都认为，肥胖仅仅是热量摄入太多造成的。如今，已经有证据表明，膳食营养素、肠道菌群和日常运动量都是影响体重的决定性因素，控制体重不等于控制热量摄入。更令人惊讶的是，肥胖与细胞，甚至是与比细胞更小的线粒体都有神秘的关系。动物研究显示，线粒体功能紊乱会导致实验鼠肥胖，因为过剩的热量不能被完全消耗掉，于是被储存在脂肪组织中。随着年龄的增长，线粒体活跃度会自然降低。这也许就可以解释，为什么老年人肌肉流失的同时，体重反而会增加，尽管他们的食量变小了。

当线粒体停止生产能量时，整个机体的秩序就会陷入混乱。线粒体也许是未来治疗疾病的一个全新的切入点！疾病是细胞代谢受到干扰的产物，人们也许可以通过在细胞层面介入受到干扰的细胞代谢过程来治疗疾病。

每天摄入对细胞有益的营养素就是在呵护细胞。聪明地通过食物，尤其是通过健康的脂肪来维护细胞健康，就是在微观层面上让身体更强壮。摄入健康的脂肪是打开健康之门的钥匙。食物的选择是最重要的：根据最新的研究结果，摄入高质量的脂肪、适量蛋白质和少量碳水化合物能维持细胞稳定，保护细胞膜和线粒体。线粒体能消耗脂肪，同时使血糖水平降低。脂肪比碳水化合物更有利于对抗氧化应激。所以说，脂肪是更好的"燃料"，碳水化合物才"不怎么样"……

## 棕色脂肪的秘密

把脂肪当作保持健康的关键时，我们不应忘记一种特殊的脂肪：棕色脂肪。它指的不是那种因长时间加热而变成棕色的脂肪，而是我们体内被大大低估的一种脂肪。许多人在想到脂肪时，会紧张地想到在腹部和臀部堆积的脂肪。但是，脂肪远不止于此。人体的脂肪组织非常有趣。生物有两种不同的脂肪组织，即白色脂肪和棕色脂肪，它们的生理功能不同。

我们知道，白色脂肪是皮下脂肪组织。它位于腹部、大腿和臀部等，是柔软的肥肉。白色脂肪以 TG 的形式储存食物中的多余能量。如果身体需要较多的能量，白色脂肪就会分解并转化为能量。白色脂肪可以御寒，保护内脏。

脂肪组织的细胞通常被称为"脂肪细胞"。棕色脂肪细胞和白色脂肪细胞在结构和功能上都有很大差异。白色脂肪细胞小至直径 25 μm，大至直径 200 μm，所含的线粒体非常少而且较小。白色脂肪组织中还有许多其他类型的细胞，如免疫细胞、结缔组织细胞、成纤维细胞。白色脂肪细胞是高性能的"发电厂"，是身体"最大的腺体"，是致炎因子，如肿瘤坏死因子 α（TNF-α）的来源之一，而 TNF-α 会导致胰岛素抵抗和 2 型糖尿病。白色脂肪细胞还能合成并分泌重要的激素，如抑制饥饿感的瘦素。

棕色脂肪细胞体积小（直径为 15~60 μm）并且"色彩丰富"，有棕色的、浅粉色的和深红色的。颜色存在差异的原因是棕色脂肪细胞中有大量线粒体，且棕色脂肪组织中有丰富的毛细血管。与白色脂肪细胞不同的是，棕色脂肪细胞在合成并分泌神经递质和激素方面表现得并不活跃。棕色脂肪细胞中的线粒体能将脂肪转化为热量，可以说，棕色脂肪是重要的"热力厂"。

棕色脂肪细胞的"制热"功能对婴儿尤为重要。婴儿通过棕色脂肪细胞产生的热量是惊人的。在降生之初，婴儿体内的棕色脂肪量可达体重的5%，随着生长发育，棕色脂肪的含量会降低。年龄越大，体重越大，棕色脂肪的含量就越低。女性体内活跃的棕色脂肪要比男性体内的多。平均而言，成年人体内只有50~100 g棕色脂肪，主要分布在胸部、颈部、脊柱周围和锁骨上方。在一些长期处于寒冷环境的人体内，活跃的棕色脂肪细胞也出现在白色脂肪组织和肌肉组织中。

有关棕色脂肪的研究是几十年前才开始的。因为在不进行运动的情况下，棕色脂肪也可以增加身体的能量消耗，产生大量热量，所以科学家认为它可以为寻找增强代谢、治疗肥胖症以及2型糖尿病的方法提供新方向。随着年龄的增长，人体内的棕色脂肪减少、白色脂肪不断增加的事实支持了这一论点：线粒体活跃的棕色脂肪细胞在产生热量和代谢方面起着重要的作用，老年人的体重是否增加取决于细胞是否健康和活跃。科学家推测，棕色脂肪不仅仅可以为人体提供热量，在对抗疾病方面也具有潜力。如果我们想在健康方面穷尽脂肪的全部潜力，现在就应该开始使用棕色脂肪细胞的力量。你可以"训练"棕色脂肪细胞，就像足球教练训练他的球员一样。

为此，反复地、有针对性地用寒冷刺激身体是值得推荐的方法。克奈普医学的创始人塞巴斯蒂安·克奈普（Sebastian Kneipp）坚信寒冷的力量，由于他的提倡而广为人知的水疗法使寒冷的力量经受住了实践的检验。我建议：早晨淋浴时使用温水而非热水，然后让水温逐渐下降，最后尽可能使用冷水，让冷水首先轻轻地落在胳膊和腿上。当胳膊和腿习惯了冷水的刺激后，用冷水刺激其他更敏感的部位，如肩膀、胸部、背部和腹部。寒冷刺激是在与棕色脂肪细胞对暗号。它们会做出反应，开始生热。当我们在早春跳入湖泊或室外游泳池后，会发生什么呢？在水中待上片刻之后，我们不再感到寒冷。这是由于棕色脂肪细胞发挥了微型火炉的作用：线粒体促使脂肪燃烧，生成大量热量而非ATP。棕色脂肪细胞不仅可以为身体提供大量热量，而且还使整个机体的能量代谢处于更高的水平。

因此，我建议你有针对性地进行小型寒冷刺激训练。要想改善身体的发热方式，可以考虑进行上述训练。人类可以离开体感温度的舒适区，不必将起居室的温度一直保持在令人感到舒适的 25 ℃。脂肪疗法不光包括建议你食用亚麻籽油、橄榄油、坚果这些食物，还包括建议你改变家里的温度以及在淋浴时的水温以改善健康。

棕色脂肪细胞能生热，因此我们能得出一个合乎逻辑的结论：如果棕色脂肪细胞受损（比如由于细胞发生氧化应激或人营养不均衡、服用药物、精神压力大，棕色脂肪细胞不能再产生能量），人就会畏寒。除此之外，颈部僵硬、膀胱感染、流鼻涕和喉咙痛等令人厌烦的症状也会出现。你知道吗？即使在夏天，也有人不得不穿着羊毛衫和保暖袜，无论什么季节，他们都得将自己包裹得严严实实。这就表明，他们体内棕色脂肪细胞受损或棕色脂肪细胞较少。为了"训练"棕色脂肪细胞，你不仅要经常进行寒冷刺激训练，还要补充维生素 A 和维生素 D。

斯堪的纳维亚半岛盛产海鱼。海鱼富含脂肪、维生素 A 和维生素 D，是能刺激棕色脂肪细胞生长的完美的食物。你应该利用食物中的脂肪，通过摄入有利于细胞健康的营养素来保护线粒体。

油酸是棕色脂肪细胞最爱的"食物"。橄榄油中含量丰富的油酸会在线粒体内引发必要的"短路"，促进脂肪消耗，加速新陈代谢。这就是为什么橄榄油可以用来减肥——是神秘的棕色脂肪细胞的功劳。棕色脂肪细胞的能力尚未被全部开发，我期待后续更多的研究成果出现。你不应该"放过"棕色脂肪细胞，尝试在下一次淋浴时，稍微调低水温吧。

# 第二章　脂肪的疗愈能力

当我们把目光投向微观世界，也就是我们身体最小的单位——细胞时，很多难以理解的事情就变得简单易懂了。脂肪疗法主要作用于细胞膜和线粒体：前者是细胞的"大脑"，赋予细胞"智能"；后者是细胞的"发电厂"，为我们供给能量。如果你给细胞及其小小的"发电厂"添加最好的"燃料"，那么你的身体会发生积极的变化。或许一开始你感受不到，不过时间越长，你就越能感受到这些变化。

如果你年轻，精力充沛，每周多次运动，一直保持健康的生活方式，没有背痛、头痛、消化不良等问题，那么你可能无法在短期内明显感觉到脂肪疗法带来的好处。但如果你患有慢性疾病（如偏头痛、慢性疲劳综合征、肥胖症、关节炎、多发性硬化症等），脂肪的疗效就能立竿见影。毋庸置疑，营养医学的效果是可见的。多年来我一直都在钻研脂肪这个课题，现在，我终于可以毫不犹豫地说：拥抱脂肪吧！摄入健康的脂肪，我们的身体将焕然一新。

每当患者向我讲述他们摄入健康的脂肪后身心都产生了积极变化时，我都会惊讶得紧靠椅背。精力更旺盛、身体更强健、心理抗压能力更强、疼痛得到缓解、睡眠质量变好、成功减轻体重、心态更积极放松……这些明显的效果让我越来越痴迷于脂肪。我在本书的第四章为你提供了关于如何在日常生活中"拥抱脂肪"的具体建议。但是，首先让我具体介绍一下脂肪会给你的健康带来什么。从眼睛到关节，脂肪可以缓解许多身体部位的不适症状甚至治愈疾病——只要你给脂肪机会，它就会证明这一点！请相信脂肪的疗愈能力。

# 眼部疾病

在现代社会，因受到日常光源的刺激和膳食营养不均衡的影响，我们的眼睛很容易变得不健康或者患病，从而失去光彩。请从现在开始爱护你的眼睛！

## 黄斑变性

人们害怕黄斑变性（MD）并非没有缘由。德国有 200 万人患有这种疾病；整个欧洲的患者约有 250 万人。黄斑变性有两种类型：湿性（或渗出性）型黄斑变性（其患者约占 20%）、干性型黄斑变性（其患者约占 80%）。湿性型黄斑变性通常表现为黄斑区出现血管增生，从而造成出血和液体渗出，黄斑区原有的健康结构遭到破坏。一般来说，通过治疗，湿性型黄斑变性患者可恢复视力。干性型黄斑变性通常表现为黄斑区结构变形，视网膜产生沉淀物，到目前为止，干性型黄斑变性被认为是不可治愈的。

这种残酷的疾病会使视力下降，往往导致失明。不仅如此，近年来，我在接诊时发现了一个令人恐惧的趋势：患者越来越多，越来越年轻，很多患者正处于年富力强的壮年。为什么突然出现这种情况？背后的原因是什么？20 年前，我很少遇到这么年轻的黄斑变性患者。一些研究结果可以解释这一现象：黄斑变性病例越来越多地与"现代灯光"有关。节能政策使老式白炽灯泡逐渐被淘汰，人们被要求使用节能灯泡或 LED 灯泡。但是，决策者似乎没有认真考虑一个问题：白炽灯泡发出的令人感到舒服的黄色光有着几乎与阳光完全相同的光谱。相反，"现代灯光"的光谱与阳光的完全不同。这极大地损害了我们的眼部健康。占大比例的波长短的蓝色光（波长为460~490 nm）隐藏着巨大的、不易被察觉的危险。蓝色光会直接射入我们健康的眼睛。眼睛的黄斑区接收的光最多，特别是当瞳孔放大的时候，比如当我们在黑暗中使用电脑或手机，以及看电视时。与使用白炽灯的时代相比，如今我们的眼睛接收到的蓝色光更强、更多，我们的眼睛根本无法承受。这个严重的问题威胁着我们的眼部健康，然而我们对蓝色光的长期性危害至今还没有进行系统性研究，眼科医生和科学家忧心忡忡，担心蓝色光会给眼部健康带来不可逆转的影响。我们应该怎么办呢？

阳光、白炽灯光和卤素灯光中的近红外光（波长为760~1 400 nm）可以激活人视网膜的视觉回路，因此多进行户外运动、使用白炽灯或卤素灯对眼睛有好处。我们能做的还有很多，比如采用巧妙的营养策略。对于黄斑变性患者，我推荐补充胡萝卜素、叶黄素、维生素C、维生素E、锌、硒、玉米黄质等抗氧化剂。来自鱼油的 ω-3 脂肪酸也已被证明能有效减小患黄斑变性的风险。一项针对近 40 000 名老年受试者的研究发现，摄入大量的 ω-3 脂肪酸可以将黄斑变性的患病风险减小 30% 左右。健康的脂肪不仅可减小患黄斑变性的风险，每天摄入 1~2 g ω-3 脂肪酸还可以显著改善视力。因此，你不应该忽视健康的脂肪。

## 眼干燥症

在日常生活中，还有一些不太会影响视力的眼部疾病，如眼干燥症，也就是俗称的干眼症。

眼干燥症非常普遍。所有人的眼睛都是水汪汪的吗？并不是。有些人的眼睛非常干涩，这在医学上被称为"眼干燥症"。在所有眼部疾病患者中，20%左右的患者是眼干燥症患者。虽然我们不必为眼睛干涩而忧心忡忡，但是放任不管也并非明智之举。治疗眼干燥症这种慢性疾病是一场"持久战"。泪液可以滋润角膜和结膜，使角膜和结膜变得平滑，为角膜供氧，抑制细菌和病毒以及协助眼睛排出异物。眼干燥症不仅会使泪液分泌不足，而且会改变泪液的成分，导致一系列后果。不过，泪液不会无缘无故地变少，接受眼部手术（如白内障手术）、患有自身免疫性疾病（如干燥综合征、类风湿性关节炎、红斑狼疮）、服用某些药物（如避孕药、镇静剂）等都会导致泪液分泌不足。

还有一个导致眼干燥症的因素——干燥的环境。如今，许多人在干燥的环境（如开着空调、有灰尘的环境）中长时间使用电脑工作。干燥的环境会使泪膜不稳定。在美国已经有"办公室眼综合征"这一说法。它最初表现为眼部有轻微异物感和干涩感，之后表现为结膜发红，有灼热、疼痛、瘙痒的感觉，早晨醒来时眼睛仿佛被胶水粘上了一样。然而，能立竿见影的"神奇疗法"还未出现，患者暂时只能使用眼药水来缓解这些症状。不过，你手中还有一张被低估的王牌——健康的脂肪。摄入健康的脂肪可以有效缓解眼干燥症，因为充足的 ω-3 脂肪酸能促进泪液分泌，维持泪膜稳定，大幅减小患眼干燥症的风险。

今天，你已经在电脑前工作多长时间了？我并不反对勤奋、上进和努力工作，这非常好。但是，你必须注意眼部健康，不仅你，你的家人和朋友也都必须注意眼部健康。我写本书的目的是传播知识，让尽可能多的人了解脂肪的重要性。根据我的经验，每个人都能从长期摄入健康的脂肪中受益。对眼干燥症患者来说，健康的脂肪甚至能使眼药水"失业"。

# 神经系统疾病

## 偏头痛

突如其来的，仿佛被撕扯、敲击、针刺一般，通常只出现在一侧的头痛就是偏头痛。在德国，约有 90 万人受到偏头痛的困扰。遗憾的是，在这些人中，只有 30% 的人知道，折磨他们的是偏头痛。在全世界，约 13% 的人患有偏头痛，其中女性患者约为男性患者的 3 倍，发病高峰年龄段为 25~45 岁，也有儿童和青少年患者。

偏头痛是一种伴有多种神经系统症状的原发性头痛，主要表现为周期性反复发作的头痛，伴随恶心、呕吐、发热、畏光、畏声、对气味敏感等症状。有些患者在偏头痛发作之前会出现晕眩、知觉和视觉上的感知障碍，甚至可能会在短时间内失明或者出现运动障碍。很多时候，人们都无法分辨偏头痛与脑卒中。

尽管偏头痛已经引起全世界的广泛关注，但目前医学还无法揭示偏头痛的秘密。偏头痛的病因尚不明确，它的发病机制我们也不清楚。科学家还在争论，偏头痛是颅内血管收缩引发的，还是神经功能改变引发的。还有一种重要的观点：神经系统内的炎症使血管对疼痛更为敏感。哪怕没有来自外界的影响因素，这种炎症也会因为神经活动强化而出现，促进炎症介质的合成和分泌。

有研究表明，在偏头痛发作时，大脑的工作方式与平时不同，正常的信号传递过程被中断，大脑接收到的信号加工任务有所改变。偏头痛患者的大脑对外界的刺激更为敏感，大脑活动更为活跃，大脑始终处于亢奋的状态。他们的大脑像高压变压器一样，每天都要承受巨大的压力，处理涌入的大量信息和刺激。此外，一些特殊的偏头痛触发事件，即所谓的"导火索"（比如正常生活节奏或者作息节奏突然改变、情绪波动大、噪声和天气变化、特定的食物）引发了头痛。"一直处于高电压和强电流之中"就是偏头痛患者的大脑状态。偏头痛患者尤其要警惕含组胺的水果，如草莓、柑橘，还要警惕添加了防腐剂（如苯甲酸钠）、添加剂（如柠檬黄）和增味剂的加工食品，如巧克力、香肠。一些生理因素也能引发偏头痛：月经期间的激素不均衡、饥饿或者药物作用下新陈代谢的改变。不过，不论是外界因素还是生理因素，都只是偏头痛发作的诱因，而不是偏头痛持续、反复发作的根本原因！我认为，偏头痛是神经元稳定的能量供给遭到破坏，从而造成神经系统能量缺乏引发的。

偏头痛发作可持续数小时甚至数天，这场"疼痛马拉松"极大地降低了患者的生活质量。更可怕的是，偏头痛会一次接着一次地发作。每一位患者的每一次偏头痛发作的"导火索"都是不同的，因此治疗方法因人而异。能在短时间内治愈偏头痛的方法尚未出现。目前针对偏头痛的治疗仍然以缓解疼痛为主。较为常见且有效的止痛方法是服用镇痛药（含对乙酰氨基酚），但镇痛药会进一步影响神经元的能量供给，因为乙酰氨基酚会造成重要的细胞抗氧化剂谷胱甘肽的缺乏，而谷胱甘肽能参与体内碳水化合物的代谢，促进能量的产生。

从营养学角度看，治疗和缓解偏头痛的关键是保证大脑获得充足的能量，为大脑提供来自食物的最佳"燃料"。除摄入均衡的营养外，有规律地进食也非常重要。根据我的经验，超过 14 小时不吃任何食物会导致偏头痛发作。另外，虽然偏头痛不是食物过敏引发的，但我还是建议患者要注意自身对食物的耐受性以及注意自己在日常生活中是否接触了其他偏头痛的"导火索"。有规律地进食并补充足够的水能在很大程度上缓解偏头痛。下面轮到我们的新朋友——脂肪闪亮登场。

研究数据证明，低碳高脂饮食与降低偏头痛发病率之间存在关联性。在一篇发表于著名医学期刊《欧洲神经病学》（*European Journal of Neurology*）上的文章中，研究者将患有偏头痛的受试者分为两组，进行了为期 6 个月的研究。实验组受试者在第 1 个月内进行高脂饮食，之后 5 个月进行低脂饮食；对照组受试者在 6 个月内一直进行低脂饮食。只有实验组受试者偏头痛发作的次数明显减少。不仅如此，这组受试者服用的镇痛药也明显减少。有意思的是，当实验组受试者在第 2 个月开始转为进行低脂饮食后，他们的偏头痛症状加重了，但仍比参与实验前轻一些。因此，多摄入脂肪可以缓解偏头痛是有据可依的！

如果你仍对此心怀疑虑，我在这里解释一下为什么脂肪能缓解偏头痛：偏头痛与炎症以及 5- 羟色胺（又称"血清素"，一种神经递质）不足有关，ω-3 脂肪酸能消除炎症，并且促进 5- 羟色胺的分泌。此外，还有一项研究能证明 ω-3 脂肪酸能够有效缓解偏头痛。在这项研究中，研究者进行了双盲实验，这是一种非常严谨的实验方法，因为受试者和研究者都不知道实验的分组情况，因此可以消除主观因素产生的偏差。在实验中，受试者或者被提供 ω-3 脂肪酸补剂，或者被提供安慰剂。结果表明，1/3 服用安慰剂的受试者感到偏头痛症状减轻。尽管安慰剂经常受到批判，但安慰剂的效果，即患者的自我安慰以及患者因对医生和药物的信任而产生的效果不应该被低估；2/3 服用 ω-3 脂肪酸补剂的受试者的症状减轻了。尤其令人印象深刻的是，虽然实验时间只有 2 个月，但在这么短的时间内，ω-3 脂肪酸对偏头痛的缓解效果已经明显可见。这很好地证明了 ω-3 脂肪酸可以有效缓解偏头痛。脂肪就像一把大伞，能为偏头痛患者遮挡头痛的"暴风雨"。

根据我的经验，我对偏头痛患者有以下建议：减少摄入来自面食的碳水化合物；摄入健康的脂肪；补充矿物质（如镁、锌）和 B 族维生素；放松身心和进行锻炼，多呼吸新鲜空气，多在阳光下运动（如骑自行车、做瑜伽等）。一些放松训练（如渐进性肌肉放松训练、自体发生训练）和生物反馈疗法等也有助于缓解偏头痛。

## 多发性硬化症

多发性硬化症（MS）是一种中枢神经系统疾病，主要影响大脑、脊髓和视神经，是名副其实的恶魔。全世界约有 250 万多发性硬化症患者，德国大约有 20 万患者。患者多为 20~40 岁的青壮年，症状会反复出现。多发性硬化症具有症状的空间多发性及病程的时间多发性的特点，由于这种特性，有些风湿病医生或研究者也常称其为"大脑风湿病"。多发性硬化症可能与自身免疫反应（免疫系统错误地对自身结构发动攻击）有关。

多发性硬化症有着多副"面孔"。因为它的发病机制是神经元出现炎症以及失去富含髓磷脂的髓鞘的保护，所以多发性硬化症多表现为神经元发生病变。多发性硬化症既没有典型症状，也没有典型病程。它和认知障碍一样，都是神经退行性疾病。注意缺陷多动障碍、肌无力、孤独症、阿斯伯格综合征以及老年性黄斑变性的共同点都是神经元发生病变。

迄今为止，多发性硬化症被认为是无法治愈的。免疫抑制治疗（用免疫抑制药物或其他措施减弱或阻断机体免疫反应的治疗方法）非但没有明显疗效，反而会带来副作用。有证据表明，除了神经元发生病变外，多发性硬化症患者神经元内线粒体的功能也发生紊乱。因此，通过摄入健康的脂肪来治疗受损的神经元以缓解多发性硬化症也许是可行的。不过，要想证明脂肪对多发性硬化症的作用仍需要更长时间的研究和更有效力的数据。

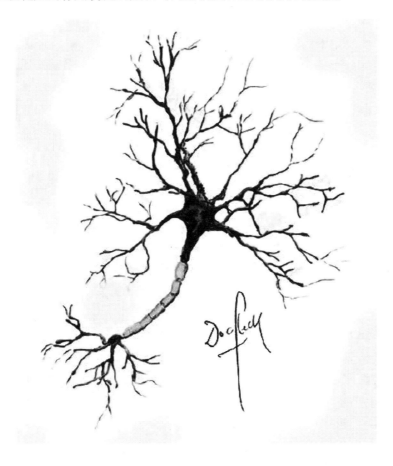

　　一项关于多发性硬化症的大型研究涉及了 ω-3 脂肪酸的摄入对疾病的影响。结果并不让我吃惊：患者摄入的 ω-3 脂肪酸越多，炎症程度就越轻，复发次数也就越少。另一项研究的结果也表明：摄入 ω-3 脂肪酸对神经系统疾病有积极影响。确诊后立即实行高 ω-3 脂肪酸饮食法的患者在接下来的两年内复发的次数更少，病情对日常生活的影响程度也更小。

　　我通常建议患者吃富含脂肪的早餐（在本书的第三章和第四章，你会看到我的建议）。根据我多年的治疗经验，摄入脂肪可以对病情产生积极影响，不少患者的病情都不再发展。补充 ω–3 脂肪酸、维生素 B、维生素 D、维生素 E、维生素 H 和矿物质（如硒）可以让多发性硬化症患者的病情不再发展。

然而，这种创新的、副作用小的疗法尚未获得医学界的关注和广泛认可。改变脂肪在医学界受到忽视的情况也是我想通过本书做到的事情。

## 注意缺陷多动障碍

有些孩子无法集中注意力，他们坐在椅子上摇来晃去，再小的事情都能分散他们的注意力；他们忘记计划的事情，错过公交车和火车，甚至忘记吃饭；他们把房间弄得乱七八糟，挑战家长的耐心；他们做事全无章法，乱花零用钱；他们安静不下来，用手指敲打餐盘，烦躁地踢餐桌；他们躁动不安，时时刻刻对外界保持警惕——这些都是注意缺陷多动障碍（ADHD）的典型表现。

据估算，每 100 个孩子中就有 3~6 个孩子患有注意缺陷多动障碍，男孩的发病率是女孩的 2~4 倍。60% 的儿童和青少年患者在成年后依然会出现注意缺陷多动障碍的症状。注意缺陷多动障碍到底是什么？一个高深的医学术语？一种精神障碍？一种疾病？注意缺陷多动障碍是儿童和青少年最常出现的行为障碍。典型的表现是注意力不集中、容易冲动和自我控制力差。德国法兰克福的专业医生、精神病学专家海因里希·霍夫曼（Heinrich Hoffmann，1809—1894）在他于 1845 年出版的童书《蓬头彼得》（Der struwwelpeter）中，描述了注意缺陷多动障碍的表现，并首次提出"多动症"这一概念。《蓬头彼得》是德国最成功的童书之一，它由多个故事组成，故事中的孩子因为坏习惯和注意力不集中等问题而陷入了危险。

虽然故事中注意力不集中的"淘气包"很有意思，但现实中有注意缺陷多动障碍的孩子不会让人感到开心。现在，确诊注意缺陷多动障碍的孩子越来越多，但并非每一个吵闹、不安分、让家长和老师抓狂的孩子都患有注意缺陷多动障碍。有人对注意缺陷多动障碍患者的爆炸式增长和针对它的药物治疗提出质疑。德国医生在 1993 年全年只开具了约 34 kg 的哌醋甲酯（俗名

"利他林"，可用于治疗注意缺陷多动障碍），而 2013 年全年开具的哌醋甲酯多达 1 803 kg。药物并非糖丸！在德国，根据《麻醉品法》，哌醋甲酯是受到严格管理的药物①，关于它的长期效果暂时没有深入的研究。根据德国联邦药品与医疗器械研究所（BfArM）提供的数据，德国医生全年为儿童开具的哌醋甲酯的总量自 2015 年有所回落，为成年人开具的则有所增加。

除了遗传因素外，注意缺陷多动障碍还与神经系统问题和心理问题有关。基因上的不足和细胞代谢紊乱导致神经元无法正确传递信号。有研究发现，注意缺陷多动障碍患者大脑中多巴胺的浓度低于健康的人大脑中多巴胺的浓度。如果大脑中缺少多巴胺这种神经递质，神经元之间的良性交互和准确交流就会受到干扰。结果便是，暴躁的"小恶龙"现身了。

一般来说，医生推荐采用"注意缺陷多动障碍多模态"治疗方案，也就是以行为治疗、物理治疗、体育锻炼为主，药物治疗为辅的方案。治疗时，患者可能出现不良反应，比如食欲不振、头痛、腹痛、睡眠障碍等。低估注意缺陷多动障碍可能造成非常严重的影响。如果注意缺陷多动障碍的症状直到患者成年后都没有得到改善，就会给患者的生活和工作造成灾难性后果：糟糕的成绩、半途而废的职业教育、工作出现各种问题、较低的自我认可度、较差的精神承受力、糟糕的人际关系……因此，针对注意缺陷多动障碍的治疗要尽早进行。

除了常规治疗手段，根据多年的治疗经验，我发现，健康的脂肪可以很好地改善注意缺陷多动障碍的症状。最初，我以为这只是一个令人惊喜的意外，随着经验的增加，我发现这并非偶然，食物中的脂肪确实起到了积极的作用。然而，用脂肪治疗注意缺陷多动障碍是否完全没有副作用，还有待检验和数据支持。在一项令人印象深刻的研究中，受试者为 6~12 岁患有注意缺陷多动障碍的孩子，他们接受了 6 个月以上的药物治疗和行为治疗，但他们的社会行为和学习行为并没有得到明显改善。这些孩子被平均分为两组，一组孩子每天坚持从鱼油中摄入 ω-3 脂肪酸，另一组孩子每天服用安慰剂。3

---

① 在中国，哌醋甲酯属于第一类精神药品，也是受到严格管理的处方药。——编者注

个月后的初步检测并没有得到令人振奋的结果：鱼油组和安慰剂组的孩子的表现都没有明显改变。难道脂肪没有作用吗？不是这样的，聪明的研究者早就做好了计划，他们在 3 个月之后对两组孩子再次进行检测，结果发现脂肪使孩子的症状有所缓解。又过了 6 个月，鱼油组孩子的表现有了明显的改善：注意力更集中、不容易发脾气、更听家长和老师的话。这项研究说明了什么呢？

通过摄入含长链 ω-3 脂肪酸的健康脂肪来治疗注意缺陷多动障碍是场持久战，我们要有耐心。我们既要严肃对待注意缺陷多动障碍，也要对治疗有耐心并保持乐观的心态。

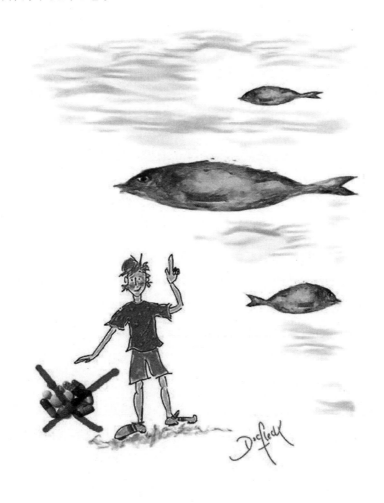

## 阿尔茨海默病

> 我把自己弄丢了。
>
> 奥古斯特·德特尔（Auguste Deter），1902

1906 年 11 月 3 日，第 37 届德国西南地区精神病学大会在图宾根举行，与会者在报告厅里听了一场报告，报告的内容是一位名为奥古斯特·德特尔的女患者的"奇特的大脑皮质病变"。报告人阿洛伊斯·阿尔茨海默（Alois Alzheimer）引用了他从患者病例中摘录的一段对话："您叫什么名字？""奥古斯特。""您丈夫叫什么名字？""我觉得是奥古斯特。"当时在场的其他所有医生都还没有意识到这场报告对后世产生的巨大影响及其无与伦比的意义。阿洛伊斯·阿尔茨海默报告结束后，没有人提出问题。一阵掌声后，大会快速进入下一个主题。没有更多的提问，没有讨论，甚至在 1915 年阿洛伊斯·阿尔茨海默去世后的讣告上，人们对他发现的这种"奇怪疾病"也只字未提。直到 20 世纪 70 年代，医学界才开始对这种疾病产生了兴趣。

2000 年前后，我作为一名助理医生在德国一所大学的附属医院里工作。当时，医院里有一位受到很多人尊敬和喜爱的老人，她叫艾莎。在她 90 岁生日当天，我将亲手采来的一束鲜花放在她的床边。至今，我还对这段经历记忆犹新，艾莎穿着绛紫色睡衣，和她发光的眼睛是同一个颜色。她很高兴，笑容慢慢地在她那温柔的、满是皱纹的脸上荡漾开来。她盯着鲜花，然后看着我的脸。当我握着她的手祝她生日快乐时，艾莎磕磕巴巴地说："谁……谁过生日？"我回答说："是您。今天您 90 岁了。"有那么一会儿，她什么也没说，咬着她那干瘪的下唇。然后她说："在哪？我在哪里？""您在医院里，今天是您的生日。"我回答。"艾莎是谁？谁是艾莎？"她迷惑地低语道。

艾莎的回答反映了一个悲伤的现实——她已经完全忘记了自己是谁，以及自己在哪里。在那个阳光灿烂的春日，我在感到沮丧和不知所措的同时，也清晰地体会到阿尔茨海默病的残酷。作为一种严重的中枢神经系统退行性疾病，阿尔茨海默病给社会生活和社会政策带来日益严峻的挑战。德国至少有150万阿尔茨海默病患者。研究者推测，到2050年，欧洲阿尔茨海默病患者的数量将达到1 600万。这场名为阿尔茨海默病的海啸能消退吗？我们又该怎么办？

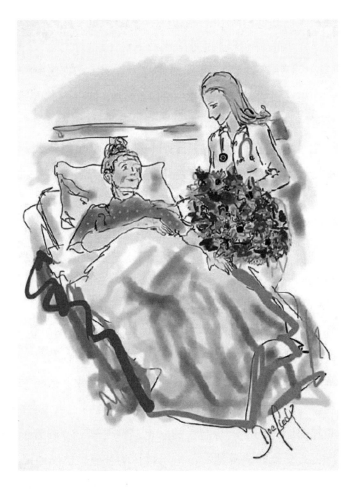

虽然尚未得到学术界的认可，但脂肪可以派上用场。让我们更详细地了解一下阿尔茨海默病。人们早就知道，阿尔茨海默病与碳水化合物代谢紊乱有关。2005年，"3型糖尿病"这个词首次出现，作为阿尔茨海默病的同义词。从那时起，关于阿尔茨海默病的研究成果越来越多，学术界倾向于得出这样的结论：我们的饮食决定了我们是否容易患阿尔茨海默病。有科学研究表明：高碳低脂饮食是世界范围内阿尔茨海默病发病率攀升的直接推手。"吃出来的阿尔茨海默病"这一说法听起来非常偏激，但事实就是这样。不过，在了解如何防治阿尔茨海默病之前，我们还是要快速了解一下健康的大脑是什么样的。

一般而言，健康的大脑具有非凡的能力：能进行思考、能产生感觉、能储存信息、能分析并解决复杂的问题。由全身超过 1 000 亿个神经元组成的密集的网络是这些非凡能力的物质基础。神经元借助于敏感的突触相互交流、彼此关联，突触在神经元频繁的充满活力的交流中发挥着重要作用。在我们的体内，不断有信息或刺激，经由突触从一个神经元传到另一个神经元。这些信息或刺激会在大脑的不同区域进行加工。

当阿尔茨海默病刚侵袭大脑这片有众多脑神经元勤奋工作的园地时，我们根本察觉不到。通常，在明显症状出现时，阿尔茨海默病已经在大脑中潜伏多年了。病变首先发生在突触上。一旦突触出了问题，突触间信息的传递就处于瘫痪状态，勤奋的脑神经元彼此之间就无法顺畅交流，信息或刺激就不再能够被传送到正确的地方，脑神经元的退化就开始了。

被我们认为是"健康"的高碳低脂饮食加剧了脑神经元的病变。β-淀粉样蛋白和 Tau 蛋白的毒性交互作用导致阿尔茨海默病的典型症状出现。大脑中出现坚硬的斑块，它们就像磨石一样，将健康的脑神经元"磨碎"。

然后会发生什么呢？每一次血糖水平升高都会促使胰腺合成并分泌胰岛素。身体越来越频繁地发出"呼唤"胰岛素的信号，体内胰岛素的水平越来越高，但细胞膜上的胰岛素受体越来越迟钝。如果细胞，尤其是脂肪细胞对胰岛素完全没有反应，或者只有微弱的反应，就代表产生了胰岛素抵抗（见第 96~97 页）。这些对胰岛素没有反应的细胞产生了"不好的想法"，生成一种特殊的物质，即神经酰胺，它对神经元的毒害会加重认知障碍。神经酰胺通过血液来到大脑，激活特定的酶。这种酶会使脑神经元产生胰岛素抵抗、导致氧化应激和炎症。神经酰胺带来的负面影响还不止于此。它会刺激细胞凋亡，即对细胞下达自杀的指令。我们宝贵的"思考英雄"——脑神经元会慢慢死亡。不过，这一悲剧可以通过多摄入健康的脂肪以及少摄入碳水化合物来避免：脂肪不会使血糖水平升高，就不容易引发胰岛素抵抗。

我们每天吃的面包和甜点可能导致脑神经元死亡，支持这一观点的证据越来越多。美国明尼苏达州梅奥诊所（Mayo Clinic）的研究者在 2012 年就已经提出了关键性证据。他们的研究表明，高碳饮食会使患阿尔茨海默病的风险大幅增大。相比之下，摄入较多脂肪的人们患阿尔茨海默病的风险则明显减小。脂肪具有惊人的潜力，能让大脑保持健康。增加健康脂肪的摄入以及减少碳水化合物的摄入能使脑神经元上重要的胰岛素受体保持敏感，使神经元之间的信号传递保持顺畅，而非越来越迟滞。细胞，尤其是脑神经元更喜欢脂肪这种"清洁能源"。

通常来说，我们体内的细胞通过代谢葡萄糖获得能量。如果产生胰岛素抵抗，脑神经元就无法继续很好地代谢葡萄糖来获得能量。没有能量，就没有生命活动。不过，脂肪代谢产生的酮体可以被脑神经元当作可以与葡萄糖相媲美的，甚至是更为优质的"燃料"。健康的脂肪可以缓解慢性炎症，维持正常的血糖水平并减小患 2 型糖尿病和阿尔茨海默病的风险。脂肪是大脑的基本组成成分，那么我们就不难理解，为什么在所有使大脑健康、让大脑聪明的宏量营养素中，脂肪是大脑最好的能量来源。

要想在晚年仍然有如闪电般快速的思维，就应该注意脑神经元的健康，通过饮食多摄入 ω-3 脂肪酸。迄今一直受到推崇的高碳低脂饮食给人体带来更多的能促发炎症的 ω-6 脂肪酸和 TFA。这给我们的身体健康，包括大脑健康造成了严重影响。对人体最有益的 ω-6 脂肪酸和 ω-3 脂肪酸的摄入比例是 3 : 1，但大多数人饮食中 ω-6 脂肪酸和 ω-3 脂肪酸的比例与 3 : 1 相去甚远。即便我们每周吃 3 次富含 ω-3 脂肪酸的草饲动物的肉、吃 1 次富含长链 ω-3 脂肪酸的鱼肉，饮食中 ω-6 脂肪酸和 ω-3 脂肪酸的比例也仅是 10 : 1，远远没有达到标准。更多人的饮食中这一比例是 15 : 1 到 30 : 1。我们摄入的 ω-3 脂肪酸太少，而从半成品食物和其他我们习以为常的食物（一片面包，涂上"健康"的植物黄油，放上用谷饲动物的肉制作的廉价香肠）中摄入了大量 ω-6 脂肪酸。如果考虑到我们体内已经存在的过量 ω-6 脂肪酸，那么我们需要摄入的 ω-3 脂肪酸更多，缺乏 ω-3 脂肪酸的问题就更为严峻了。

ω-3 脂肪酸确保我们的大脑正常运行，减小我们患阿尔茨海默病的风险。从海产品中摄入大量 DHA 对我们的大脑健康至关重要，具体饮食示例请参见第四章。

即便阿尔茨海默病已经对大脑造成了一定损伤，坚持摄入大量健康的脂肪仍然能发挥一定作用，尤其是在症状比较轻的阶段。一定要提高警惕！预防阿尔茨海默病最好从今天、从读完这一节以后就开始，因为在症状比较严重的阶段，即使是服用 ω-3 脂肪酸补剂可能也无法有效缓解症状了。不过，有一种脂肪让人看到了希望。

现在，有一种脂肪成为科学研究的焦点——MCT。MCT 是饱和脂肪，存在于椰子油、棕榈油当中，在动物黄油中也少量存在。用 MCT 治疗阿尔茨海默病已经有了让人惊喜的成果。美国的一位科学家、医生玛丽·纽波特（Mary Newport）不遗余力地研究 MCT 对阿尔茨海默病的治疗能力，促使她这么做的是她的丈夫。玛丽的丈夫史蒂夫确诊了阿尔茨海默病。尽管史蒂夫非常配合地接纳了医生给出的治疗方案并服用了最新的药物，但他的病情仍日益恶化。在所有的治疗方法都用尽后，绝望的玛丽开始寻找新的治疗方法。在研究中，玛丽发现 MCT 能对阿尔茨海默病患者的认知和行为产生可见的积极影响，她认为 MCT 是脑神经元的另一种能量来源，而且是更好的能量来源。玛丽让史蒂夫每天食用 70 mg 纯椰子油，很快，史蒂夫的状况有了令人瞩目的变化：注意力、记忆力和情绪状态不仅没有变差（这已经能算成功了），甚至有所改善。玛丽将这一切归功于椰子油中丰富的 MCT。这只是偶然事件吗？

我们能听到和看到的不只是这一个病例。如今已经有关于 MCT 对阿尔茨海默病的影响的全面的研究。一项采用双盲实验方法的、极具价值的阿尔茨海默病患者研究表明，MCT 可以明显改善阿尔茨海默病患者的记忆力和注意力。如果你认同我的观点，按照第四章的内容更换厨房里的食用油，进行间歇性断食，就可以激发细胞自噬，细胞就会自发地清除那些有害物质。

任何人都可能患阿尔茨海默病，由此引发了一系列不容忽视的社会问题：如何理解人在生命最后几年的尊严？谁来承担治疗费用？巨大的看护压力给患者亲属带来的问题如何解决？此外，我还有一个问题：在养老院和疗养院中，阿尔茨海默病患者的饮食中有多少健康的脂肪呢？

## 癫痫

癫痫俗称"羊角风"，是一种常见的中枢神经系统慢性疾病，在每个年龄段都可能出现，大多数患者发病于 5 岁之前或者 60 岁之后。在德国，目前约有 50 万人确诊癫痫，而且据推测，每 10 万人当中就有 47 人为新发病者，德国每年将新增 38 000 名癫痫患者。老年人在脑卒中发作后常会出现癫痫，也正因如此，癫痫经常被忽视。患者会突然出现暂时性行为障碍和感知障碍。短时间内，中枢神经系统功能失常。因为癫痫是由大脑不同位置发生不可控制的放电导致的，所以不同于一般的肌肉痉挛，患者除全身性抽搐外，还会出现失神、突发性头痛、视觉障碍等症状。癫痫是一种复杂的疾病。

从整体上看，癫痫发作有两种可能的原因：一，脑神经元承受刺激的阈值降低，即便是极小的电流也能使脑神经元兴奋；二，脑神经元出现异常放电。传统的医疗方法是药物治疗：通过抗癫痫药物，防止神经元过度放电，减弱脑神经元的兴奋性。60%~65% 的患者的症状可以通过药物治疗有效地缓解。但药物治疗的问题是，健康的脑神经元的正常放电过程也可能被药物阻断，大脑的其他正常功能被干扰。药物治疗的副作用是疲劳、嗜睡、注意力不集中、头晕、头痛、协调能力变差和视力下降等。患者还可能出现脱发、骨质疏松、记忆力减退、牙龈肿胀、肝功能紊乱、造血功能紊乱、情绪低迷等问题，甚至出现产生自杀倾向等更为严重的副作用。即便不考虑副作用，药物治疗也对 35%~40% 的癫痫患者没有效果。这是一个很大的问题。

是时候从营养学角度出发，考虑其他创新性治疗方法了！我们如果试着从整体医学角度来寻找癫痫的病因，而非仅仅围绕着发病机制打转，就能发现患者的许多共同点：缺乏维生素、矿物质和脂肪，肠道菌群紊乱，酗酒，吸烟，睡眠不足，体内重金属元素超标，有牙齿问题（如长阻生齿）。这些问题都是癫痫的潜在推手。

我推荐通过补充矿物质与维生素，以及实行高脂饮食（如生酮饮食）来治疗癫痫。早在 1921 年，人们就已经观察到脂肪对儿童的癫痫发病率的影响：那些通过日常饮食摄入特别多脂肪的孩子更不容易患癫痫。虽然在一个世纪前人们已经有了这个发现，但用脂肪治疗癫痫直到今天还没有被接受，它仍只是药物治疗的补充治疗手段。

最新研究成果也令人兴奋。2016 年的一篇总结了若干癫痫患儿研究的报告描述了脂肪疗法产生的令人印象深刻的效果（在所有研究中，受试者每日 90% 的膳食热量都来自脂肪）：在 3 个月之后，55% 的受试者完全没有发作，癫痫发作率降低了 85%。

万事开头难。对很多人来说，这种需要大量摄入脂肪的营养疗法一开始难以实行。如果你是癫痫患者，并且对这种疗法有畏惧情绪，那么请你看看下面的数据。一项研究表明，仅通过每天摄入 1 g 长链 ω-3 脂肪酸（DHA 或 EPA），药物治疗无效的癫痫患者癫痫的发作率就降低了 33%。在另一项备受关注的研究中，受试者为 70 名 4~12 岁药物治疗无效的癫痫患儿，其中有些患儿甚至每天发作 10 次以上。研究者给这些患儿每天提供 600 mg ω-3 脂肪酸补剂或者 600 mg 安慰剂。3 个月后，ω-3 脂肪酸组患儿中没有一个每月的发作次数超过 3 次，甚至 57% 的患儿症状完全消失！安慰剂组患儿的发作次数则没有变化。

由此，我们可以得出这样的结论：对症状严重的或者药物治疗无效的癫痫患者来说，脂肪疗法是值得推荐的。我建议：癫痫患者要持续实行脂肪疗法至少 3 个月，也就是说至少在 3 个月内增加 ω-3 脂肪酸的摄入，并观察个人的接受程度。

不要忘记一个重要事实：每一个癫痫患者或多或少都有牙齿问题。阻生齿与癫痫的关系最为紧密，这已经成为医学界的共识。我建议，每个刚确诊癫痫的患者都检查一下自己是否有牙齿问题。另一个容易被忽视的事实是：补牙或制作假牙的材料（如汞、镍或铜）会在口腔里释放直流电，这可能是造成脑神经元异常放电的因素之一。在治牙过程中，患者可能接触硫醚、硫醇、吲哚等有毒化学物质。它们会毒害机体组织，也会引发炎症。硫醚和硫醇会让患者感到全身无力和疲倦。不光癫痫患者会受到牙齿问题这个被忽视的因素的影响，有些慢性疲劳综合征患者也能在这里找到简单的病因解释。根据我的经验，在补牙之后的几个月甚至一年内，患者癫痫发作或出现虚弱、疲劳的情况并不少见。因此，我建议每一个癫痫患者在实行脂肪疗法的同时都去医院或正规牙科诊所有针对性地检查牙齿。

# 口腔问题

口腔是身体的大门。我在前面提到，要想将身体作为整体来调整或治疗，细胞是完美的着手点。疾病始于细胞、细胞膜以及细胞的"发电厂"——线粒体。因此，口腔里的细胞尤其重要。多年前，科学家就曾发出警告：口腔问题和许多疾病有关。如今，口腔检查已经成为常规体检中的一项。按照传统中医理论，舌苔的状态可以反映一个人的健康状况。根据我的经验，牙齿的健康状况也是一个非常有用的判断依据，我在工作中也非常乐于检查患者的牙齿——龋齿、牙周病或者牙齿填充物等能像罗盘一样，为我的诊断准确地指明方向。

一些科学研究也得出类似的结论。2002 年，哈佛大学的研究者证实了口腔健康对身体健康的重要性。可惜的是，这一点并没有得到大众的足够重视。口腔问题反映了隐藏较深的身体问题。早在古希腊时期，希波克拉底（Hipporates，约公元前 460—约公元前 377）这位名医、西方医学的奠基者就非常推崇通过治疗牙齿来治疗关节疼痛的做法。不过，是什么决定了口腔健康呢？

是口腔菌群的平衡。口腔黏膜中有无数细菌，它们都可以通过口腔黏膜上皮下的血管进入血液，开始"长途旅行"，到达其他不需要它们的身体部位，从而使健康的身体出现问题。口腔中的细菌比地球上的人还多。这是事实！我们体内外的细菌要比我们身体里的细胞多得多。一些细菌把口腔（如牙齿、口腔黏膜）当作美好的生活场所。其中有些细菌"与人为善"，有利于健康；有些则有攻击性，会使人生病，引发龋齿和牙周病。

肠道菌群和指纹一样，是每个人所独有的、与众不同的身份标志。口腔菌群也具有独特性，它们的形成与我们的基因和生活方式有关。我们摄入的碳水化合物为口腔菌群提供了充足的养料。有一种具有进攻性、会带来很大麻烦的细菌是变异链球菌，它能将碳水化合物代谢成一种酸，这种酸会攻击牙齿，造成龋齿。不管你多么频繁地刷牙、使用牙线、用漱口水给口腔除菌，你都没有办法将它赶出去。这种细菌还会得意地繁殖，从一颗牙齿扩散到另一颗牙齿。

然而，变异链球菌不仅会让恼人的牙洞变大，还会使口腔中出现硫化物，而硫化物会抑制细胞的代谢酶的活性。变异链球菌能造成牙龈细胞发生氧化应激，降低线粒体的活性，从而引发慢性炎症，给健康带来严重问题。因此，变异链球菌不仅导致牙齿问题，还会攻击我们的身体。

根据发表在《柳叶刀》上的一篇论文，全球90%以上的人都患有牙周病，几乎每个人的牙龈都有轻微的炎症，有时候人们用力刷牙时，牙龈会轻微出血，这就是牙龈有炎症的表现。出血使口腔中的细菌能到达体内偏僻的角落，造成感染，原本在口腔中无害的细菌到达身体其他部位后变成了可怕的"恶魔"。几十年来，大量研究都证实了所谓的"牙源局灶性感染"的观点——该观点认为口腔问题与全身疾病都具有关联性。口腔问题往往会在不为人注意的情况下引起一场健康的雪崩，比如牙龈问题与心脏病和脑卒中的患病风险增大有关联。然而，"牙源局灶性感染"这一观点在医疗实践中还没有得到充分的重视。

不光口腔中的细菌能通过血液到达身体各个部位，食物中的细菌也会随着人每天的进食抵达胃肠道。通常这不会造成问题，因为胃液和消化酶能快速解决这些入侵者。不过，一些"躲过一劫"的入侵者仍会带来健康问题。例如，幽门螺杆菌能在龋齿和牙菌斑中生存并繁殖，到达胃里后，会引发胃溃疡甚至胃癌。糟糕的饮食（特别是酒精饮料）、药物（如酸抑制剂）都会抑制胃液的分泌，使口腔中的细菌更容易在消化道中存活。在大肠中，从口腔远道而来的细菌能诱发慢性炎症。此外，牙龈问题还会导致牙齿骨质流失。

口腔中的细菌几乎可以入侵任何组织和器官。当然，免疫系统会消灭这些"坏蛋"。然而，如果口腔问题一直没有得到有效治疗，炎症就会持续，并作为病源"蚕食"整个身体，引发风湿性关节炎、过敏、寻常性银屑病、慢性疲劳综合征、偏头痛、视力受损、肝脏和胆囊疾病、不孕症等。认知障碍（如阿尔茨海默病和多发性硬化症）、胰岛素抵抗、2 型糖尿病都可能与糟糕的口腔健康有关。

这是一个恶性循环：口腔菌群紊乱不仅使牙齿和牙龈受损，而且使口腔成为有害细菌的完美滋生地，使它们更容易进入循环系统。于是，免疫系统被激活，一场抗击"侵略者"的艰苦战斗开始了。有研究证明，小小的牙龈发炎就能够引发轻微的全身炎症。在刷牙或使用牙线时牙龈出血，是再明显不过的口腔出现问题的标志。牙龈出血被认为与口腔菌群紊乱有关。因此，注意口腔健康并趁早解决口腔问题非常重要，每个人都应该定期去看牙医，检查口腔。作为一名医生，多年来我看到很多患者，尤其是那些慢性疾病患者在口腔问题得到改善之后，整体的健康状况也得到明显改善。口腔对你全身的影响可能超出你的想象。

你可以通过保护口腔健康积极地预防 2 型糖尿病等疾病，不要让口腔炎症、龋齿等发展成为影响整体健康的疾病，要在"大门"把好关！保持口腔健康、及时去除牙菌斑和不利于口腔健康的细菌具有决定性作用。此外，使用含维生素 $B_{12}$ 的牙膏能防止牙龈细胞发生氧化应激。

我们还可以在饮食方面做出努力：少吃甜品、糖果；少饮用添加了蔗糖或果葡糖浆的饮料；少吃高碳食物（如以谷物、土豆等为主要原料的食物），因为摄入大量碳水化合物会促使胰腺分泌更多的淀粉酶，这是一种消化酶，能够帮助分解碳水化合物，生成葡萄糖。然而，淀粉酶的增加对口腔健康是个问题。淀粉酶促进了口腔黏膜上细菌的生长和繁殖，不仅是口腔黏膜上的细菌，牙齿上的细菌（如变异链球菌）也可以以葡萄糖为能量来源。除了改变饮食，我还推荐你用冷榨油来漱口！这是一种简单的、无副作用且经济实惠的方法，可以有效地预防某些口腔疾病。我将在第四章对此进行详细说明。

# 心血管疾病

心血管疾病是最可怕的健康杀手之一，也是死亡率较高的疾病。死亡伴随着心脏停止跳动。心血管疾病是衰老的自然结果吗？跳动几十亿次的心脏在生命的尽头不得不停止工作，它坚持不住了吗？事情没这么简单。

尽管 2001~2009 年间因心脏病和脑卒中发作而死亡的人数减少了 29%，但是美国因这两者死亡的人数仍占据总死亡人数的 40%，欧洲每年有 190 万人因此死亡，情况依然不容乐观。高血压、心脏病和脑卒中等心血管疾病还给大众带来巨大的经济负担，造成社会问题。心血管疾病会在人们毫不知情的情况下造成致命打击，不过这是可以避免的，我们可以不依靠药物和心脏支架治疗和缓解心血管疾病。

在几十年的工作中，我的许多患者都患有高血压、心脏病和脑卒中。血管斑块和动脉粥样硬化使血管变得僵硬，引发心绞痛和胸闷，让人感觉到不适。胸部的疼痛、灼热感或压迫感会延伸到颈部和手臂，这是需要注意的警告信号。如果斑块从血管壁上脱落，阻挡了血流，就会导致急性心脏病，损伤心脏或大脑。预防是最好的治疗，我们并非完全无力抵抗。可怕的心血管疾病可以简单地通过改变生活方式来避免。是时候了解它的病因了——只有这样，我们才能保护自己，缓解并治愈疾病。

心血管疾病并非"人到中年"才开始出现的疾病，危险也并非只有在情绪波动大，血压突然升高时才发生，心血管疾病在我们的童年时代已经埋下了种子。1953 年就有一项重要研究发表在《美国医学协会杂志》（*Journal of the American Medical Association*）上，它彻底改变了人们对心血管病的认知。研究者对平均年龄为 22 岁的美国牺牲士兵的遗体进行解剖，发现了令人不安的结果：在这些年轻人当中，77% 已经有明显的冠状动脉粥样硬化迹象，其中有些人甚至有 90% 以上的动脉发生病变。这项研究颠覆了医学界对这一疾病的认知：血管"堵塞"早在发病之前几年甚至几十年就出现了。

更令人头痛的问题是高血压。全球每年有 900 万人死于高血压。高血压会损伤血管，即便是身体里最细的血管（如眼部和肾脏的血管）受到损伤，也会引发心脏病、脑卒中、肾功能衰竭、脑出血、动脉瘤破裂等，造成致命的后果。

在 20 世纪 30 年代，那些在非洲撒哈拉以南地区的传教士医院工作的医生曾有非常有意思的发现。某些慢性疾病似乎在这个地区"缺席"。例如，在乌干达几乎没有冠心病患者，但是如果人们从心血管疾病低风险的地区搬迁到高风险地区，改变生活方式（特别是饮食），患病风险就会快速增大。因此，生活方式是决定性因素。那些让人感到害怕的、使人生病的有害因素，可以在我们从超市的货架上、厨房里、餐厅里选择食物时就被发现并清除，原因在于：对心血管病最重要的、最能产生影响的风险因素，除了高血压、2 型糖尿病、肥胖症、脂肪代谢紊乱、抽烟和缺少运动外，还有不健康饮食习惯。哪怕是一顿快餐都可能让我们的动脉血管的弹性减弱。不健康的食物能快速并严重损害我们的健康，疾病并非在若干年发病时才出现。这也能解释，为什么现在许多儿童已经出现动脉粥样硬化症状。

曾经有这样的论点，不健康的脂肪和"坏胆固醇"会阻塞血管（见第一章）。但是，过早出现动脉粥样硬化的最重要的因素是不良的饮食习惯和精神压力。有心理问题的人患心血管疾病的风险非常大。例如，一些需要护理患者的人常会面临非常大的精神压力，压力会传递到血管上，使他们更容易患心血管疾病。

此外，科学家推测炎症与心血管疾病有非常密切的关系，他们得出这样的结论：要想有效阻止心脏病和脑卒中发作，就要先治疗慢性炎症。传统的、仅仅以降低总胆固醇水平为目标的治疗方法不能取得理想的结果。这就要求我们有新思考和采取新行动。

在现代的预防医学中，有许多比总胆固醇水平更可靠的化验指标，它们能够更好地反映心血管疾病风险，例如 TG 和 HDL-C 的比值。理想中，这一比值要小于 2。此外，空腹血糖水平和空腹胰岛素水平也是可以反映心血管疾病风险的指标，化验成本较低。空腹血糖水平在 100~125 mg/dL（换算因数为 0.0555，1 mg/dL=0.0555 mmol/L）之间的人相较于空腹血糖水平在 70~79 mg/dL 的人，患心血管疾病的风险要大 300%。还有一种矿物质——铁可以帮助评估心血管疾病的患病风险。过多的铁能引起氧化应激，引发炎症。铁蛋白水平（铁的储存水平）是具有说服力的指标。理想的情况下，铁蛋白水平在 60~80 ng/mL（换算因数为 1，1 ng/mL=1 μg/L）之间。若体内存在炎症和感染，铁蛋白水平会升高。

好消息是，你的身体能够自愈，只要有合适的条件。预防、缓解甚至治愈心血管疾病的关键在于清除危险的、难以发现的炎症。除了保持积极乐观的心态和加强体育锻炼外，健康的脂肪可以有效抗炎。

什么时候开始实行健康的饮食都来得及。实行低碳高脂饮食法不仅可以使总胆固醇水平、LDL-C 水平和 TG 水平下降，还可以使能保护心脏的 HDL-C 的水平上升。发表在《神经化学期刊》（*Journal of Neurochemistry*）上的一项研究显示，高脂饮食能预防脑卒中，保护神经系统。健康的脂肪有助于消除炎症并促进脑源性神经生长因子（BDNF）合成，促进受到损伤的神经元的修复和再生。

ω-3 脂肪酸是如何保护心血管健康的呢？ ω-3 脂肪酸有助于身体排盐。确定无疑的是，高血压患者可以通过实行低盐饮食降低血压。高盐饮食除了会使血压升高外，也会影响血管功能，造成动脉堵塞。ω-3 脂肪酸能抑制前列腺素 F 合成，并促进前列腺素 $E_2$ 的合成，前列腺素 F 能使盐停留在体内。前列腺素 $E_2$ 能促进体内多余的盐的排出，使血管扩张。ω-3 脂肪酸相当于利尿剂，使盐排出体外，从而起到降低血压的作用。研究表明，进行高 ω-3 脂肪酸饮食能使高血压患者的血压降低 2~5 mmHg（1 mmHg=0.133 kPa）。虽然 2~5 mmHg 不太多，但这是巨大的进步。如果所有高血压患者都能从这种饮食中获益，每年世界范围内因心脏病和脑卒中发作而死亡的病例就可以减少数千起。ω-3 脂肪酸虽然不能代替降压药，但可以使患者逐渐减少用药量和减小发病风险。

ω-3 脂肪酸不仅具有降低血压的作用，还具有类似于乙酰水杨酸（ASA）

抗凝血的效果，这是阿司匹林中的一种成分。一项大型研究表明，ω-3 脂肪酸能显著减小患脑卒中的风险。ω-3 脂肪酸优点在于，它虽然也具有抗凝血效果，但不会伤及胃黏膜、造成胃溃疡。服用阿司匹林或者其他抗凝血药时，一定要注意凝血问题。在服用抗凝血药的同时实行脂肪疗法的人应尤其注意凝血时间是否更长，身上是否更容易出现青紫斑块。一旦出现以上情况，应该立即向医生咨询，调整用药量。在不确定的情况下，应该先控制 ω-3 脂肪酸的摄入量。

可以摄入多少 ω-3 脂肪酸呢？根据目前的数据，每天摄入至少 2 g ω-3 脂肪酸有助于健康的人显著减小患心脏病的风险。但是，并非所有 ω-3 脂肪酸都对减小患心脏病的风险有显著效果。研究表明，在减小患心脏病的风险方面，来自植物的 ω-3 脂肪酸（ALA）的效果没有来自海产品中的长链 ω-3 脂肪酸（DHA 和 EPA）的效果显著。

## 心脏性猝死

每个医生都怕它，每个医生都恨它，心脏性猝死就像潜伏在医院中的杀手，它悄无声息地到来，带走生命。让我们把心脏想象成房子，冠状动脉为心脏提供血液，就如同电路给房子供电。心脏性猝死的诱因是心律失常，房性心律失常严重但不危及生命，而发生在心室的室性心律失常多危及生命。一旦窦房结这个可靠的"心脏跳动节律的指挥官"不再发挥正常功能，心室就出现混乱，如心跳节奏过快。患者一开始只是偶尔出现室性期前收缩，然后出现室性心动过速，最后出现心室颤动（也就是室颤），这是一种严重的、会危及生命的心律失常。由于血流不畅，室颤患者会经常感到恶心、头晕。一旦室颤发作，患者未能被及时发现并抢救（通常采用电除颤），患者经常会在极短时间内死亡。这太可怕了！

因此，在火车站、公共汽车站、机场和其他公共场所，自动体外除颤器（AED）随处可见，我们每个人都应该学会用这个设备。没有什么情况能比站在一旁、手足无措更糟糕的了。每个心律失常的患者都必须得到充分且专业的治疗和护理，让心律稳定下来。但是，预防心律失常不是更为聪明的举措吗？

现在轮到本书的主角脂肪出场了：ω-3 脂肪酸具有了不起的疗愈能力，能让我们体内的电活动稳定，"安抚"激动的细胞，于是失常的心律稳定下来。一项研究的结果令人惊喜：充分摄入 ω-3 脂肪酸能显著减小患心律失常的风险，防止心源性猝死。我的心律失常患者都会定期摄入大量 ω-3 脂肪酸，我也会在治疗过程中检查他们的 ω-3 脂肪酸水平。

我们尤其应该将治疗心房颤动作为治疗心律失常的核心。

## 心房颤动

心房颤动（房颤）是最常见的一种心律失常，表现为心房颤动频率（心脏跳动频率）极快且不规则，导致这个问题的原因是窦房结功能失常，心脏没有节奏地跳动或者跳动完全停止。世界范围内，数百万中老年人都患有这种疾病。虽然房颤被认为是中老年人的常见病，但是年轻人也会出现类似房颤的症状，这被称为"假日心脏综合征"（Holiday-Heart），与年轻人频繁熬夜、过量饮酒和精神压力大有关。大多数出现假日心脏综合征的年轻人都有其他问题，如肥胖症、甲状腺疾病、2 型糖尿病。

因此，对年轻人来说，保持稳定的心律，即窦性心律也是很重要的。研究表明，摄入的 ω-3 脂肪酸越多，我们就越有可能拥有稳定的、"健康"的心律。健康的人摄入更多 ω-3 脂肪酸能减小患房颤的风险；房颤患者如果计划接受电除颤治疗，那么有必要在至少 4 周前就实行高 ω-3 脂肪酸饮食法，这可以有效减小房颤复发的概率。

## 心力衰竭

我们可以简单地将心力衰竭理解为"心肌变弱"，这是一种非常危险的疾病。心脏的泵血能力越弱，心脏的负荷能力就越弱，患者会感到气短、无力、腿脚沉重……心力衰竭可能表现为心律失常，我们绝不能低估心力衰竭问题，严重的心力衰竭可能引发心脏性猝死。我们同样可以通过摄入 ω-3 脂肪酸来减小由心力衰竭引发的心脏性猝死的死亡风险。在很长一段时间里，人们都认为 ω-3 脂肪酸只作用于窦房结，从而稳定心跳节律，但如今人们知道了，ω-3 脂肪酸也能直接作用于心肌。心脏需要脂肪！我们要给心脏"加油"！研究表明，连续6个月每天摄入2g ω-3 脂肪酸可以大大改善心力衰竭的状况：超声心动图显示，患者心脏的泵血能力增强；化验结果也表明，能作为心力衰竭评估标准的脑钠肽（BNP）相关指标都更接近正常值。BNP 是一种主要由心脏分泌的利尿钠肽，对心力衰竭的诊断和病程的控制非常重要。

充分摄入 DHA 和 EPA 能显著减小患心力衰竭的风险。ω-3 脂肪酸不仅能使健康的人保持健康，还能增大心力衰竭患者的生存概率。一些心力衰竭患者会服用 ω-3 脂肪酸补剂来减小死亡风险。然而，现在许多人，特别是心力衰竭患者的 ω-3 脂肪酸的摄入量远远不够！尽管许多心力衰竭患者遵循医嘱服用各种药物，但我认为，他们没有得到最佳的治疗，健康的脂肪应该出现在治疗指南中。

一项涵盖了10项大型随机干预研究（受试者多达 77 917 人，平均年龄为64岁）的综合分析提出，ω-3 脂肪酸对心脏病或脑卒中患者的心血管健康有积极影响。然而，另一项关于 ω-3 脂肪酸是否对心血管疾病患者有积极影响的研究得出的结果截然相反。如何解释两项研究得出截然相反的结论？如果我们对比研究方法就可以找到原因。在第二项研究中，受试者被告知不要在吃早餐的同时服用 ω-3 脂肪酸补剂。这就是问题所在：与 ω-3 脂肪酸一同摄入的其他营养素决定了 ω-3 脂肪酸发挥的效果。

ω-3 脂肪酸应该在日常饮食中和其他营养素一同摄入，只有这样，ω-3 脂肪酸才能最大程度地为身体所用。ω-3 脂肪酸不喜欢"独处"，它需要其他脂溶性营养素"朋友"（如维生素 A、维生素 D、维生素 E、维生素 K、胡萝卜素和叶黄素），甚至是其他脂肪酸"朋友"的陪伴。例如一块脂肪含量高的鱼肉只有与蔬菜、优质的初榨橄榄油一同食用才能让其中的 ω-3 脂肪酸最大程度地被吸收。另外，每个人的健康状况不同，要想达到预想的效果，每

个人需要摄入的 ω-3 脂肪酸的量也不尽相同。

重要的结论：要爱护心血管，因为心血管健康与整体健康息息相关。在遵循医嘱进行治疗的同时，要好好地利用脂肪，使治疗产生最佳效果。

# 胃肠道疾病

## 胃食管反流

觉得烧心？这可能是胃食管反流导致的。胃食管反流是最常见的胃肠道疾病。据估计，在西方工业国家，有 10%~20% 的人饱受"食管灼烧"之苦。胃食管反流指胃里的酸性内容物反流到食管中，最初表现为敏感的食管黏膜在胃酸作用下出现炎症。

食管黏膜出现发炎、糜烂、充血等症状，就是所谓的"反流性食管炎"，40% 的胃食管反流患者都有这一问题。食管如果一直有炎症，就可能出现食管瘢痕性狭窄问题。如果患者一直忽视反流性食管炎，它就很可能发展为巴雷特食管，这是十分严重的情况。约 10% 的巴雷特食管患者后来都会患食管癌。巴雷特食管的典型症状是胸骨后灼热疼痛，常常伴有口臭。除了"打酸嗝"（反酸）外，还有一些典型标志可以明确无误地指向胃食管反流：胸骨后和上腹部有压力感、吞咽困难、恶心、喉炎和咽炎、咳嗽、声音嘶哑等。绝大多数情况下，这些症状很容易会在腹压增大之后出现，即在餐后出现。发病时，上腹部不适或胸骨后的灼热感会非常强烈，与心脏病发作的症状类似。因此，在诊断上腹部疼痛时，医生都需要先确认是否为心脏病发作导致。

胃食管反流是如何出现的呢？有各种不同的原因：膈疝、食管与胃过渡处的"守门人"——食管下括约肌功能障碍、胃排空障碍、2 型糖尿病、硬皮病（一种自身免疫性疾病）、妊娠。一些能导致胃酸分泌过多的饮食（如酒精、放太多调味品的食物、酸味食物、甜食、用变质的油煎炸的食物）会引发胃食管反流。有些药物，如含乙酰水杨酸的药物、降血压药（钙拮抗剂）、含薄荷油的药物、精神药物也会引发胃食管反流。

一个常见的严重错误是，人们误以为胃食管反流是由胃酸过量导致的。其实，胃酸不足也会导致这个问题。然而，胃食管反流的常用药是酸抑制剂。服用这类药物往往会使由胃酸不足引发的胃食管反流越来越糟糕。除此之外，长期使用酸抑制剂会带来副作用：缺乏镁和维生素 $B_{12}$、形成肾结石、导致骨质疏松。谁能想到胃药会和骨质疏松有关呢？

因此，长期服用酸抑制剂不是最好的治疗方法，要有新的治疗思路！在刚开始建议患者采用脂肪疗法时，我经常惊讶于仅通过改变饮食就能那么有效地改善胃食管反流的症状。去掉高碳食物，就"抽掉"了反流的基础。研究表明，在胃食管反流和食管癌的形成过程中，碳水化合物扮演了重要的角色。食用糖（蔗糖）、结晶果糖、各种浓缩糖浆、合成甜味剂、淀粉等与胃食管反流和食管癌之间有非常清晰的关系。

糖和合成甜味剂秘密地在大肠里"造反"，伤害健康的肠道菌群，还会引发小肠液反流。我们必须采取一种健康的抗胃食管反流的饮食策略。

现代营养学提倡吃未加工的低碳食物——绿叶蔬菜，摄入优质的蛋白质以及健康的脂肪。脂肪？是的。脂肪可以有效对抗胃食管反流。但是，你必须严格地区分健康的脂肪和不健康的脂肪。布丁、香肠三明治、饼干、爆米花以及反复使用的煎炸油中的脂肪是不健康的脂肪，会带来健康问题。只有摄入更多健康的脂肪和更少的碳水化合物，才能有效缓解胃食管反流。用不了几天时间，你就能体会到脂肪疗法的效果。快速见效尤其能给人动力，让人受到鼓舞。另外，由于健康的脂肪本身并不会使人发胖，反而能使人变得苗条，因此，通过脂肪疗法，在有效缓解胃食管反流的同时，你还消除了一个不为人知的能引发胃食管反流的因素——肥胖。减轻体重不仅能减少反流性疾病的症状，甚至能使症状完全消除。可靠的数据证实，65% 的胃食管反流患者在实行脂肪疗法的 6 个月后，体重平均减轻了 6 kg，胃食管反流症状显著缓解。

一切皆有可能！理想的治疗胃食管反流的方案是"健康的脂肪＋容易消

化的蛋白质＋少量多次地进食"。我建议：最后一次进食至少应该在睡前 3 小时；少吃甜、辣、酸或放太多调味品的食物，减少咖啡因的摄入，不饮酒（如葡萄酒和白酒），不喝酸性饮料，不吸烟；睡觉时上半身要稍高于下半身（可在床垫下放一本厚书），这样做有助于睡眠；多穿宽松的衣服——幸好穿紧身衣的时代已经过去。

## 肠易激综合征

中国有一个俗语叫"病从口入"。但我倾向于认为，我们是否健康取决于肠道是否健康，约 8 m 的肠道是我们的健康控制中心和最强大的一道免疫防线。我们体内 80% 的免疫细胞和 90% 的 5- 羟色胺都集中在那里。肠黏膜是我们体内高度复杂的保护屏障的主要组成部分，它控制营养素的吸收，保护我们免受病原体和有害物质的侵害。超过 100 万亿的微小的肠道居民——细菌，是保护我们健康的重要成员。无数研究告诉我们：肠道并不仅仅是消化器官。不是的！一些疾病，如过敏、（支气管）哮喘、乳糜泻、慢性疲劳综合征、1 型糖尿病、桥本甲状腺炎、偏头痛、自身免疫性疾病（多发性硬化症、类风湿性关节炎、寻常性银屑病）、心血管疾病、阿尔茨海默病、肠易激综合征、炎性肠病、抑郁症和精神分裂症，都能在肠道中找到直接或间接原因，这些疾病与肠黏膜功能受损或肠道菌群失衡有关。

基于以上认识，每当我在诊疗中面对这些疾病时，便会从营养学角度出发，通过治疗肠道来控制病程和辅助治疗。健康的肠道是我们体内默默无闻的英雄，是我们健康的基础。我们应该每天好好地照顾自己的肠道，就如同我们每天都会为了保护牙齿而刷牙一样。

如何才能成为一个肠道健康的人呢？

肠道的健康基础是在我们人生的最初时刻，也就是在我们出生之时打下的。在出生的过程中，我们会接触到第一批细菌，即在母亲的阴道和肠道黏膜中生活的细菌。这些细菌会在婴儿的黏膜（包括肠道黏膜）中"住下"。可以说，母亲体内的菌群给婴儿的肠道健康奠定了基础。最初的菌群需要好的养料。母乳，尤其是极为宝贵的初乳，是婴儿肠道菌群的极佳养料和完美的"生长素"。肠道菌群能刺激婴儿的免疫系统，使淋巴细胞遍布全身的黏膜，抵挡那些来自外部的、不受欢迎的入侵者。

勇敢的免疫系统每分每秒都在战斗。大自然无限的智慧赋予了万物意义，我们应该明白并且尊重这一点。因此，人类的自然分娩也具有重要的意义。

许多人并不知道，剖宫产的孩子可能后天更容易患病，因为孩子的免疫系统没有通过母亲体内的菌群激活。毫无疑问，在危及母婴生命的情况下，剖宫产是必要的，是能救命的。但是，如果母亲具备自然分娩的条件，而干脆利落地选择剖宫产，就是有问题的。有些母亲会"安排"孩子提前几周出生，以免影响自己的身材。对医院来说，剖宫产可以缩短产妇生产的时间、减轻焦虑、节省人员投入，这当中也关乎金钱——当然，没有哪家医院乐意公开承认这一点。完全没有必要的剖宫产不仅可能影响婴儿的健康，而且可能影响母亲的健康：严重失血、给再次受孕带来风险、伤口疼痛、肠道和膀胱受损、长期性便秘等。这些风险和后果经常被避而不谈或忽略不计。

剖宫产的孩子没能体验到大自然有序的安排。由于缺少菌群从母亲转移到孩子这一过程，他们就得完全依靠自身获得菌群，他们的免疫系统就失去了一个重要的激活环节。一个健康的、从出生开始就面对细菌的、"受过训练"的免疫系统的工作方式完全不同，它不会因为房间里的灰尘或新鲜的草莓而轻易崩溃。如果剖宫产的孩子在最初几个月出现急性感染或过敏，需要使用抗生素或可的松（糖皮质激素）来治疗，那么作为免疫系统基础的肠道菌群就会被破坏。婴儿的肠道菌群紊乱将造成免疫功能紊乱：自身免疫性疾病、过敏、哮喘、特应性皮炎、食物不耐受以及1型糖尿病的患病风险都将增大。即将成为母亲的人及其生活伴侣，请不要忘记这点！

让我们回到肠道问题。在以上背景下，在一些工业国家，肠易激综合征和炎性肠病的发病率攀升就一点儿也不令人惊讶了。腹胀、消化不良、腹泻等不适症状折磨着患者，使他们的生活质量变差。但是，许多消化系统疾病是能够预防的。合理地实行脂肪疗法能带来显著效果。我们要全方位地考虑问题。不光剖宫产能损害肠道健康，另外一些因素也能给肠道造成负面影响。

酒精：能激活肠黏膜中的肥大细胞，肥大细胞能合成并分泌过敏介质。

果糖：指来自果汁、能量饮料、半成品食物以及糖果中的果葡糖浆中的果糖。大量纯果糖会对肠黏膜造成严重的负面影响。此外，肠道在吸收游离果糖的过程中夺走了大量原本要供给细胞的能量，于是，用于维护肠道屏障以及肠道黏膜吸收功能的能量就变得不足。不过，不必担心水果中的果糖，每天（最好是在上午）吃 1~2 磅（0.45~0.9 kg）水果是有益的。

LA：如果体内 LA（ω-6 脂肪酸）水平过高，ω-6 脂肪酸和 ω-3 脂肪酸的平衡受到破坏，炎症就会出现：白细胞、红细胞以及肝细胞会受到直接攻击，转录因子 NF-κB（核因子 κB）会参与炎症反应。NF-κB 是一种特殊的蛋白质，可以调控免疫反应、细胞生长和细胞凋亡。NF-κB 的激活与炎症的出现密不可分，而且这种物质很可能在癌细胞的形成过程中也扮演重要的角色。

抗生素：如今已经出现这样的说法，某些抗生素在治病救命的同时，也破坏了有益于健康的肠道菌群。"坏细菌"往往比"好细菌"更具有抗性。使用抗生素后，肠道中的"好细菌"被杀死，"坏细菌"快速繁殖，抢走"好细菌"的生存地和养料，在肠道中集结，形成致病细菌"军队"。

镇痛药：通常为非甾体抗炎药（NSAIDs），如阿司匹林、布洛芬、双氯芬酸和萘普生，它们能直接破坏健康的肠壁。此外，非甾体抗炎药能激活肠壁细胞上的受体，这些受体会促进致炎介质的合成和分泌，致炎介质能破坏肠黏膜。

氢氧化铝：常见的治疗胃病的酸抑制剂都含有氢氧化铝，胃食管反流患者或胃酸过多的人都会服用这类药物。它们的一个经常被忽视的副作用是，会增强肠黏膜细胞的渗透性，破坏健康的肠道屏障。

紧张和压力大：精神压力能促进糖皮质激素和去甲肾上腺素的释放，两者能削弱肠黏膜的渗透性和蛋白质消化能力。紧张和压力大与胃溃疡、肠易激综合征、与肠道有关的自身免疫性疾病（如溃疡性结肠炎和克罗恩病）都有关联。

肠易激综合征是胃肠道疾病中比较常见的，表现为恶心、腹痛、胀气、腹泻、便秘、腹胀和腹部有压力感等。这些令人讨厌的症状让患者苦不堪言。到目前为止，我们难以确定哪些原因引发肠易激综合征，也没有特定的检验方法能帮助医生准确地诊断出肠易激综合征。因此，肠易激综合征患者的数量实际上可能更多。据估计，全世界约有11%的人患有肠易激综合征，女性患者数是男性患者数的2倍。医生必须先排除一些症状与肠易激综合征类似的其他疾病，如炎性肠病、食物不耐受、过敏、寄生虫、肿瘤等。

在长期使用抗菌药物或在严重胃肠道感染后，肠道菌群的平衡会被破坏。因为抗生素抑制了"好细菌"，导致肠道菌群紊乱，这被称为"肠道菌群失调症"。在这种混乱的肠道状态下，肠黏膜受到的影响尤其大，因为肠道中忠诚的"好细菌"是强有力的保护屏障，是肠黏膜的"边防队"。肠黏膜的屏障功能被削弱，使得病原体和毒素可以轻易进入。它们会触发警报："伙计们注意了！这里有不受欢迎的入侵者！"免疫系统派出"士兵"，即免疫细胞来到肠道，免疫细胞尝试分泌炎症介质来抗击入侵者，使肠道乱作一团。如果肠道菌群陷入危境，健康的肠道"生态系统"就面临崩溃的威胁。因此，保护"好细菌"、保持肠道菌群平衡具有重大意义。

我们摄入的营养素与肠易激综合征有密不可分的关系。能被快速消化的碳水化合物不仅会抑制"好细菌"，还会促进"坏细菌"生长繁殖。肠道菌群紊乱由"坏细菌"主导，导致消化功能紊乱，使人出现胀气等问题，引发肠黏膜感染。肠道自主神经受到刺激后，会向大脑发出疼痛的信号。但是，肠易激综合征的病因不止膳食营养不均衡。就我的经验来看，很多肠易激综合征患者都承受着巨大的精神压力或有非常明显的恐惧焦虑。"我很担心！"这种精神状态也会破坏肠道菌群的平衡。早有证据表明，大脑和肠道存在着密切的关联。脑－肠轴如同一条车辆川流不息的七车道高速公路。"高速公路"上出现任何问题都会影响"车辆"的行驶情况，影响我们的身心健康，影响我们的情绪，让我们产生忧虑和恐惧。

可以说，我们吃什么、如何吃、何时吃，都直接与我们的情绪和反应联系在一起，甚至能左右我们的行为和决断。可靠的饮食能让肠道安宁，因此，营养疗法是一种非常有前景的治疗方法。在肠易激综合征中，一种以减少碳水化合物为主，名为"低 FODMAP 饮食法"的营养疗法经受了考验。患者在几周内完全不摄入会刺激胃肠道的碳水化合物，并提高脂肪在饮食中的比例。之后，患者可再一步步恢复摄入 FODMAP。

·························· **FODMAP** ··························

FODMAP 是 英 文 fermentable oligosaccharides, disaccharides, monosaccharides and polyols（可发酵寡糖、双糖、单糖和多元醇）的缩写，指能快速消化和发酵的碳水化合物，多出现在糖果、面包、坚果、白菜等蔬菜当中。多元醇是特定的糖酒精，在许多食品中可作为甜味剂和水分保持剂。

FODMAP 的营养是复合的，这一点我们得承认，有时候情况很复杂，患者应该在有经验的医生的指导下实行低 FODMAP 饮食法。肠易激综合征患者可以先"从简单的做起"。注意！有证据表明，坚持实行低碳高脂饮食能明显缓解症状并提高生活质量。根据我的治疗经验，患者如果更多地摄入健康的脂肪，就会自然而然地减少碳水化合物的摄入，从而缓解症状。

## 溃疡性结肠炎和克罗恩病

除肠易激综合征外，炎性肠病也是一类较为常见的疾病，包括溃疡性结肠炎和克罗恩病。

在德国，溃疡性结肠炎患者约 30 万，年龄多在 20~40 岁之间。溃疡性结肠炎的典型症状是大肠黏膜出现炎症性改变和化脓性溃疡，病变经常从直肠开始发生并累及结肠，病程漫长。溃疡性结肠炎是一种自身免疫性疾病，免疫细胞攻击健康的组织，使肠黏膜发炎感染。溃疡性结肠炎可能具有遗传性，但根据表观遗传学研究，后天的因素才是溃疡性结肠炎的主要诱因。不健康的饮食、肠道菌群紊乱、免疫功能紊乱、精神压力大都会引发溃疡性结肠炎。过分追求卫生也是诱因之一。

大多数情况下，溃疡性结肠炎是悄然而至的，开始时难以被觉察，表现为胀气、腹痛和肠痉挛。随着病程的推进，患者会出现腹泻、黏液脓血便，在急性发作期腹泻每天多达 40 次，经常让患者无法忍受。频繁的腹泻不仅折磨患者的精神，还会使他们的身体失血和脱水，重要的营养素，如矿物质（镁、钾、钙、铁、锌）和维生素"穿肠而过"，难以被吸收。营养素缺乏带来了新的问题：抗压能力变弱、体重减轻、易疲乏、易感染。更糟糕的是，患者患病时间越长，患结肠癌的风险就越大。

医生在诊断溃疡性结肠炎时，首先需要通过血液检查来确定炎症。一般来说患者 C 反应蛋白（CRP）水平升高，红细胞沉降率（ESR）升高，出现贫血和营养素缺乏的情况。接下来，医生会为患者安排大便检查、肠镜检查以及取活组织进行病理检查，从而将溃疡性结肠炎和克罗恩病区分开来。

溃疡性结肠炎患者通常服用糖皮质激素等抗炎和免疫抑制药物。但是，要想有效治疗这种疾病，医生必须关注患者的整体情况，特别是精神压力问题。患者有尚未意识到的情绪问题或心理问题吗？有心结吗？未明确认识到精神压力的影响是现阶段溃疡性结肠炎治疗的一个主要问题，同样也是导致该疾病复发的罪魁祸首，因此我在这里特别强调一下。

精神压力也会对另一种炎性肠病——克罗恩病产生负面影响。1904 年，波兰外科医生安东尼·莱斯尼诺夫斯基（Antoni Lesniowski）提到这种疾病的症状；1932 年，美国医生伯里尔·伯纳德·克罗恩（Burrill Bernard Crohn）首次对其进行详细描述，因此这种疾病也以他的名字命名。克罗恩确认这种疾病是小肠炎症，它最容易发生在小肠末端，因此它也被称为"局限性肠炎"或者"节段性回肠炎"。克罗恩病常发病于 15~35 岁，实际上它可能在任何年龄发病，即使是婴儿和幼儿也可能发病，迄今没有治愈的方法。据估计，德国每千人中有 1~2 人患有克罗恩病，城市居民发病率高于乡村居民，女性发病率与男性持平。过度清洁、食物中缺少膳食纤维和其他不良生活习惯（如吸烟）都会引发这种疾病。

与溃疡性结肠炎不同的是，克罗恩病可能累及整个消化系统，从口腔到肛门都将处于危险当中。肠黏膜的各个层次都会受到攻击并发生炎症。克罗恩病的典型特征是，病变肠段呈跳跃式分布。当急性炎症消退后，病变肠段的肠壁常会增厚。于是，肠道容量降低，肠道运输受阻，导致梗阻。症状从溃疡发展到肠腔狭窄，或发展到瘘管。瘘管就像鼹鼠在土壤中挖的通道，使炎症从肠道到达其他器官（如膀胱）。瘘管甚至会穿透皮肤。

克罗恩病的第一个明确的信号是呕吐、腹泻和严重的痉挛性疼痛，疼痛多位于右下腹，与阑尾炎导致的疼痛很相似。生病的肠道不能充分地完成自己的工作，食物中的重要营养素吸收不良。其中受影响最大的是脂溶性维生素（维生素 A、维生素 D、维生素 E、维生素 K）、水溶性 B 族维生素（维生素 $B_6$ 和维生素 $B_{12}$）、蛋白质、矿物质（钠、镁、钾、钙、氯、铁、铜、硒和锌）的吸收。营养素缺乏会带来严重问题：体重大幅减轻、易怒、易疲劳、抗压能力变弱、骨密度降低、出现骨质疏松。克罗恩病的"狡猾"之处在于，它并非一种局限于肠道发生病变的疾病，有 1/3 的患者会出现完全不同的症状，这些症状能将克罗恩病完全隐藏起来。许多器官都可能被累及：眼睛、关节、肌腱、肺、肝、胆、胰腺、肾、中枢神经系统和皮肤都可能出现问题。长期患克罗恩病的人患结肠癌的风险会增大。轻症患者可以采取缓解症状的治疗方法，即仅针对腹部痉挛和腹泻进行治疗；重症以及急性患者则必须服用糖皮质激素、美沙拉嗪、TNF 抑制剂等，来减缓自身免疫反应；病情进一步恶化时，患者需要进行手术，扩张狭窄的肠腔，或切除病变的肠段。

既然溃疡性结肠炎和克罗恩病都有炎性特征，我们能用 ω-3 脂肪酸的抗炎功效治疗两者吗？我们能预防这种疾病吗？好消息是，这两个问题的答案都是：能！

一项长期的、覆盖 25 000 名健康的受试者的大型研究从脂肪摄入情况分析炎性肠病的防治。在为期 4 年的研究中，研究者记录了每一个溃疡性结肠炎的新病例，计算受试者的 ω-3 脂肪酸摄入量和患病风险。结果显示：1/3 的受试者充分摄入健康的脂肪，他们患炎性肠病的风险仅是其他受试者的 1/2。溃疡性结肠炎可能发展为直肠癌，健康的脂肪能在很大程度上避免人们患上这种痛苦的疾病，这对炎性肠病的医学治疗具有重大意义，更不用说它对健康政策的意义。

为了探讨健康的脂肪如何影响克罗恩疾病，科学家对患有克罗恩病并接受传统药物治疗的儿童进行了研究。一组儿童得到 ω-3 脂肪酸补剂，另外一组得到安慰剂。结果表明：安慰剂组中 95% 的儿童都出现了急性发作，而脂肪组中超过 33.3% 的儿童没有发作。可惜这项研究的成果没有得到广泛传播，几乎没有得到应用。如果炎症是炎性肠病的直接原因，那么在治疗时，我们就该熄灭炎症之火，摄入健康的脂肪能够有效地做到这点。

总结：每一种疗法都应该治本或标本兼治，不能治标而不治本。只有知道问题根源，才能采取具体而有效的措施。肠道中藏匿着死亡，肠道中也蕴含着生机！希望你从读到这段文字之时开始，给予自己的肠道更多的关爱和呵护！了解你的问题根源，找到造成负面影响的因素。从现在开始，用 ω-3 脂肪酸消除炎症，你还应该多吃一些发酵食物，如酸菜、酸奶。洋车前子壳、菊粉或苹果果胶中的益生元可以作为肠道菌群的养料。此外，你还可以依据个人情况补充谷氨酰胺（可以修复肠道屏障）和锌，注意心理健康、减少压力，提高睡眠质量，不要在睡前吃能给消化带来负担的高碳食物。

# 新陈代谢疾病

## 2 型糖尿病

几年前在问诊时，我认识了当时 47 岁的安东尼娅。这位眼睛闪亮、惹人喜爱的女性在大约 20 年前确诊 2 型糖尿病。从童年开始，她就一直跟体重做斗争，从看上去胖乎乎发展为超重，最后确诊 2 型糖尿病。青少年时期，安东尼娅开始通过节食控制体重，从一种饮食法换到另一种饮食法，经历各种痛苦，情况时好时坏。"肯定是我的基因有问题。"她沮丧地告诉我说，声音中带着肯定。她的家人——父母和两个哥哥——都有超重的问题，都患有 2 型糖尿病。她的命运似乎已经被决定好了，无法改变。"任何方法都不会真正起作用！"当我们第一次相遇时，安东尼娅这么想。在过去的那些年里，她试图"传统"地用药物来对抗 2 型糖尿病，可惜没有效果。胰岛素让她越来越胖，她变得容易疲倦，时常感觉像"一条离开水的鱼"。我鼓励她，向她解释："2 型糖尿病不仅能得到缓解，还能被治愈，只要实行低碳饮食法并摄入健康的脂肪。"她吃惊地看着我，目光中有着巨大的怀疑和许多疑问。如今，安东尼娅的 2 型糖尿病被治愈，她没有使用偏方或者秘方，只使用了低碳食谱。她体重稳定，能愉悦地享受每一餐。今天的安东尼娅比以往任何时候都精力充沛，她感觉自己更年轻了。她将这种简单的治疗方法告诉了家人，她的家人的健康状况也有显著的改善。低碳高脂食谱将安东尼娅从 2 型糖尿病中解放出来。

2 型糖尿病是 21 世纪囚禁数亿人的牢笼。2 型糖尿病以前被称为"老年糖尿病"，2 型糖尿病患者在所有糖尿病患者中占 90%~95%。我们在日常生活中提到的糖尿病一般都指的是 2 型糖尿病。如今，2 型糖尿病根本谈不上什么"老年糖尿病"，甚至 3 岁的孩子也会患这种疾病。2 型糖尿病像流行病一样在世界范围内快速传播，人们甚至将它比作"21 世纪的黑死病"。曾经，令人恐惧的腺鼠疫由啮齿动物传播使数千万人丧命；如今，2 型糖尿病通过高热量高碳食物以及现代人不健康的生活方式影响数亿人的健康。2 型糖尿病"杀人于无形"，不会导致疼痛，通常没有预先的迹象。有 1/3 的 2 型糖尿病患者根本不知道自己患病。患者经常无忧无虑地在健康的美梦中沉睡，直到出现可怕的并发症后才会惊醒。

3/4 的 2 型糖尿病患者过早死于心脏病发作。2 型糖尿病患者出现认知障碍的风险是健康的人的 3 倍，如果 2 型糖尿病患者同时患有高血压，那么他们出现认知障碍的风险则是健康的人的 11 倍；他们患脑卒中的风险是健康的人的 5 倍。2 型糖尿病患者还有伤口愈合问题、神经痛、几乎无法治愈的多神经病、阳痿、不孕、免疫缺陷……对患者来说，2 型糖尿病意味着终身的折磨。假如人们不改变现有的生活方式，患者会越来越多。最新的数据令人震惊：在德国，10~19 岁的 2 型糖尿病患者数量在近几年内暴增。这会导致灾难性结果：一个人如果在儿童和青少年时期患有 2 型糖尿病，那么很有可能会在中年因为并发症而死亡。残忍的数据发出了警告：在儿童和青少年时期患有 2 型糖尿病的人寿命会减少 20 年左右。

对每一个担忧社会运行以及卫生保健体系的稳定性的人来说，这些数据都是一记响亮的耳光。"基因可以解释一切"是不对的——2 型糖尿病不是基因问题，而是生活方式问题。在世界范围内，每分每秒，都有 2 型糖尿病患者确诊。患者数量呈指数增长，这是现代生活方式带来的恶果，也是几十年来人们抵制健康的脂肪造成的严重后果。虚假的营销使高碳低脂食品成为健康、年轻的代表，错误地引导大众。膨化麦片、水果酸奶、果汁、碳酸饮料、坚果巧克力酱和糖果的广告出现在电视机里，植入我们的记忆，让我们在超市里将手伸向这些食品。

在医学上，2 型糖尿病太长时间被冷冰冰地认为是"血糖控制"问题。这个认知造成了严重的后果，使人们不去注意 2 型糖尿病的真正原因，不能正确地把握疾病的特征。到了该拿出放大镜，仔细了解 2 型糖尿病的特征和原因的时候了。

糖尿病的拉丁文名称 diabetes mellitus 来自希腊文单词 diabete（通过）和拉丁文单词 mellitus（蜂蜜）。糖尿病是一种糖代谢紊乱疾病，有不同的诱因。古代的医生诊断这种疾病时会使用一种简单的、如今听起来令人难以置信的检验手段：他们尝一下患者的尿液。如果尿液味道甜如蜂蜜，就表明患者患有糖尿病。如果血液中有过多的糖，肾脏不堪重负，就会有越来越多的糖进入尿液。蜜一样甜的尿液之所以出现，或者是因为由胰腺分泌的能降低血糖水平的胰岛素不足（1 型糖尿病），或者是因为细胞不听胰岛素的"命令"（即胰岛素抵抗，它会发展为 2 型糖尿病）。如果一个人空腹血糖水平高，但是尚未高到足以被确诊为 2 型糖尿病的水平，那么他已经进入 2 型糖尿病的高风险阶段。一些超重的儿童和一些苗条的吸烟者属于 2 型糖尿病的高风险人群。悲观估计，这些人的总数占世界人口总数的 1/3。

糖尿病的一个秘密原因是激素紊乱，尤其是胰岛素紊乱。胰岛素不仅作用于血糖。当我们进食时，体内胰岛素的水平升高，胰岛素使营养素的代谢产物（葡萄糖、脂肪酸等）进入细胞。胰岛素有唯一合适的钥匙，可以打开细胞的"大门",让这些物质进入。如果没有胰岛素这位"开门人",那么这些物质就只能待在细胞外。然而,胰岛素水平越高——这取决于我们摄入多少碳水化合物(注意:常量营养素中的脂肪对胰岛素水平的影响最小),胰岛素"运输队"越壮大,进入细胞的物质(尤其是脂肪酸)就越多,细胞不断利用脂肪酸合成脂肪,我们的体重就会增加。因此,注射胰岛素或者服用促进胰腺分泌胰岛素的药物会使体重增加。即便是脂肪细胞也会因"汹涌而来"的胰岛素而陷入困境,它们会变得越来越"笨重",表面的胰岛素受体越来越迟钝,逐渐对胰岛素有抵抗性。这是一个恶性循环。越来越多的胰岛素使脂肪细胞越来越饱满,使细胞生病。不堪重负的细胞源源不断地分泌炎症介质,从而引发局部炎症。现在人们已经认识到胰岛素抵抗的危险:它与 2 型糖尿病的发病密切相关。

在胰岛素抵抗阶段,血管、眼睛、肾脏和神经的不可逆转的损伤已经出现了。然而,只有在出现清楚的、明确无误的症状,如视力下降、神经痛、勃起功能障碍等时,人们才会意识到"肯定有什么地方不对劲了"。如今,科学界也推测,胰岛素抵抗可能与偏头痛、记忆力减退、代谢综合征、呼吸暂停、多神经病以及癌症都有关系。胰岛素抵抗甚至出现在大脑中,因为大脑皮质、下丘脑和海马体的细胞表面都有胰岛素受体。

在 2 型糖尿病的发展中,另一种激素也扮演决定性角色——瘦素,其拉丁文名称 leptin 源于希腊文单词 leptos(瘦)。瘦素主要由脂肪细胞分泌,可以调节进食量和体重。对我们来说,瘦素是天然的进食抑制剂,当脂肪细胞变得饱满后,它们就会分泌瘦素向大脑发出讯号:"太棒了,我们已经吃饱了!"瘦素进入下丘脑(下丘脑是间脑的一部分,是自主神经系统重要的中枢),并抑制下丘脑分泌引起食欲的激素。可以说,瘦素是使我们产生饥饿感的食欲刺激素(俗称"胃饥饿素")的对手。

此外,瘦素还有一个重要任务:它能增强胰腺的敏感性,促进胰岛素的合成和分泌。也就是说,胰岛素抵抗与瘦素密切相关。如果你经常食用高碳食物,大量碳水化合物会使你体内的瘦素维持在较高水平。长此以往,这会演变为瘦素抵抗,下丘脑不理会瘦素,要求你多进食。因此,胰岛素抵抗出现的过程是，首先出现瘦素抵抗，机体不断摄入碳水化合物，胰腺不断合成并分泌胰岛素，最后胰岛素抵抗出现了。

过量胰岛素甚至能产生相反的作用——反应性低血糖。血糖水平过低会让你感到疲惫、喜怒无常、脾气暴躁、心惊胆战，变得容易饥饿，总是处于"我现在需要甜食"的模式下，其实你的身体根本不需要新的食物，这是一个恶性循环！如果你不在这个阶段及时"踩刹车"，没有彻底改变饮食，反应性低血糖就会在"一夜之间"发展成 2 型糖尿病。此外，你还要特别留意药物，包括通过促进新陈代谢来治疗 2 型糖尿病的药物（如利尿剂，它通过使机体排出钙和镁来抑制胰岛素的合成）以及可能促进胰岛素抵抗的药物（如 β 受体阻滞剂、可的松、抗抑郁药和抗精神疾病药物、免疫抑制剂、他汀类药物）。我们应该如何应对以上不利状况？保持警醒，检查服用的药物，多食用高脂食物！

过量胰岛素会使细胞变得迟钝，从而产生胰岛素抵抗，引发 2 型糖尿病和肥胖症。应对胰岛素抵抗的关键是，要了解是什么刺激了胰岛素的分泌？当然是碳水化合物，尤其是以果葡糖浆和淀粉为主要原料的加工食品中的碳水化合物，它们会以闪电般的速度将血糖水平推到一个新高度，并释放大量需要胰岛素的信号。有人将阿尔茨海默病称为 3 型糖尿病，这使我们明白阿尔茨海默病与糖尿病有着类似的病因。

是我们的饮食使我们患上 2 型糖尿病、变得肥胖和出现认知问题！如果我们还相信错误的低脂主义，就太可怕了。2 型糖尿病的传统疗法经常陷入死胡同。目前，常采用的疗法除了减肥（这经常毫无效果，超重仍然是一个热点问题）之外，便是使用药物（如注射胰岛素）。不幸的是，我经常观察到：现阶段，医学对 2 型糖尿病的诊断有缺陷。很多患者的血糖水平非常高，同时，他们的胰岛素水平也非常高。也就是说，大量胰岛素通过血液循环来到身体各个部位，大声喊叫着请求进入细胞，但是细胞听不到呼喊声，因为它们已经产生胰岛素抵抗，处于"又聋又哑"的状态。尽管血液中有大量胰岛素，但胰岛素不起任何作用。如果不检查患者空腹时的胰岛素水平，而直接按照传统方法治疗，那么患者不可避免会产生强烈的饥饿感。他们别无选择，只好吃个不停！血糖水平不断升高，给身体造成严重影响。胰岛素抵抗越来越严重，患者越来越胖。

除了超重，2 型糖尿病还会引起其他问题，如胶原蛋白糖化。糖化的胶原蛋白出现在结缔组织和皮肤中，导致关节损伤或加速关节老化……令我感到气愤的是，数百万患者都通过注射胰岛素治疗 2 型糖尿病。但是，注射胰岛素不仅无法缓解症状，反而导致体重增加，这本身就能说明问题。使用胰岛素治疗 2 型糖尿病不光影响患者的生活质量，也花费了他们大量金钱！

为什么不改变想法？甚至科学家也在寻找新的治疗方法。但在我看来，科学家的行动还是有些迟了。一些糖尿病组织仍然不遗余力地宣传那些含合成甜味剂的低热量糖尿病（或减肥）食谱。合成甜味剂尽管已经被确定能引发 2 型糖尿病和肥胖症、抑制新陈代谢、促进饥饿感的产生、破坏肠道菌群平衡，但至今仍然受到各种机构组织和营养顾问的鼓吹和推荐。类似的食品添加剂还有果葡糖浆。

最新的科学研究成果对我们有什么启发？拥抱脂肪吧！尤其是在 2 型糖尿病的治疗中，脂肪疗法很有前景。一项令人信服的综合分析证明：低碳高脂饮食对 2 型糖尿病尤其有积极作用，甚至比严格控制热量摄入还能更为有效地使血糖水平下降，控制热量摄入经常意味着要放弃一些食物，这使一日三餐变得枯燥无趣。此外，低碳高脂饮食也能使患者的用药量减少。研究表明，摄入充足的 DHA 和 EPA 能使 2 型糖尿病患者的糖化血红蛋白（HbA1C）水平（用于评估长期血糖水平）趋于正常。即便是针对妊娠糖尿病这种不出现胰岛素抵抗的疾病，ω-3 脂肪酸也能产生积极的影响。与服用安慰剂的孕妇相比，服用 ω-3 脂肪酸补剂的孕妇体内的胰岛素更能发挥作用。原则上，每一位女性都应该多摄入健康的脂肪，在孕期和哺乳期尤其应该如此（见第 135~139 页）。孕妇如果空腹血糖水平高，更应该这样做。可惜的是，这一理念现在尚未被广泛接受。

脂肪已经被证明可以让人变得苗条，高脂饮食可以使超重这个 2 型糖尿病的秘密推手消失，使腰围减小。预防是最好的治疗。摄入健康的脂肪可以预防 2 型糖尿病：综合分析证明，ω-3 脂肪酸可以保护人们免受 2 型糖尿病之苦。越经常食用富含脂肪的海鱼的人，患 2 型糖尿病的风险就越小。食用脂肪含量少的鱼则不能起到预防效果。如果你将我提到的所有策略组合：摄入大量 ω-3 脂肪酸、放弃那些能被快速吸收的碳水化合物、多运动，那么你患 2 型糖尿病的风险就会大大减小。摄入大量 ω-3 脂肪酸甚至可以在一定程度上预防 1 型糖尿病。这真令人吃惊！

经常摄入健康的脂肪的儿童明显产生更少的胰岛素抗体，这种抗体经常在 1 型糖尿病患者的体内出现。通过海产品摄入的 DHA 和 EPA 越多，患 1 型糖尿病的风险就越小。此外，要注意，来自亚麻籽、亚麻籽油、奇亚籽和菜籽油中的 ALA 尚未被证明有预防 1 型糖尿病的功效。这也意味着，来自海产品的长链 ω-3 脂肪酸优于来自植物的 ω-3 脂肪酸，是不可或缺的。

尽管关于糖尿病的错误的饮食建议还在世界范围内被传播，但是根据目前的情况，低碳高脂饮食已经开始被人们关注，一切在向好的方向发展。

## 超重

肥胖问题具有全球性！如今，超重的海啸席卷了几乎所有发达国家，这个问题在发展中国家中也逐渐显露。我在《苗条并且健康》（*SCHLANK! und gesund!*）一书中说道，也许我们会面临一场极具破坏性的健康风暴：世界卫生组织预测，到 2030 年，世界上 89% 的男性和 68% 的女性会面临超重问题。裤子不合身只是超重带来的最微不足道的问题，真正严重的问题在其他方面。超重会对个人和社会造成致命打击，带来其他危险的疾病，包括 2 型糖尿病、非酒精性脂肪肝、心血管疾病、高血压、阿尔茨海默病、不孕症和癌症。超重甚至会遗传给下一代。孩子的体重在子宫中可能就被设定好了。在孕期，母亲的体重越大，孩子出生时的体重可能就越大。孩子不光在出生时的体重较大，儿童和青少年时期的体重也可能较大，成年后更容易出现超重问题。

这是我们自己选择的命运，超重问题会跨越代际，仿佛没有解决的那一刻。与超重相关的疾病所需的治疗费用现在已经对卫生保健体系造成了一定影响。现在的那些超重的儿童，将来会成为超重的成年人，数量之多会让卫生保健体系崩溃……此外，还有一些"瘦胖子"，他们被称为"TOFI"（Thin Outside Fat Inside），即外瘦内胖的人。这些人看上去特别苗条，但是体内堆积了大量脂肪。隐藏的脂肪，如堆积在内脏的脂肪组织，会释放炎症介质，它们能引发"胖胖子"的常见疾病。这意味着，"瘦胖子"也许会面临与"胖胖子"一样的疾病——心脏病、脑卒中、癌症等。据估计，大约40%的体重正常的人是"瘦胖子"。令人不安的是，没有任何健康咨询和医疗机构注意到这一群体。他们徘徊在雷达区之外，对自己有很大患病风险的情况一无所知。超重以及随之而来的疾病是可以避免的，科学研究成果早已提醒我们要改变想法和做法。

我们必须明确：超重使大量疾病"登场"，但它并不是引发这些疾病的原因。超重只是一个提示和警告，表示有什么地方不对劲了。通过前面的内容，我们知道"计算热量"对控制体重没有帮助，错误的认识导致了荒谬的产品开发和致命的消费行为，造成的灾难性后果是超重和其他健康问题。从19世纪末开始，我们就走上了一条错误的健康之路。我们必须承认：激素紊乱会干扰新陈代谢，并引发胰岛素抵抗。面包、玉米片、米饭、华夫饼、饼干、薯片、蛋糕、糖果和含糖饮料中的能被身体快速吸收的碳水化合物是新陈代谢疾病的真正触发因素。

现在还有一个令人不知所措的事实：并非吃得太多使我们发胖。我们越胖，脂肪细胞就越容易出现问题，我们就吃得越多。换一种说法：我们感到饥饿难耐，吃尽冰箱中的食物，这不是我们发胖的原因，真正使我们发胖的原因是我们的新陈代谢出现了问题。减肥不成功不一定代表你没有自制力，而很可能代表你有新陈代谢问题。发胖并非仅仅是吃得太多或者运动量太少导致的，但是在很多媒体文章或健康咨询中，你还会看到或听到这种片面的说法。片面地认为"少摄入一定量脂肪，身体就会消耗储存在体内的等量脂肪"在逻辑上是错误的。科学研究早已证明，作为常量营养素，脂肪、碳水化合物和蛋白质在体内的代谢方式完全不同。在一项研究中，实行高碳低脂饮食法的受试者所消耗的热量，明显比实行低碳高脂饮食法的受试者少。

是我们摄入热量的方式，而非摄入热量的数值，决定我们是否苗条或者是否健康。脂肪不会使你发胖，脂肪使你苗条！到了重新思考并采取行动的时候了！对一些人来说，放弃错误的认知，接受新的"真相"，是非常困难的。你不必去计算热量，也不必过度运动。运动是好的，但不一定能帮助你控制体重。你应该实行脂肪疗法，习惯脂肪这个新朋友，严格地控制碳水化合物而非脂肪的摄入，你在日常生活中不光能享受更多美食，更容易有饱腹感，还能没有痛苦地减肥。作为超重和 2 型糖尿病的根源，胰岛素抵抗可以通过摄入均衡的营养被缓解甚至被治愈。放弃高碳食物，把富含健康的、使人苗条的脂肪和膳食纤维的食物端到桌子上。"生病的细胞"会再度听到胰岛素的呼唤，恢复对胰岛素的敏感性，将储存的能量释放出来。

## 非酒精性脂肪肝病

自 20 世纪 70 年代以来，关于低脂饮食的建议就围绕着我们。从那时起，大众尽享碳水化合物，变得越来越胖，越来越多病。吃高碳食物，喝含蔗糖或合成甜味剂的饮料以及现代人运动量小、睡眠不足、精神压力大等问题引发了一种新的大众病——非酒精性脂肪肝病。

在发达国家，30%~40% 的成年人患有非酒精性脂肪肝病。据估计，40% 的超重儿童也患有非酒精性脂肪肝病。在有超重问题的人当中，患非酒精性脂肪肝病的人占 70%；在 2 型糖尿病患者中，患这种病的人的占比甚至高达 80%。非酒精性脂肪肝病不导致疼痛，就如同糖尿病一样，会悄然而至。

一直到了 20 世纪 90 年代，第一批关于非酒精性脂肪肝病的研究才出现。此前，这是一种不为人知的疾病。如果脂肪重量占肝脏总重量的 5% 以上，患者就可以被确诊为非酒精性脂肪肝病。不幸的是，非酒精性脂肪肝病经常无法及时被诊断，因为有些病例无法用 B 超诊断，只有当 15% 以上的肝细胞脂肪变性时，B 超诊断才比较准确。我在实践中多参考所谓的"脂肪肝指数"（FLI）。如今，科学家对非酒精性脂肪肝病的研究已经比较深入，它被认为可以导致心血管疾病和 2 型糖尿病。如果非酒精性脂肪肝病没有被及时确诊，患者没有及时采取治疗措施，25% 的病例会转变为脂肪性肝炎，在若干年后，脂肪性肝炎会发展为肝细胞癌（HCC）。

　　通常，患者被确诊为非酒精性脂肪肝病后，会被错误地认为在日常生活中喝了太多酒。可是，正如这个疾病的名字所显示的那样，即使患者不喝酒，他们的肝脏也会变得肥大。设想一下鹅肝的生产过程，那些可怜的动物在3周内全天被强迫喂食一种由谷物和油脂做成的浓粥。在胰岛素的作用下，大量营养素强行进入肝脏细胞。一些有动物保护意识的鹅肝生产者会放弃这种残忍的填鸭式饲养方法，而把熟透了的水果喂给鹅吃。水果中的果糖首先进入肝脏，如果摄入的果糖超出了鹅的肝脏细胞可以承受的量，肥美的鹅肝就诞生了。

　　非酒精性脂肪肝和2型糖尿病一样，可以通过低碳高脂饮食来治疗。只要在医生的指导下实行2周的断食，每天只从健康的饮食中获取600 kcal的热量，患者就可以快速看到疗效。你如果觉得这种方法强度过高，那么可以在几个月内坚持低碳高脂饮食，这样做也能起到治疗非酒精性脂肪肝的作用。你如果在年轻时已经开始利用健康脂肪的疗愈能力，减少碳水化合物的摄入，就能享受健康的生活。

# 关节问题

## 骨关节炎

　　咀嚼、抓取、写字、散步、奔跑，跳跃……身体的绝妙结构——由206块骨头、约600块肌肉组成，使我们能顺利完成各种动作。骨头末端的保护罩——具有支持保护作用的透明的关节软骨像减震器一样，能减小做动作时骨头受到的冲击力。关节软骨从关节滑液那里得到关乎生存的重要养料。关节滑液可以保持关节软骨的润滑性，就如同机油对活塞的用处一样。此外，关节滑液还是良好的关节压力分散器。如果关节软骨不再起支持保护作用，如关节软骨受到损伤、关节滑液减少，关节疾病就会出现。

在德国就有 800 万人患有退行性关节病（即骨关节炎），它与关节的磨损有关。可怕的是，一半以上的患者年龄在 45~64 岁之间。这难道不是一个不可思议的现象吗？通常，人们更多地将骨关节炎与体力劳动、竞技体育联系在一起。事实上，在全球范围内流行的疾病——肥胖症，使新的骨关节炎"牺牲者"诞生，超重者患骨关节炎的概率是体重正常者的 2 倍。体重超重不仅对关节造成"物理"上的负担，众所周知，在超重者体内，"生病"的脂肪细胞是高度活跃的炎症"工厂"，炎症介质悄无声息地引发骨关节炎、造成关节磨损。我们能观察到的症状就是关节疼痛、红肿、活动受限。

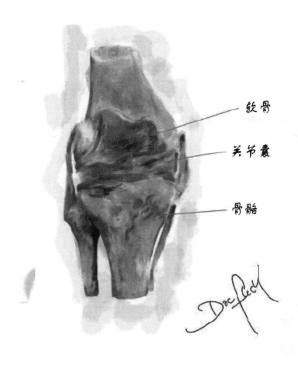

软骨

关节囊

骨骺

人体总是受到压力。例如我们走路时，脚承受 5 倍于体重的重量。你可以想象一下，如果一个人的体重是 125 kg，那么他每走一步，踝关节就要承受 625 kg 的重量，这是一头牛或者一匹马的重量。于是，有些人的踝关节就承受不住了，早上脱穿衣服、洗漱、走路、上下楼梯时产生的问题日益增多，想要稳稳站住都越发困难。如果你是几百万骨关节炎患者中的一个，有一个非常有效果的策略可以帮助你对抗这一疾病。当然，更好的是，这些问题还没有出现在你的身上，你只需要用这一策略预防骨关节炎。这个策略就是，实行健康的饮食，多摄入健康的 ω-3 脂肪酸。

## 风湿性关节炎

在医学上，风湿病类别下有大约 400 种疾病，这是一个充满各种痛苦的"疾病大杂烩"。德国约有 100 万成人和 2 万儿童患有风湿性关节炎，它是德国最常见的风湿病。及时确诊对控制病程具有决定性作用，因为在初期症状开始出现后的 3 个月内，患者很有可能通过药物治愈疾病——这是所有患者希望的。医学上所称的"机会窗口"（window of opportunity）是任何风湿病患者都不应该错过的。此外，在针对风湿病的治疗中，根据我的长年经验，患者如果将聪明的、创新的营养疗法作为辅助治疗手段，就能够取得很好的效果。

最初，一位风湿病患者接受了我提出的治疗方案，整个治疗过程和这个方案的疗效使我对个性化的现代营养疗法产生了浓厚的兴趣。健康的脂肪打开了一道新的治疗之门，尽管已经有科学证据证明，脂肪是健康不可或缺的伙伴，但还是几乎没有人重视它。健康的脂肪，尤其是 ω-3 脂肪酸，可以预防或缓解关节发炎。在研究中，ω-3 脂肪酸可以显著缓解疼痛，甚至改善关节软骨的状况。一份在 2013 年发表的研究指出，被注射 ω-6 脂肪酸后，动物的软骨组织表现为严重的局部发炎；被注射 MUFA 和 SFA 后，软骨组织的炎症消退。该研究可以证明，营养均衡的、富含健康的脂肪的饮食能够一定程度上消除炎症和缓解疼痛。针对人类的疾病，ω-3 脂肪酸也被证实有积极作用。根据目前的数据，每周吃 3 次海鱼可以减小 24% 患关节疾病的风险。研究表明，每天服用 2~3 g ω-3 脂肪酸补剂，坚持 3 个月以上，能有效缓解风湿病的典型症状，如晨僵以及关节肿胀。充分摄入健康的脂肪的骨关节炎患者在一段时间后甚至可以减少常规用药量。其中有一条重要的规则：剂量要大！要大量补充 ω-3 脂肪酸。但是，我必须强调一点：风湿病（如风湿性关节炎）患者不能单靠饮食来治疗疾病，必须接受可靠的药物治疗。

拥抱脂肪是不可或缺的。我们需要耐心，等待脂肪发挥它的疗愈能力。根据我的经验，脂肪疗法的个体差异非常明显，一些患者在1~2周后就吃惊地发现效果开始显现，另一些患者则需要几个月的时间才能看到效果。下面这个精彩的"有耐心"的故事应该能为你拥抱脂肪带来一些动力。

莎拉是一位年轻的风湿病患者，患有青少年风湿性关节炎，这是风湿病中特别严重的一种。在找我咨询时，她刚二十出头，是一个非常动人、可爱的年轻姑娘，有一头蓬松的金色卷发，正在接受言语治疗师的职业培训。但她的目光中充满倦怠和疲惫，抱怨自己感到筋疲力尽，手和指关节特别疼痛，早晨起床后的数小时内身体持续僵直。这些严重的症状使她不得不逐渐放弃社会生活。参加"周六狂欢夜"和与朋友一起出行一直是她的愿望。第一次来我的诊所时，莎拉服用大剂量可的松、50 mg 泼尼松龙或最大剂量的最新风湿病药物来缓解症状。在她的化验结果中，ESR 为 50~80 mm/h（正常值为10~20 mm/h），DAS-28 评分（对 28 种关节疾病活动性评分）为 6.2，这代表疾病活动性非常高（症状严重）。化验结果还显示她缺乏维生素 $D_3$，这能导致慢性炎症，产生更多负面情绪。在萨拉的饮食中，ω-3 脂肪酸含量非常低，因为她自童年起就既不吃鱼，也不食用其他含 ω-3 脂肪酸的植物油或坚果（见第三章）。

我建议她补充维生素 $D_3$、每天食用富含 ω-3 脂肪酸的植物油，将其作为药物治疗的辅助治疗手段。由于她不能忍受鱼或者鱼油的味道，我推荐她多食用海藻油以及添加了 DHA 或 EPA 的亚麻籽油；多吃富含 ω-3 脂肪酸的坚果，富含膳食纤维、矿物质和维生素的绿叶蔬菜，含糖量低的水果，蛋白质含量高的豆类以及蘑菇，所有蔬菜可搭配特级初榨橄榄油食用；用可可脂、芝麻油、动物黄油或印度酥油煎炸食物；每周只吃一次禽类的肉；不吃精制肉制品，尤其是香肠；少吃甜食，但可以喝一杯添加了肉桂粉或黑巧克力粉（可可含量在 70% 以上）的腰果燕麦奶；使用生姜、姜黄、黑胡椒、辣椒为食物调味。结果如何呢？

在脂肪"入驻"厨房的 3 个月后，莎拉的晨僵症状得到极大的缓解，晨僵时间缩短为几分钟。在她的化验结果中，ESR 从此前的 50~80 mm/h 降低为 12~20 mm/h，DAS-28 评分从 6.2 降低为 3.4。特别值得注意的是，莎拉逐渐将泼尼松龙的剂量从一开始的每天 50 mg 减少到每天 2 mg。又过了 3 个月，莎拉的 ESR 进一步降低，身体乏力的情况得到改善，关节肿胀消失。最终，DAS-28 评分显示，她的疾病处于"静止"状态——哪怕是在没有药物的帮助下。

## 纤维肌痛综合征、慢性疲劳综合征和慢性疼痛综合征

纤维肌痛综合征是一种慢性疾病，其英文名称 Myofiberalgia syndrome 来自纤维的拉丁文 fibra、肌肉的希腊文 mys 以及疼痛的希腊文 álgos。2013 年在欧洲和北美洲，约 2% 的人患有纤维肌痛综合征，男女患者比例约 1:1。但是因为女性对自身健康更为关注，所以在目前确诊并接受治疗的患者当中，80% 以上是 40~60 岁之间的女性。纤维肌痛综合征难以被诊断，因为它表现为非特异性身体功能障碍和身体疼痛。纤维肌痛综合征的名字和定义令人费解，患者确诊和治疗的过程也极其复杂。在二十多年前，我刚刚成为医生，在一家医院工作时，纤维肌痛综合征的病例还很少见，不少患者从一个医生转到另一个医生那里，辗转数家医院和诊所，多年后才被确诊。问题在于，直到今天，我们仍然没有针对这一疾病的特定诊断方法，也没有一种清楚的、可以显示病情的、医生可以借此做出准确诊断的化验指标。然而，在过去这些年里，我发现了一个现象：纤维肌痛综合征的病例比以前多了，但纤维肌痛综合征似乎成了"疾病大杂烩"。

风湿病（如风湿性关节炎）和累及关节的银屑病（即银屑病关节炎）也表现为肌腱和肌肉疼痛。如果医生没有找到引起疼痛的明确因素，没能让患者得到及时而必要的药物治疗，后果是非常严重的。在过去的几年里，我已经发现多个被误诊的病例：银屑病关节炎被误诊为纤维肌痛综合征，或纤维

肌痛综合征被误诊为其他疾病，患者因而没有得到有针对性的治疗。这真是灾难！

纤维肌痛综合征指全身多个部位的肌肉、肌腱和韧带出现疼痛。典型的症状是，肘关节内侧、膝关节内侧、髋关节和锁骨出现压迫性疼痛。纤维肌痛综合征常伴随呼吸系统、心血管系统、泌尿生殖系统和消化系统疾病以及自主神经紊乱导致的失眠。同时，患者还出现疲乏和情绪低落的情况。纤维肌痛综合征和慢性疲劳综合征的患者都极易疲惫。此外，纤维肌痛综合征与抑郁症也有共同之处，62%~86%的纤维肌痛综合征患者的症状符合抑郁症的诊断标准。

通常，医生会建议患者定期锻炼，保持积极的生活态度和放松的心态，实行营养均衡的饮食，保证充足的睡眠，保持良好的社会关系。不过，大多数患者并不清楚，"营养均衡的饮食"是什么。患者经常会接受成效甚微的治疗方案，得到令人不知所措的、老掉牙的营养建议。目前，针对纤维肌痛综合征的所谓"多模式疼痛疗法"（Multimodal Pain Therapy）包括体能训练、物理治疗、心理治疗和放松训练（如渐进式肌肉放松训练、自体发生训练）、瑜伽、太极拳等，其目标在于维持患者的基本身体活动能力，提高患者的生活质量。此外，医生会开具镇痛药和精神药物，如抗抑郁症药物。但这种治疗方法只针对症状，几乎不针对病因。

科学家推测，纤维肌痛综合征是由神经元发炎和受损引起的。一个极其棘手的问题是，纤维肌痛综合征的症状在一开始根本不引人注意；慢慢地，一些非特异性症状（如疲劳、睡眠障碍和消化系统问题）才会出现；最后，典型的全身性压痛才会出现。目前的治疗困境是，迄今还没有对所有患者都有效的治疗方法。

患慢性疲劳综合征也是一场灾难。"慢性疲劳"听起来像是拖延或懒惰的坏习惯，这个名称与疾病的严重性不相符。我们只要见过这种病的患者，就能感到他们的绝望。他们的身体能力受到巨大限制，疾病严重影响他们的日常生活。患者无休止地感到疲惫、浑身疲软、没有力气，甚至早上拿起牙刷都让他们感到费力，这对健康的人来说几乎无法理解。一个患者曾对我说，他感觉自己一直处于患流感或中毒的状态，尽管全天都在睡觉，但症状还是无法缓解。除了全天疲惫不堪，大多数患者还会出现淋巴结、关节和肌肉疼痛，消化系统疾病，注意力缺乏，记忆障碍，食物不耐受（乳糖、果糖、组胺和谷蛋白不耐受）和过敏。

在德国有约 30 万人饱受慢性疲劳综合征的困扰，而全球有约 1 700 万慢性疲劳综合征患者。这种疾病可以出现在任何年龄段、任何性别、任何种族群体的人身上。它的病因至今还没有被发现。值得注意的是，慢性疲劳综合征和纤维肌痛综合征经常同时出现。慢性疲劳综合征的症状可能在几天、几周内缓慢加重，也可能突然加重，触发因素可能是感染、长期焦虑，甚至是环境污染。因此，研究者怀疑它是一种免疫系统的慢性异常反应。慢性疲劳综合征也被称为"肌痛性脑脊髓炎"（ME），字面意思是"带有肌肉疼痛的大脑病理性疼痛"。这个名称很好地体现了这种疾病的表现之一——脑部成像显示白质减少，脑电图显示人在睡眠状态出现的 δ 波和 θ 波，这是大脑缺少能量的表现。大脑长期承受着能量不足之苦，即使是日常生活中最小的琐事也能让患者筋疲力尽。

身体的每个细胞都对能量供应不足反应灵敏。神经元特别依赖于来自细胞的"发电厂"——线粒体的能量。当线粒体由于脂肪过少，无法产生足够能量时，众所周知，人很快就出现如注意力下降、记忆力变差、感觉障碍等表现，这些问题会扰乱日常生活。目前，德国全科医学学会（Deutsche Gesellschaft für Allgemeinmedizin）给出的慢性疲劳综合征治疗建议是运动和心理治疗，可惜这又是治标不治本的方法，虽然运动和心理治疗能暂时缓解症状，但是机体能量供应不足和细胞不健康的状态不会改变。

另一个需要警惕的慢性综合征是慢性疼痛综合征。它不仅仅是心理问题，有证据表明，患者的中枢神经结构发生了改变，炎症、病毒或者细菌会刺激神经元，促使炎症介质分泌，疼痛就出现了。

我们该怎么办呢？要想有效地缓解纤维肌痛综合征、慢性疲劳综合征和慢性疼痛综合征，需要从整体入手，利用脂肪的疗愈能力。可惜的是，还没有针对这类疾病的营养建议。相关研究虽然很少，但是还是有一些，现代营养学正在产生积极的影响。根据我的经验，患者的确能从低碳高脂饮食中明显受益。当纤维肌痛综合征患者放弃小麦、玉米和甜食之后，疼痛能得到极大缓解。此外，科学家推测，氧化应激与线粒体损伤可能是纤维肌痛综合征、慢性疲劳综合征和慢性疼痛综合征的真正原因。脂肪疗法正是针对这两点。脂肪疗法对这 3 种疾病的有效性研究还处于起步阶段。最新数据有力地证明，实行生酮饮食和低碳饮食能极大地改善患者的疼痛状况，提高他们的精力水平。

如果你或者你的亲人正承受着这些难以治愈的疾病的痛苦，我真诚地建议你参考本书的内容，改变日常饮食。即使在症状严重的情况下，患者也有可能缓解症状，恢复健康，重新享受健康快乐的生活。

# 皮肤问题

光滑洁净的皮肤是美好的。如今，皮肤也是可靠的健康"检测仪"，皮肤总面积可达 $2 \, m^2$，是人体最大的器官。不仅如此，皮肤也是无与伦比的"多面手"——它是外联机构，是桥梁，也是防卫者，保护身体不遭受外来侵犯。我们用皮肤来感受和认知周围环境，划定身体的边界。柔软敏感的皮肤是我们的盾牌：它保护内脏免受紫外线辐射，抵御寒冷、炎热以及危险的病原体。它不知疲倦地储存水和营养素；它那巨大的表面是代谢废物和毒素的排放地，它也是物质的运输通道和接收站。例如，我们通过皮肤将新陈代谢的废物排出，将护肤品中的有效成分吸收进去。皮肤就像一件潜水服，它将身体各部位连为一体。它是健康状况的标志，准确地说，是身体和心理不健康的警报器。

皮肤清楚地反映了人的身体和心理状态：你的身体在抵抗什么？你在心烦什么？你要让自己与什么划清界限？你在抵抗谁或者什么事物？你如果坦白而诚实地面对疾病，就能更容易更准确地找到治疗方法。所有患者都应该诚实勇敢地面对疾病，如果一个人积极地去寻找自己的患病原因，重视可能的原因，努力去解决问题，他就会有非常好的治愈机会！

皮肤的一些表现——瘙痒、湿疹、银屑病（牛皮癣）、痤疮、皱纹、色素沉着——不止是衰老的现象。如今已经有证据表明，氧化应激、炎症、矿物质等营养素的缺乏会破坏皮肤的外观和功能。要想保持皮肤的健康，我们所需要的显然不止水、肥皂和面霜。多年来，我在工作中发现，如果减少碳水化合物的摄入，重新重视不受欢迎的脂肪，不但整体的健康状况会得到改善，而且皮肤状况也会"顺便"变好。摄入充足的水也能发挥重要作用，因为我们的皮肤也需要来自体内的水和营养。接下来让我们一起深入到皮肤下面。

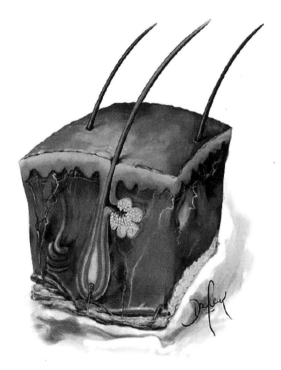

## 寻常性银屑病和神经性皮炎

寻常性银屑病（Psoriasis vulgaris）是有多种表现形式的慢性炎症皮肤病，属于自身免疫性疾病，即免疫系统攻击人体组织——在这种疾病中是攻击皮肤细胞。来自免疫系统的突然攻击让皮肤细胞措手不及，大量新的表皮细胞以极快的速度如同在流水线上一样被"生产"出来。结果就是，皮肤出现大量皮屑。正常情况下，表皮细胞平均每 4 周更新一次，而在寻常性银屑病患者的身上，表皮细胞会在 3~4 天内更新一次。由于这种混乱的表皮细胞自我更新，皮肤功能受到干扰，健康光滑的皮肤不见了，典型的"皮屑岛屿"出现了。这些通常形状不规则、呈红色的皮肤斑块上面覆盖着白色的、干燥的皮屑或难看的黄色痂皮，后者是由严重的局部炎症引起的。

对付寻常性银屑病，患者尤其需要高质量的长链 ω-3 脂肪酸（DHA 和 EPA）来抗炎。因纽特人不会患寻常性银屑病，研究表明，这与他们实行高 ω-3 脂肪酸饮食法有关。寻常性银屑病患者在接受药物治疗的同时可以多摄入 ω-3 脂肪酸，这会产生更明显、更好的效果：与未同时摄入 ω-3 脂肪酸的患者对比，摄入 ω-3 脂肪酸的患者的症状明显减轻。这项研究很好地表明，脂肪疗法不会影响传统疗法发挥作用。正好相反，脂肪疗法能使传统疗法有更好的效果！我们何不试一试呢？

作为一名医生，我曾经治疗过一位严重的寻常性银屑病患者，亲眼见证了脂肪的令人印象深刻的疗愈能力——使症状减轻，使皮肤愈合。这一治疗方法的最大回报就是患者感激的目光和对我的治疗工作的赞赏。除了富含 ω-3 脂肪酸的鱼之外，富含维生素 E 的小麦胚芽油、椰子油和印度酥油也有助于缓解寻常性银屑病。我通常建议我的患者每天除了服用大量 ω-3 脂肪酸补剂外，也要用小麦胚芽油、椰子油或印度酥油来烘焙或者煎炸食品。小麦胚芽油和椰子油也可外用。大多数人都喜欢椰子油的气味，患者可以每天用椰子油涂抹斑块并轻轻按揉。使用椰子油涂抹身体不限于寻常性银屑病患者，椰子油可以作为护肤品从头到脚地使用。

另一种重要的慢性皮肤病是神经性皮炎（Neurodermatitis），它的典型症状是令人难以忍受的皮肤瘙痒。神经性皮炎的叫法最早出现于 19 世纪，当时的人们推测其病因是神经出现炎症。据估计，德国有 350 万~500 万患者，发病率还在上升。在德国，这种非传染性疾病大多在婴儿期或儿童期出现，大约每 8 个学龄儿童当中就有 1 个患神经性皮炎。大多数情况下，这种恼人的皮肤发红和瘙痒难耐的症状到青春期就会消失，但是也有例外。在成年人中，神经性皮炎患者占 3% 左右。这种疾病会阶段性发病，病程常因人而异。这种病程复杂的疾病很难被治愈，哪怕看起来患者似乎已经痊愈。神经性皮炎多发于肘弯、膝盖内侧、颈部和头皮，此外在额头、眼睑、手和胳膊上也会出现，在极其严重的情况下会累及全身。

人们推测，神经性皮炎的病因是遗传性免疫系统过度反应。兴奋的免疫细胞抵抗那些在健康的人看来完全无害的外来刺激，如灰尘、食物等，从而引发局部炎症，激发免疫球蛋白 E（IgE）。IgE 使肥大细胞活化，其结果是释放组胺。组胺会加剧炎症，引发强烈的瘙痒。患者会抓挠皮肤，甚至使皮肤出血。同时，患者皮肤屏障受损，这是因为皮肤屏障主要由叠加在一起的角质细胞组成（角质层），角质细胞通过细胞间的脂质（如脂肪）结合在一起。神经性皮炎发病时，脂质不足，皮肤难以保持水分，导致皮肤极度干燥，失去了屏障功能。皮肤极度干燥是一个警报信号，说明皮肤可能发生感染，并产生了局部炎症。皮肤炎症让微生物无障碍地进入血液循环，触发免疫机制，激活免疫细胞。皮肤炎症会引发其他身体部位的炎症。

即使在没有发病时，神经性皮炎患者的皮肤也遭受着炎症的攻击。如果皮肤经常处于随时会出现炎症的状态，那么任何外界的因素或内部的生化反应都随时能让病情发展起来。如今，能"唤醒"疾病或让已有症状加重的因素已经为人所知。典型的因素是环境，如花粉、灰尘、气温（过热、过冷）、细菌、动物（猫、狗、仓鼠）毛。除此之外，日常用品（洗涤剂、护肤品）、化纤面料的贴身衣物、饮食（某些食物或食品添加剂）以及心理因素（精神压力大）都能引发或加重神经性皮炎。神经性皮炎常与过敏和支气管哮喘一同出现，所以我会建议患者注意生活中接触到的有可能是过敏原的食物。容易引发过敏的食物包括酸味水果（如柑橘、草莓、猕猴桃）、乳制品（动物黄油除外）。可能引发神经性皮炎的食物包括西红柿、坚果、鱼、鸡蛋、萨拉米香肠以及添加了色素、防腐剂和调味剂的食物。要想找出自己对哪些食物敏感，可以写营养日记以发现蛛丝马迹。

神经性皮炎是一种难以被治愈的慢性疾病。然而，患者可以利用替代医学过上正常的生活，将药物（如可的松药膏）的用量降到最低或者完全不使用药物。有可能通过摄入更多健康的脂肪让发红瘙痒、覆盖着皮屑的皮肤变得健康光滑吗？答案是肯定的。营养学认为，现代的"工业文明产品"是引发皮肤病的一个主要因素。这不难解释：食物中的 ω-3 脂肪酸减少以及 ω-6 脂肪酸增加会引发局部或全身炎症。

在一项研究中，中度或重度神经性皮炎患者在 8 周内实行脂肪疗法，其结果是，80% 的患者的症状有所缓解。脂肪疗法在儿童身上也有类似的效果。在一项用实验犬进行的关于神经性皮炎的实验中，在 ω-3 脂肪酸的作用下，神经性皮炎的症状有明显的改善；但当研究者降低实验犬食物中 ω-3 脂肪酸的含量后，症状明显加重。有意思的是，我记得有患者也给我讲过类似的趣事："医生，我家狗的皮肤变好了，我现在给它吃您推荐的早餐和晚餐，用好的脂肪。"我也听到其他患者的反馈：宠物在吃了主人吃剩的含有健康的脂肪的食物后，宠物的关节炎或其他疾病的症状出现了好转。这真是不可思议！健康的脂肪在其他哺乳动物身上所起的作用与在人类身上所起的作用类似。也许我应该跟动物医生交流一番，也许某位动物医生正在读这本书呢？不过，我们还是先把注意力集中于人类身上。

## 色素斑

老年色素沉着、胎记、酒渣鼻——这些几乎每个人都知道。我的肤色极浅，夏天，我会拿着镜子看自己的雀斑和痣，能看到它们大小、颜色和形状都不同。

老年色素沉着与雀斑或痣不同，是一种异常的表现，代表皮肤色素紊乱。在手背、脸、肩和手臂上的这些浅棕色斑块一般会在 40 岁后才出现，因此我们不必太过担心。

色素斑多是由太阳辐射引起的，是皮肤下的脂褐素在局部积聚导致的。脂褐素不是因为强烈的阳光照射而形成的，它与形成棕色皮肤的色素——黑色素不同。脂褐素的积聚更多的是体内悄然发生的氧化反应的标志。当宝贵的

UFA 在细胞膜中受到游离的自由基的攻击时，脂褐素就作为"细胞垃圾"出现。当人年轻时，脂褐素可以被身体当作"细胞垃圾"而被处理掉，但随着年龄的增长，身体处理"细胞垃圾"的能力减弱，脂褐素就会积聚，形成可见的色素斑，这表明身体已经不能有效地处理氧化反应的副产物，换句话说，身体缺少抗氧化剂。抗氧化剂可以防止细胞氧化，保护细胞膜中的脂肪。体内的抗氧化剂水平会随着年龄增长而下降，这完全正常。不过，老年色素沉着也可以被当作一种提醒，表明我们应该多摄入抗氧化剂。现在已知的、对皮肤最重要的抗氧化剂之一是维生素 E，它可以防止脂肪酸被氧化。缺少维生素 E 是老年色素沉着出现的原因之一。因此，补充健康的脂肪和维生素 E 可以防止老年色素沉着。在日常生活中，我推荐每天食用一定量的小麦胚芽油。

在夏季，在短裤、T 恤衫、迷你裙、太阳伞和海滩度假的季节，我们身上各种形状大小的痣都显露在外。极少有人知道，抗生素可能使痣变大和数量增加。皮肤科医生会对痣进行仔细观察，就如同昆虫学家在显微镜下研究昆虫一样，因为医生要尽早发现发生病变的痣，从而及时消除如皮肤癌等疾病的患病风险。预防是最好的治疗。人们往往低估了痣特别多的严重性，痣特别多的人患癌症的风险更大。如果一个人在晒了一下午太阳后，痣如同花园中的杂草一样，纷纷从皮肤中钻出来，这就是一个需要严肃对待的信号，它表明体内氧化应激严重。

你如果是痣特别多的人，就应该好好地考虑自己的生活方式！注意防晒，注意使用药物、化妆品和其他日用品，当然还要注意饮食。你经常吃含 TFA 的半成品食物吗？有过量饮酒、饮茶、喝咖啡以及抽烟的不良嗜好吗？你体内频繁发生的氧化反应与你摄入的脂肪的质量以及你处理食材的方式有关。实行脂肪疗法，摄入充足的 ω-3 脂肪酸和维生素 E，它们可以保护细胞；少吃不健康的快餐，尤其是那些不健康的煎炸食物（见第 146~149 页）。

## 玫瑰痤疮

玫瑰痤疮听起来充满异域风情。但对患者来说，这种疾病并不那么美好。

玫瑰痤疮因患者的面颊上出现红色斑块，如同玫瑰在脸上开放而得名。根据美国国家关节炎、肌肉骨骼和皮肤病研究所（National Institute of Arthritis and Musculoskeletal and Skin Diseases）的数据，仅在美国就有 1 400 万玫瑰痤疮患者。在德国有 2%~5% 的成年患者。玫瑰痤疮多发于 30~60 岁。皮肤和眼睛颜色较浅的女性尤其容易发病。很少有人清楚，脸上（多为面颊上）出现浅红色斑块是玫瑰痤疮的初期症状。这些不受欢迎的斑块因皮下毛细血管扩张而显现浅红色。皮肤的局部感染经常导致丘疹或脓疱的出现，因此玫瑰痤疮常被误诊为痤疮。大多数情况下，玫瑰痤疮的发病位置位于面部中间；在少数情况中，红色斑块也会出现在脖子、肩膀和眼睛（眼酒渣鼻）上。如果玫瑰痤疮出现在患者的眼睛上，患者通常会感到眼睛干涩，出现结膜炎和虹膜炎，这就需要皮肤科医生和眼科医生合作进行治疗。对于男性患者，玫瑰痤疮通常造成鼻部皮肤增厚，出现小结节，即形成所谓的"酒渣鼻"。

因占据了面部中间位置，玫瑰痤疮难以隐藏，患者经常因感到难堪而有很大的精神压力。玫瑰痤疮的病因是目前学术界正在讨论的一个课题。有一种说法认为，这是机体对蠕形螨的免疫反应，因为在玫瑰痤疮患者身上蠕形螨的数量要比健康的人身上的多；也有人推测，玫瑰痤疮是体温调节紊乱引起的；还有人提出它是肝脏代谢紊乱引起的。免疫系统功能紊乱导致毛细血管扩张，使机体出现炎症反应，皮肤大面积变红，毛孔增大，皮肤变厚，如果炎症一直无法消除，皮肤上就会出现难看的丘疹和脓疱。

很明显，某些特定因素会让脸上的"玫瑰"开放：过烫的食物、辛辣的食物、寒冷、酷热、风、紫外线辐射、化妆品和药物。护士健康研究（Nurses' Health Study）的数据证明，经常喝白葡萄酒或利口酒的女性的患病风险更大，且患病风险随着饮用量的增加而增大。我的经验是，除了喜欢喝葡萄酒的人，那些特别喜欢吃糖果、面包和容易致炎的食物（如糖饼、香肠面包）的人也都面临长出玫瑰痤疮的风险。为了拔除"玫瑰的根"，我建议采取一种全面的策略：注意防晒、少吃会造成毛细血管扩张的食物、少喝酒、少吃会引发炎症的食物（如香肠等肉制品和高碳食物）。这种策略能让玫瑰痤疮的情况得到明显改善，这并非荒谬的幻想，我能展示很多让人吃惊的成功实例。

为了有效治疗玫瑰痤疮，我强烈向你推荐我总结出的、经受过实践检验的组合治疗方法：多吃富含膳食纤维的蔬菜，使肠道菌群恢复平衡；多吃海鱼或添加了 DHA 或 EPA 的植物油，以对抗炎症。这样一来，肠道、血管和神经系统就都能得到强化，脸上的"玫瑰"就会枯萎。

## 痤疮

几乎我们每个人都长过粉刺，大约 85% 的人在某个时期都会因粉刺而烦恼过。粉刺是痤疮的一种形式。无论是在德国，还是在世界范围内，痤疮都是最常见的皮肤病。尤其是青少年，粉刺是最让他们烦恼的问题。痤疮的德文名称 Akne 来源于希腊语 akme-'，意为"尖顶、刺、高峰"。痤疮可以出现在任何人的脸上，甚至 50 岁以上的人也会长痤疮。对一些人来说，粉刺是无害的，很快就会消除。但对 40% 的粉刺患者来说，事实并非如此，没有发炎的粉刺可能发展为二级痤疮，即红色的、有痛感的丘疹或脓疱。二级痤疮多出现在下巴周围，二级以上的痤疮会扩散到颈部和背部，甚至整个上半身。

痤疮本身不会危及生命，但是，当痤疮面积较大时，它也能导致高热和全身炎症，所以我们应该重视痤疮。而且，痤疮对患者心理造成的负担以及对其生活质量的影响都不可低估。2%~7% 的患者会留下终身难以消除的瘢痕。患者会丧失自信，不喜欢社交，工作和生活受到影响。痤疮甚至会导致抑郁症。

痤疮是一种复杂的疾病，皮脂分泌过量和皮肤发炎是身体的免疫系统做出的反应。基因该对此负全责吗？答案是否定的。虽然遗传因素会让人有一定概率出现痤疮，但是是否会出现痤疮以及痤疮的严重程度很大程度上受生活方式（如吸烟、饮酒、长期承受巨大精神压力）的影响。除此之外，还有哪些因素呢？

饮食对这一疾病的影响要比我们想象中的大。然而，现在我们更多地将注意力放在护肤品上，而非食物上。据估计，美国人每年在防治痤疮的护肤品上的花费高达 22 亿美元。人们不惜一掷千金，但这些护肤品都被证明对防治痤疮没有太大作用。我总是希望通过发现疾病的根源，挖出真正的病因，来治疗疾病。经验告诉我们，有一点是传统医学疗法没有涉及的——食物。

痤疮与松饼、蛋糕、椒盐卷饼、甜甜圈、百吉饼、奶酪三明治、面包、巧克力、薯条、饼干、糖果、冰激凌等碳水化合物含量高、容易消化的食物有密切关系。那些较少摄入碳水化合物的人很少受到痤疮之苦。在营养生理学中，糖果、谷物或者含糖量高的水果酸奶能促使胰腺合成并分泌大量胰岛素。即便是听起来很健康的果糖，也能使胰岛素水平大幅升高。不仅水果和果汁中有果糖，果糖还出现在加工食品当中，被用作廉价的增味剂。食品标签中的果葡糖浆有很大危害，因为果葡糖浆中的果糖可以直接抵达肝细胞。

血糖水平上升得越快越高，身体产生的反应就越强，就会有更多的胰岛素和胰岛素样生长因子 I（IGF-I）被释放到血液中。血液中太多的 IGF-I 会打乱激素的平衡，比如雄激素睾酮就会因此发生紊乱，导致粉刺生长。雄激素会促使皮脂腺分泌更多的皮脂。此外，很多人都没有意识到，体内过剩的蛋白质也会刺激 IGF-I 的释放。

皮肤表面的皮脂为丙酸杆菌提供了生存的理想环境，丙酸杆菌的大量繁殖会破坏皮肤菌群的平衡。IGF-I 的大量分泌还导致另一个问题：角质细胞的分化和增殖，于是死亡的角质细胞作为"垃圾"被运输出去，堆积在毛孔中从而形成粉刺。

具有说服力的证据表明，符合现代科学标准的饮食，即低碳高脂饮食，可以在很大程度上缓解痤疮。少吃乳制品和少喝咖啡也能起到缓解痤疮的效果。一篇发表在著名期刊《美国临床营养期刊》（*American Journal of Clinical Nutrition*）上的文章，展示了低碳高脂饮食带来的瞩目的效果：长有痤疮的 15~25 岁的男性坚持实行低碳高脂饮食 12 周后痤疮缓解，细胞对胰岛素的敏感性增强。韩国的研究者也有类似的发现：在减少碳水化合物摄入 10 周后，受试者的痤疮面积明显减小。最新的研究成果也表明，痤疮和高碳饮食有关。在符合现代营养标准的饮食当中，脂肪不会使血糖水平大幅升高，因此也不会引起随之而来的 IGF-I 大量释放。令人高兴的是，已经有皮肤科医生基于以上结果对高碳饮食进行批评。

在这里我还要补充一下：我并非对碳水化合物持完全否定的态度。一切事物都具有两面性，质量差的、能导致痤疮的碳水化合物是精制碳水化合物。

当然，也有一些健康的、不会导致痤疮的碳水化合物，如蔬菜、低糖水果、豆类中的碳水化合物，所以要多吃绿叶蔬菜和豆类杂烩粥，少吃或不吃比萨饼、意大利面、糖果和蛋糕。你这么做就意味着：别了，粉刺！

富含健康的脂肪、矿物质和抗氧化剂的食物（如蔬菜、低糖水果）能改善皮肤的新陈代谢，防止细胞发生氧化应激。此外，完美的抗氧化剂是维生素 E，根据我的经验，补充维生素 E 适合各种皮肤病患者。均衡地摄入健康的脂肪、矿物质和维生素，有利于治疗和缓解皮肤病。

每个人都是不一样的。我必须强调，治疗方案必须因人而异。不过，治疗皮肤病还是有一些普遍的规则，如少吃糖果和面食、少喝酒和咖啡、少吃添加大量调味剂的食物。皮肤病患者要对碳水化合物特别谨慎。

除了 ω-3 脂肪酸，GLA 在缓解皮肤病方面也特别有效。GLA 少量存在于在某些植物油，如琉璃苣油、月见草油和黑醋栗籽油中，此外还存在于母乳当中。GLA 能"安抚"免疫系统和皮肤。它能改善细胞代谢并降低激素水平，是抗炎的有力工具。不仅在治疗皮肤病时，在治疗其他慢性疾病时，我都会向患者极力推荐 GLA。火麻油和小麦胚芽油可以外用来缓解神经性皮炎，它们能被皮肤快速吸收，尤其适合敏感的、容易发炎和瘙痒的皮肤；你即使没有皮肤病，也可以用它们进行皮肤护理。

皮肤病患者也要注意补充维生素 D，因为维生素 D 是脂溶性维生素，会随脂肪一起被身体吸收。根据研究，维生素 D 缺乏与神经性皮炎之间可能存在某种关联。维生素 D 缺乏可能会加重神经性皮炎的症状，而补充维生素 D 和摄入健康的脂肪可以缓解症状，减轻炎症。

因此，不要害怕，拥抱脂肪吧！

# 癌症

癌症是我们这个时代最著名的健康杀手之一。每天全世界约有 21 000 人确诊癌症，其中许多患者本来是可以避免癌症的。不幸的是，你或你的亲人遭遇这种恶疾的概率非常大。最新数据表明，我们当中 40% 的人都会在生命的某个阶段面对癌症。虽然如今医学研究已经取得了相当大的进步，但是我们在与癌症的斗争中没有取得明显的胜利。在与癌症的斗争中，我们仍然经常投降，陷入无能为力的状态。癌症这个病魔并不容易被吓跑，因为我们一直以错误的方式跟在它的后面跑。一个多世纪以来，我们一直相信这样的论点：癌症是由细胞核中的基因发生突变而导致的。真的是这样吗？对每一种癌症我们都有必要一问到底，到底是哪些因素导致不幸的发生。找出原因，有目标地消除它们，这才是聪明的解决方法。在针对癌症的传统治疗中，占主导地位的是 3 种治疗方法：手术治疗、化学药物治疗（化疗）和放射治疗（放疗）。但是，这 3 种疗法真的击中了癌症的"要害"吗？我们应该怀有疑问！

让我们快速浏览一下，看看哪些疾病会明显增大患癌症的风险：肥胖症、2 型糖尿病、寻常性银屑病、抑郁症……如果更细致地了解一下癌症的病理，我们很快就会发现，癌症一定与代谢紊乱、炎症和细胞损伤联系在一起。可以说，癌症间接地与我们的饮食联系在一起。

创新性论点认为癌症和其他所有的慢性疾病一样，都是由细胞代谢紊乱导致的。如果分析细胞代谢过程，我们就会发现，在代谢紊乱引起的氧化应激的持续火力攻击之下，细胞会发生不幸的转变，即变成癌细胞。处于氧化应激压力之下的细胞会随着时间的推移变得具有攻击性，成为恶性细胞。是什么影响细胞代谢，让健康细胞转化为癌细胞的呢？这和胰岛素抵抗和瘦素抵抗可能有很大关系，也就是说，细胞对激素的敏感性变弱，这是摄入过量碳水化合物导致的。细胞的正常代谢受到扰乱，于是癌细胞就形成了。

几十年来，癌细胞已得到深入的研究。科学界用了很长时间，终于在 1924 年揭开了一个大秘密：癌细胞的代谢途径与健康细胞的有根本区别。这一认识被叫作"瓦尔堡效应"，以发现者奥托·瓦尔堡（Otto Warburg）命名，奥托·瓦尔堡是 1931 年的诺贝尔生理学或医学奖得主。瓦尔堡效应得出的结论是，癌细胞的能量来源与健康细胞的不同。癌细胞可以在无氧环境中生长，直接利用糖酵解产生能量。癌细胞的"细胞垃圾"降解过程（即细胞自噬）被破坏。

······························· **细胞自噬** ·······························

细胞自噬，字面意思为"细胞自己吞噬自己"，指的是细胞中的溶酶体或液泡对收集起来的"细胞垃圾"（如蛋白质、受损的细胞器）进行降解，细胞重新利用降解的物质合成新物质的过程。如果细胞自噬的对象是线粒体，这一过程就被称为"线粒体自噬"。"生病"的线粒体被吃掉，新的、健康的线粒体生成，细胞功能恢复正常。这种了不起的细胞自我治疗方式是身体保障自身健康的最重要的方式。日本细胞生物学家大隅良典因揭示了这一过程而获得2016年诺贝尔生理学或医学奖。

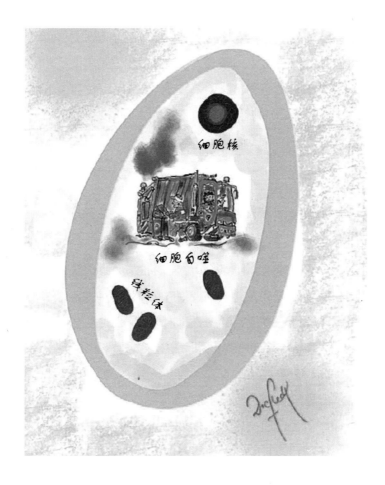

与健康细胞不同，癌细胞喜欢各种形式的高碳食物：甜食、面包、意大利面、米饭、土豆、玉米等。研究倾向于得出这样的结论：如果少摄入碳水化合物，多摄入脂肪，就可以有效地切断癌细胞的"营养供给"。现代研究表明：摄入的脂肪的质和量会显著影响细胞的健康。许多细胞代谢紊乱都源于缺乏有益于健康的、重要的 PUFA。同时，现代人还摄入过多 TFA，这加剧了细胞代谢紊乱。基于癌症与饮食的关联性，科学家约翰娜·布德维希（Johanna Budwig）博士开发出一种"脂肪－蛋白质－饮食"疗法，以缓解一些慢性疾病，包括癌症。为什么是脂肪和蛋白质呢？因为所有生物膜都主要由脂质和蛋白质组成，这两者能修复失去功能的生物膜，从而防治癌症等慢性疾病。脂肪和蛋白质是非常出色的搭档，它们相互协助，不离不弃，营养医学的实践也证实，补充脂肪和蛋白质对防治慢性疾病有显著效果。

本书旨在向你传递通过摄入健康的脂肪来呵护身体最小的单位——细胞以防治疾病的方法。使细胞代谢恢复正常应该成为防治癌症的可靠手段。你需要注意一点：蛋白质被"神化"了，有些膳食指南中的蛋白质推荐摄入量太多。"富含蛋白质"这一宣传语出现在各种食品包装上。蛋白质无疑是必不可少的常量营养素。没有蛋白质，就没有生命！为了使健康的脂肪进入身体，被身体更好地利用，摄入蛋白质也是必不可少的。但是，我必须强调，你所需的蛋白质比你想的要少！每天限制蛋白质的摄入量是非常有必要的，因为摄入过量蛋白质可能促进衰老和引发癌症。此外，一些蛋白质奶昔还含有大量糖或合成甜味剂。

如果你的目标是有效地预防癌症，并希望自己更健康长寿，那么你应该避免长期过量摄入蛋白质，尤其是在青年到中年阶段。太多蛋白质和碳水化合物会促进细胞生长和分裂，细胞的过度活跃是由神秘的哺乳动物雷帕霉素靶蛋白（mTOR）导致的，它在上个世纪末才被发现。所有哺乳动物的体内都有这种蛋白质，它对细胞的生存、生长、分裂、凋亡有重要作用。如果mTOR 活性强（可能与摄入过量蛋白质有关），细胞就会加速分裂，造成器官和组织老化。而且不受欢迎的癌细胞也会受到刺激加速生长。但是蛋白质如何作用于 mTOR，还不为人所知。除了限制蛋白质的摄入量之外，限制碳水化合物摄入量和进食次数（每天最多吃 3 顿饭）也有一定作用。此外，间歇性断食也可能是预防癌症的有效举措。

基于新的研究成果以及我多年的治疗经验，我相信，摄入大量健康的脂肪和适量蛋白质是预防癌症等慢性疾病最有效的策略。令人高兴的是，现有的科学研究暂时没有发现脂肪会增强 mTOR 的活性。

如果你或你的亲人已经确诊癌症，该如何做呢？这正是健康的脂肪能够发挥巨大作用的时候。摄入更多脂肪、少量碳水化合物和适量蛋白质，能将癌细胞慢慢"饿死"。多摄入脂肪，你就能夺走癌细胞最喜欢的"食物"——容易消化的碳水化合物。如果癌细胞吃不上什么好东西，它们就不能"作恶"。癌细胞更喜欢碳水化合物，健康细胞更喜欢脂肪。快行动起来吧！

脂肪是比碳水化合物更好的细胞"燃料"，它能缓解炎症、强化线粒体。因为慢性炎症不仅可能导致癌症，还可能促进癌细胞的扩散，所以有抗炎作用的健康的脂肪对预防癌症有一定作用。

哪种脂肪酸有抗炎作用？没错，是 ω-3 脂肪酸！一些研究显示，ω-3 脂肪酸能抑制癌细胞生长，甚至导致癌细胞死亡。如果 ω-3 脂肪酸真的能让癌细胞死亡，那么这将是癌症研究中的重大发现，也是治愈癌症的重要一步。有证据表明，充分摄入 ω-3 脂肪酸能将乳腺癌、子宫癌、黑色素瘤和前列腺癌的患病风险减小 50%～67%。这是非常惊人的数字！还有一点：根据我的观察，许多癌症患者在患病期间都或多或少出现抑郁症的症状。ω-3 脂肪酸有抗抑郁的作用，这已经得到证实。脂肪应该得到我们的重视。

提到防治癌症，有一种食物频繁出现：亚麻籽。这些小小的种子在德国和纬度与德国相似的国家和地区较为常见，它们富含 ω-3 脂肪酸。我推荐食用亚麻籽的一个原因是它富含木脂素。木脂素是植物中的一种天然化合物，存在于芝麻、缬草、绿叶蔬菜等中，在亚麻籽中含量非常高，其含量是在其他植物中的 100 多倍。木脂素是植物雌激素，与雌激素有相似的化学结构，能在人体内发挥和雌激素相似的作用，从而减少人体内雌激素的分泌，因此女性可以通过补充木脂素来缓解经期乳房疼痛（由雌激素分泌旺盛导致）。在抗癌方面，亚麻籽是一个秘密武器。研究表明：每天坚持食用 1 汤匙（1 汤匙相当于 15 g）左右磨碎的亚麻籽对健康大有裨益（见第 175~176 页），能使女性分泌较少的雌激素，从而降低乳腺癌的患病风险。

此外，还要注意：充分咀嚼食物使人健康！十字花科蔬菜一直被认为是抗癌食物，因为萝卜硫素含量高。实际上，十字花科蔬菜只含萝卜硫素的前体物质萝卜硫苷，只有经过充分咀嚼萝卜硫苷才能转化为萝卜硫素。咀嚼对发挥亚麻籽的营养价值也同样重要。因为亚麻籽含有的是木脂素的前体物质，它需要由肠道中的好细菌来激活。除了营养价值高，亚麻籽也容易购买，价格适中。每天几茶匙亚麻籽就能让你的健康状况显著改善。

无论是健康的人，还是癌症患者都应该保证每天摄入充足的脂肪和木脂素。偶尔通过食物摄入少量脂肪和木脂素不会给健康状况带来明显改善。

由于摄入量不同，营养素有可能毒害身体，也有可能给疾病的治疗带来好的效果。许多癌症患者在绝望中抓住那些可疑的、昂贵的，却没有任何科学基础的治疗方法作为救命稻草。相比之下，食用亚麻籽等富含 ω-3 脂肪酸的常见食物被证明是一种比较安全的、没有副作用的癌症治疗方法，它可以成为针对癌症的传统医学治疗方法的辅助治疗手段。俗话说：对狼的仁慈就是对羊的残忍！你要为自己的健康细胞而斗争，健康细胞就是没受到保护的弱小的"羊"，请给它们生存所必需的养料。向"狼"，也就是癌细胞宣战！

# 精神疾病

## 抑郁症

无法向任何人解释自己的悲伤是极其糟糕的事。不过，每个生命都是独一无二的。人生多艰，我们总会有困难的时刻，总会遇到很多障碍。困难会出其不意地出现，它们是生命的一部分。生活不止有快乐，生命的每天也并非都阳光普照，一些可怕的事情——失去亲人、失去工作、严重的疾病会闯进我们的生命。这些事情会像绳索一样套住我们，让我们情绪失控，将我们的嘴角向下拉。然而，还有一些问题是我们亲手制造出来的。这些问题就如同那些加工食品，它的主要原料也许对人体无害，但因为生产者加入了很多添加剂，加工食品也就不那么健康了。有些问题本不应该令我们烦恼，但因为我们的思维"误入歧途""进入死胡同"，这些问题就带来了忧虑和悲伤，使人变得消极。思虑过多、"胡思乱想"、内心不安使问题越来越多，越来越严重，抑郁症就随之而来。

每个问题都有积极的一面，我们要主动寻找解决问题的方法。我经常对患者说："攀比会让幸福'窒息'。"我们中的许多人容易陷入攀比的旋涡："我要是像某某那样聪明就好了。""我如果和某某一样漂亮就好了。""希望我的头发像邻居的那么多。""要是我这么做就好了。""我本来也可以那样。"……这些消极的思考方式让我们的心情晦暗。实际情况是：如果我们变成想成为的那个人，我们确实不会有现在的烦恼，但一定有新的问题。每个人都会陷入人生低谷和感到困扰，生活用它那长长的、尖尖的刺刺伤我们每一个人。

所有人都会经历失败、遇到困难，然而，还是有一些人看起来很幸福，无论他们是贫穷还是富裕，不管他们有没有家庭，他们都能保持平和的心态，到老年时还积极乐观、保持嘴角向上翘。实际上，所有人都会经历失败、遇到困难和感到沮丧，然而，在波涛汹涌的名为人生的大海上，有些人似乎能够不费力气地绕过暗礁。他们似乎不会遭遇恶劣的风暴，黑云似乎不会笼罩在他们头上。他们如何保持这种令人羡慕的心态，如何抵抗来自外界的压力？在过去的 20 年里，我通过自己的工作获得了很多无与伦比的认知。我想与你分享其中一条：生活的美好之处在于，无论发生什么，人都可以从中学到些东西。

负面情绪，比如悲伤或者恐惧，并非无足轻重。负面情绪引发的疾病成为越来越严重的社会问题，这个事实给所有人敲响了警钟。有研究显示，在寻医就诊中的人中 75% 都长期承受巨大的精神压力。一个残酷的事实是，负面情绪和精神压力比吸烟更危险。每 2 个人当中就有 1 个人在生活中至少有过一段处于抑郁状态的时间。每 10 个人当中就有 1 个人每年都会有一段处于抑郁状态的时间，而在这 10 个人中，有 2 个人最终会被确诊为抑郁症。由于医学上的进步，许多慢性疾病都能得到有效地防治，但精神压力大引起的疾病的发病率却在升高。抑郁症无法追溯到单一因素上，它是不同影响因素共同作用的结果。人们主要从两个方面分析抑郁症——神经系统方面和社会心理方面。常见的抑郁症治疗方法也是药物治疗和心理治疗。但这样就足够了吗？

现在的一个趋势是，每年精神药物的使用量在大幅增多。当然，精神药物肯定会产生稳定情绪的效果，但服用药物的患者往往面临大量副作用：食欲不振、恶心、呕吐、消化问题、口干、蛀牙、眼睛干涩、视力下降、头痛、烦躁不安、失眠、性功能障碍等。

通过几十年与患者打交道，我发现，每个人都能通过最简单的方式获得积极平和的心态：保持良好的人际关系和充足的睡眠、多晒太阳、补充维生素 D 和健康的脂肪。很多抑郁症患者的症状都能因此得到缓解。

因此，我在为患者治疗时，不会仅依赖传统的治疗方法。我非常希望，用营养疗法治疗抑郁症能被医学界认可，这样，即便患者少服药甚至不服药，症状也可以得到缓解。在我的治疗实践中，我倾向于将可靠的、可以舒缓压力的放松训练（如自体发生训练、渐进式肌肉放松训练、眼动疗法等）和补充健康的脂肪的营养策略结合在一起，来治疗抑郁症。为什么我们可以通过摄入健康的脂肪远离抑郁症呢？这是因为有些食物可能引发抑郁症。

一个例子就是所谓的"快餐抑郁症"。含大量反式脂肪的半成品食物充斥市场。即便是平时注意饮食质量的人，也会偶尔吃半成品食物。我们健康的身体遭到低营养价值、过度加工食物的攻击，这必然会造成不好的后果。最新的研究结果已经证明，快餐等半成品食物以及在工厂中批量生产的含大量 TFA 的烘焙食品可能引发"快餐抑郁症"。请放心，自己烘焙的蛋糕似乎没有这样的风险。脂肪的质量决定一切！你应该更多地摄入健康的脂肪！

一篇研究综述显示，摄入 ω-3 脂肪酸与抑郁症症状缓解之间存在明确的关联性。在一项关于抑郁的双盲实验中，研究者将抑郁症患者分为两个组。一组患者在 8 周内每天服用 200 mg DHA 和 900 mg EPA 的补剂，另一组患者服用安慰剂。两组患者都服用抗抑郁药物。实验结果证明，ω-3 脂肪酸能够让抗抑郁药物更好地发挥作用。

如果你看了前面的内容认为，单独补充 ω-3 脂肪酸就能治疗严重的抑郁症，那么你就犯了一个巨大的认知错误。那些症状严重的抑郁症患者必须接受药物治疗和心理治疗。

自杀是一个高度敏感的话题。"拥抱脂肪"，尤其是摄入更多 ω-3 脂肪酸，能够帮助减少自杀者的数量吗？研究者带着这一问题，认真地分析了约 100 个有自杀倾向的人血液的 ω-3 脂肪酸含量，将化验结果与心理健康的人的血样化验结果进行对比。结果是清晰的：有自杀倾向的人体内 ω-3 脂肪酸（EPA）的水平更低。此外，一项比较研究也表明，缺乏健康的脂肪的人的自杀风险是不缺乏健康的脂肪的人的 9 倍。这一结果体现的脂肪与自杀的惊人的关联性是许多人所不知道的。一个人摄入的 ω-3 脂肪酸越少，精神就越有可能不稳定。目前，已经有研究者正在深入研究 ω-3 脂肪酸对防范自杀的作用。

综上所述，我建议所有抑郁症患者和有抑郁倾向的人多摄入 ω-3 脂肪酸，尤其是 DHA 和 EPA。可惜的是，脂肪疗法还没有获得广泛认可，因此我希望本书中的知识能够对抑郁症患者和有抑郁倾向的人有所帮助，也希望正在读本书的医生和治疗师能尝试使用脂肪疗法。在健康政策层面上，这种辅助治疗手段应该得到支持。现在我们所有人都必须采取行动了。

## 产后抑郁症

每一位孕妇都肩负重任：首先，她需要不断为自己体内的新细胞提供良好的"建材"；其次，她还要给子宫内的小生命提供必要的"养料"，保证他的正常生长发育。在 9 个月的时间里，一个受精卵经过分裂分化，发育成一个胎儿，这实在是不可思议的事。这个未出生的小生命在辛苦"工作"，他的"合作者"——母亲正在无私地付出。

如果依据体重计算，胎儿需要 2 倍于成年人的热量和营养。这使事情变得非常有意思：未出生的胎儿每天需要特别多健康的脂肪。他总是饥饿地等待着这种高质量的营养基石——来自母亲摄入的营养。大自然赋予了小生命保护自己的机制。如果孕妇吃低脂食物或者快餐等含健康的脂肪非常少的"垃圾食品"，那么大自然就会限制孕妇自身的需求，优先让胎儿得到生长发育所需要的最重要的东西——脂肪。在孕妇的身体中，最好的脂肪储存在哪里？你可能已经猜到了：在大脑里。大脑是身体的指挥中心。和其他器官一样，大脑也由上亿个细胞组成。大脑的特殊之处在于，如果去掉大脑中的水分，大脑组织中 70% 都是脂肪！大脑是一个被填满的"脂肪罐"。对饥饿的胎儿来说，母亲的大脑是可以提供美味佳肴的"餐厅"。这样，胎儿会毫无顾忌地接通"脂肪罐"，将母亲大脑中的 ω-3 脂肪酸"吸走"。

没有健康的脂肪，就没有孩子的健康成长。"孩子需要什么，就会拿走什么。"这句话无疑是不变的真理。在孕期最初的 12 周里，健康的胎儿的体长甚至每天会长 1 mm。这种增长速度可以解释为什么胎儿需要大量脂肪。如果孕妇体内的 ω-3 脂肪酸被胎儿津津有味地"吃掉"，而孕妇自己不能从每天的饮食中补充足够的 ω-3 脂肪酸，那么她就会不由自主地陷入抑郁当中，即患上产后抑郁症。这不仅影响孕妇自己，也令整个家庭都感到痛苦。缺少 ω-3 脂肪酸会给一个人的情感世界造成严重的影响。

在我的诊所里，我见到了 27 岁的路易莎。当时，她的第二个女儿保拉刚刚出生。全家都为这个新成员的到来感到无比高兴。但是，可爱的小保拉出生几周后，乌云就笼罩了这个祥和家庭。与大她 3 岁的姐姐相比，小保拉非常"懂事"，她的需求总是能很好地被大人解读出来。出现问题的是母亲路易莎。她变得敏感、爱哭、易怒，每件小事都会惹她不高兴，她会大声地跟丈夫、父母、护士、最好的朋友吵架，谁都没法接近她，她就想一个人待着，面无表情地躺在床上或坐在沙发上。这完全不符合路易莎的性格。尤其让丈夫不解的是，路易莎几乎不去照看婴儿，她表现得对这个家庭新成员完全不感兴趣，甚至哺乳这件在第一个孩子出生后让她感到特别高兴的事情，如今似乎也成了充满痛苦的负担。

为什么会这样？因为胎盘"吃掉"了她的大脑！路易莎在第二次分娩后

就像换了一个人。她的生活热情和她对压力的承受力都被胎儿"吸走"了。因为她两次怀孕的间隔时间不长，所以她缺乏健康的脂肪的问题尤为突出。产后抑郁症非常常见，也许你的家人和朋友，甚至是你自己就有过这种痛苦的经历。这原本是可以避免的。幸运的是，路易莎最后通过短期的药物治疗、心理治疗以及补充 ω-3 脂肪酸的营养治疗，很快恢复了健康。

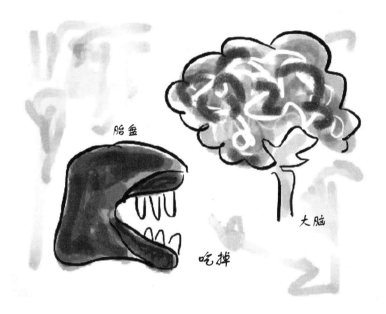

健康的脂肪，尤其是 ω-3 脂肪酸，不光在怀孕和哺乳期间影响女性，在任何人的任何人生阶段，都能带来积极的影响。爱尔兰的剧作家萧伯纳（George Bernard Shaw）曾说过："没有哪种节食方法能消耗掉体内的全部脂肪，因为大脑的绝大部分都是脂肪。没脑子的人也许挺好看，但最多也就能担任个公职而已。"

总的来说，脂肪使大脑健康。健康的脂肪使人既苗条，又聪明。母乳中的营养对孩子的生长发育非常重要。在盛产海鱼的国家，由于海鱼富含 ω-3 脂肪酸，母亲们的乳汁的营养价值普遍较高，她们患产后抑郁症的情况明显较少。ω-3 脂肪酸对母亲和孩子都有好处。

# 你能够更健康

## 抗衰老

衰老是一个令人感兴趣的话题。的确，人的平均寿命变得越来越长。近100年来，平均寿命一直在持续增加，这并不是坏事。如今，百岁老人越来越多。感谢现代医学，老年人的健康状况越来越好了。

在讨论健康时，我们永远不应该忘掉孩子和老人。孩子是我们的未来，而老人曾经为我们的社会做过很多贡献，事实上，考虑到目前人口老龄化的发展趋势，衰老应该成为健康政策制定者和媒体关注的重点。不要误解：衰老当然不是疾病！但衰老会带来一些疾病，这是完全正常的，因为随着年龄的增长，细胞的损伤逐渐积累。

有些人梦想着长生不老，他们无法接受自己正在变老的事实。可惜的是，长生不老是不存在的。生命总有终结的一刻，我们都会死亡，这确定无疑。但是，我们能做到的是，直到我们闭上眼睛之时，一直保持健康。脂肪疗法会帮助你保持健康，过上健康的"抗衰老"生活。

我们何时候会长出白头发？嘴角何时会出现皱纹？这固然与基因有关，但幸运的是，何时衰老并非完全取决于基因。根据前面的内容，我们知道，细胞的"发电厂"——线粒体始终处于健康的状态有助于预防疾病，使身体健康。永恒的青春、没有皱纹、不长白发并不值得追求。在脸上留下岁月的痕迹，有什么不好呢？

我们一直在对抗衰老，但最后只能顺从地接受衰老。我们应该问自己：我们想怎样变老？是健康地、有活力地、积极地、心怀感激地变老，还是疾病缠身地、沉闷地、沮丧地、无精打采地变老？

有意识地摄入健康的脂肪、实行营养均衡的饮食、多运动、保持积极的心态能让我们健康地变老。时代在改变，我们也应该随着时代的改变而改变。我们不能指望基因，不能把什么都归结到基因上，不要害怕衰老，采取健康的生活方式，就会变得健康有活力。

原则上，采取健康的生活方式以及健康地变老，最好始于生命的第一秒。胚胎学告诉我们：4 周大、已经出现心跳的小生命并非一堆沉闷的细胞。当母亲还没有意识到孩子存在的时候，孩子的健康状况可能就已经被决定了。胎儿发育阶段的重要性经常被低估。

在中国，人们会把这段被忽视但非常重要的在子宫中的岁月计算到寿命当中。这样计算是有道理的，因为在子宫里，胎儿已经能产生感觉，可以意识并感受到母亲的行为（包括进食行为）和她的生活环境。这就会导致人生的最初几个月会从根本上影响整个人生。可以说，健康的生活方式应该始于生命的"零时刻"。慢性疾病（如高血压、2 型糖尿病）的危险的种子可能在胎儿时期就已经埋下，但很多人还没有意识到这一点。

健康地老去是我们的目标。那么衰老是如何在我们体内发生的呢？在生命的进程中，我们的细胞受到的损伤越来越多，到了某个时刻，细胞就无法再修复这些损伤了。然而，在有些人身上，细胞的损伤积累得快，在另一些人身上，细胞的损伤积累得慢。随着年龄的增长，细胞的自我修复速度越来越慢。在复杂的细胞分裂过程当中，细胞"复制"自己，用新的、健康的细胞来代替旧的、生病的细胞。到了某个时刻，细胞内部的钟摆戛然而止，细胞不再分裂。正常的细胞的寿命都是有限的，一直分裂、生气勃勃的细胞是如何知道自己所剩的时间的呢？大自然已经为这一问题找到了解决方法，它"发明"了端粒。端粒是染色体末端的结构，是一段重复的 DNA 序列，它就像染色体的保护帽，保护染色体结构的稳定。不过，在每次细胞分裂后，端粒都变得短一些。每一次分裂后，端粒都有一段未被复制。当端粒变得非常短时，它对染色体的保护作用也就不存在了，细胞分裂就会停止，细胞进入"待机"状态，等待死亡。

那么，如何通过防止或延缓端粒变短来延缓细胞的衰老，从而延缓身体的衰老呢？摄入健康的脂肪，在细胞层面上抵抗衰老——你可能已经想到了这一点。在一项非常前沿的研究中，研究者连续 5 年观察受试者体内的端粒，同时测定他们血液中 DHA 和 EPA 的水平。最后，研究者得出结论：端粒损失最少，也就是"衰老得比较慢"的人，是那些摄入 ω-3 脂肪酸较多的人，他们血液中 DHA 和 EPA 的水平较高。这些人端粒的长度只缩短了 2%，而那些摄入很少 ω-3 脂肪酸的人端粒的长度缩短了 8%。

我们可以利用健康的 ω-3 脂肪酸使衰老减速。我们不光要延缓衰老，还要保证延缓衰老的过程是健康的，这是有意义的。如果我们一直关注身体的微观世界，也就是细胞，就会明白这里面藏着健康衰老的钥匙。就像我们在前面所了解的，脂肪是细胞完美的"建材"和"燃料"。

## 优化体育训练效果

要想在体育运动方面取得一定成就，运动员就必须精益求精，不能存在侥幸心理。体育成绩不仅仅取决于艰苦的训练、积极进取的精神以及教练的精心指导。"人是他所吃的东西。"哲学家路德维希·安德烈亚斯·费尔巴哈（Ludwig Andreas Feuerbach）这句超越时间的名言适合用在我们所有人，尤其是运动员身上。我们的饮食会决定我们身体和精神是否足够强大。多年来，我一直为专业运动员提供身体上与心理上的健康咨询。我可以说，一位运动员的饮食和补剂的营养价值越低，他越经常吃快餐或者营养不均衡的食物，就越容易受伤或者生病。不光"吃什么"非常重要，"何时吃"也非常重要：如果两餐的间隔时间掌握得不好，那么食物就无法帮助运动员保持健康并取得好成绩。

每当我读到运动员受伤的新闻时，我就会想："他最近吃了什么？"脂肪不应该被排除在三餐之外，而应该成为三餐的主角。每顿饭都应该精心地用真正有营养价值的食材来制作。一些补剂——五颜六色的药丸、蛋白质奶昔、功能饮料都含有对肠道健康不利的添加剂。运动员需要好好检查这些补剂。在各种神秘的"健身妙药"和为数不多的几种天然补剂占据主导地位的世界里，我的建议是，每天往食物里加 1 汤匙火麻油或可可脂、吃 2 粒巴西栗，这听起来简单得有些令人不可思议。

一位著名的德甲守门员曾经对我说过，教练和俱乐部在为团体体育项目的运动员制定营养方案时经常遵循"雨露均沾"的原则（即教练和俱乐部不会根据每位运动员的实际情况制定个性化营养方案）。此外，教练和俱乐部会为他们提供"特殊的药丸"。但是，要想让每个人都健康，需要针对每个人制定不同的营养方案，补剂中的添加剂可能导致过敏，而功能饮料和蛋白质奶昔中的合成甜味剂有可能破坏肠道菌群的平衡。运动员可能因此错失夺冠的机会。营养问题应该引起运动员、教练和俱乐部的注意！

有运动员因采取了个性化营养方案后接连赢得胜利。例如，网球运动员诺瓦克·德约科维奇（Novak Djokovic）在职业初期曾数次因呼吸困难而不得不退赛。很多人认为他疏于锻炼，体能不佳。甚至连他自己也这么认为，并不断寻找方法提升体能，然而收效甚微。后来，在接受酶联免疫吸附测定后，他发现自己有乳糖不耐受的问题，困扰他多年的问题的根源终于浮出水面。营养专家根据他的饮食偏好和他可以承受的食物制定了个性化营养方案，让他摄入更多健康的脂肪。制定个性化营养方案，将脂肪作为理想的能量来源，这是德约科维奇成为最佳网球运动员之一的重要原因。用均衡的营养和健康的脂肪取得胜利！曾经大受赞扬的高碳饮食已经过时了。现在，低碳饮食在专业运动员中逐渐流行起来。尽管如此，还是有不少运动员和教练低估了脂肪的作用。

这个话题太重要了，我们不能低估脂肪对健康的积极影响。如今，体育训练方法对运动员水平的提升已经达到极限，因此利用营养改善体能，来提高运动员水平的方法在未来应该会受到重视。营养对运动员取得好成绩是不可或缺的。用一成不变的百分比数值规定碳水化合物、蛋白质和脂肪的摄入量的做法已经过时了。要增强力量的运动员需要从鱼、肉、鸡蛋、蘑菇、坚果和豆类中摄入更多蛋白质。要增强耐力的运动员可以在摄入健康的脂肪的同时多摄入碳水化合物。教练员应该为运动员制订符合个人情况的营养方案，运动员也不要想当然地吃那些含添加剂的补剂。

那些含添加剂和糖的蛋白质奶昔、能量饮料等每年创造数十亿美元的销售额。消费者要敢于质疑市面上流行的产品。除了效果颇为可疑，能否提高运动员水平尚需检验外，这些产品往往非常昂贵。巴西栗比硒胶囊便宜，可以为我们节省很多钱。教练或者医生都十分推荐蛋白质奶昔，但众所周知，过量蛋白质会因激活 mTOR 而导致细胞生长过速。如今也有一些足球俱乐部和世界一流的运动员意识到：应该好好利用脂肪。尽管见效缓慢，但健康的脂肪会切实给人带来各种积极的改变：精力、耐力、抵抗力、反应力、注意力、氧气利用、脂肪消耗、蛋白质合成等各方面都得到改善，肌肉痉挛、关节和肌肉疼痛也得到缓解。运动员在训练后容易出现的运动性哮喘、心率和睡眠问题都有所改善。

在一项研究中，摄入充足 ω-3 脂肪酸的受试者在标准化的体育训练中，明显地比对照组的受试者（没有摄入充足 ω-3 脂肪酸）更少出现肌肉酸痛的现象。另外一项对实验鼠的研究比较了来自植物油的 ω-3 脂肪酸与来自水飞蓟籽油的 ω-6 脂肪酸对肌肉供血的影响，在 6 周后，研究者检查实验鼠的器官和肌肉的供血情况。ω-3 脂肪酸组实验鼠的骨骼肌供血比实验前更好。这一结果对几乎所有想要增强力量和耐力的运动员都意义重大。一个小小的争议点是，这项研究是在实验鼠身上进行的。不过，研究者认为，这一结果在人类身上也适用。

肌肉负荷越大，肌肉受到损伤的风险就越大，肌酸激酶（CK）水平上升是运动后细胞受损的标志之一。研究表明，摄入充足 ω-3 脂肪酸的受试者的肌肉损伤的程度明显更轻，CK 水平上升较少。ω-3 脂肪酸抑制炎症的功效在这里发挥了作用。在剧烈运动之后，肌肉和关节总是会出现轻度炎症，因为较大的氧气消耗使得更多会破坏细胞的自由基产生。

通过比较受试者的 CRP 和 ESR，研究者发现在运动后 24 小时和 48 小时，实行高 ω-3 脂肪酸饮食的受试者的炎症反应要明显轻于实行高 ω-6 脂肪酸饮食的受试者。由于 ω-3 脂肪酸的抗炎功效，运动员的身体恢复时间变短了。不久前，有一位运动员向我描述，他以前在集中训练后感到特别疲惫和疼痛；而在实行高脂饮食之后，他感觉完全可以在 15~30 分钟之后开始下一项训练。对影响运动员成绩的关节疼痛，ω-3 脂肪酸也有较为明显的作用。

ω-3 脂肪酸通过促进生长激素的分泌来促进肌肉的形成。除此以外，ω-3 脂肪酸能刺激 IGF-I 与细胞受体对接。这样一来，肌肉的形成消耗掉了脂肪。

运动时，我们的心率会增加。在运动学中，运动员训练时心率增加得越少，训练效果就越好。脂肪可以帮助运动员获得更好的训练效果！研究表明，运动员实行高 ω-3 脂肪酸饮食后，在进行相同训练时心率可以减少 20 次，运动员心脏的每搏输出量也有所改变。每搏输出量指心脏搏动 1 次，由一侧心室输出的血量，每搏输出量越高，细胞从血液中得到的氧气和营养就越多。ω-3 脂肪酸提高了训练时的每搏输出量，帮助运动员实现训练效果最优化。

"低脂主义"在体育训练中越来越立不住脚。在这里，我还要提到一个脂肪与呼吸的观点。不少运动员都会在高强度训练后出现运动性哮喘的症状。脂肪能快速而明显地缓解这一症状。一项对照实验的结果表明，摄入充足的 ω-3 脂肪酸可以改善运动性哮喘引起的呼吸短促，那些没有摄入充足 ω-3 脂肪酸的运动员在剧烈运动后会累得上气不接下气。要想让身体更健康、动作更流畅，运动员和教练员要有现代营养学思维，将脂肪放到它应该被放置的位置上。个体差异必须被正视——定制个性化营养方案是关键。运动员如果能够"真实"地摄入营养，就能够蓬勃发展，整个团队也会因此受益。

许多优秀的运动员都曾因为调整了营养方案，补充健康的脂肪而获得了优异的成绩。让我们拥抱脂肪吧！

## 备孕和怀孕

在过去的几年里，许多长期无法怀孕的女性或一直没有孩子的夫妇在绝望中向我寻求建议和帮助。在分析他们的饮食时，我经常会感到吃惊，这些女性或者夫妇当中，有不少人在生活中严格地奉行"低脂主义"。一个小生命如何能在母亲营养不良的身体里——一个渴望更多营养的身体里——健康地生长发育呢？

我想到了一位名叫格蕾塔的患者，她是一位独立的、非常漂亮的女律师。当时 37 岁的格蕾塔想实现当母亲的愿望。尽管做过多次尝试，进行费用高昂的体外受精，但她还是无法成功受孕。我第一次给格蕾塔做检查时发现，她的整体健康状况良好，体重正常。"我很好，"她说，"只是到了晚上，在完成工作之后，我会感到极度疲倦，身体像被掏空了一样。"她的情况并不引人注意。格蕾塔过着普通的生活，她与丈夫卡尔的关系非常融洽，她的工作很累，但那是她想要的。只有当母亲的愿望无法实现这件事在折磨着她。所有这些让人沮丧的生育尝试花费了很多钱财。"我们花了那么多钱，却什么都没得到！"讲到这些时，她感到极其失落。我向她保证，尽我所能帮助她和卡尔找到无法拥有孩子的原因。化验数据显示她的身体没有异常情况，妇科医生认为她的健康状况非常好。一切看起来都没有问题，但实际情况到底怎么样呢？我看到她的饮食记录后，大吃一惊：早餐是涂了植物黄油、果酱或蜂蜜的全麦面包或混合麦片；午餐是三明治配意大利香肠（或奶酪）或一大份水果酸奶；晚餐是比萨饼、意大利面或半成品食物。格蕾塔喝拿铁、无糖可乐、果汁和纯净水。在特别饿的时候，她会吃一包"零脂"的橡皮糖。格蕾塔每天都在进行这种低脂且低营养价值的饮食。周末，她会和卡尔去街角的意大利餐馆，在那里吃些肉、鱼、沙拉。

　　就是这种饮食使格蕾塔的希望破灭。胎儿首先需要通过脐带获取来自母亲身体内的脂肪、蛋白质、水、维生素和矿物质来生长。如果一位女性吃的是几乎只含碳水化合物、营养极其不均衡的"垃圾食品"，那么我们不难想到，她很难怀孕。没有营养就不可能有生命，格蕾塔的身体迫切地需要更多营养，到了该转弯的时候了。通过改变饮食，充分摄入 ω-3 脂肪酸和膳食纤维，在大约两年后，格蕾塔的第一个孩子———一个健康的女孩出生了。

　　有很多像格蕾塔这样曾经难以怀孕的女性最后实现了当母亲的愿望，这些故事深深地留在我的记忆当中。可惜的是，脂肪与怀孕的关系几乎没有引起医生和研究者的注意。从经济角度看，脂肪是没有吸引力的，因为辅助生殖技术非常有利可图；在官方膳食指南中，脂肪也没有受到重视。人们在几十年里不假思索地遵循"低脂主义"不仅伤害了自身的健康——就像格蕾塔的情况那样，也在无意识中严重地影响了孩子的健康。一些年轻父母不仅自己奉行"低脂主义"，也为孩子提供高碳低脂食物。此外，低脂饮食可能引发各种孕期问题以及分娩并发症。

类似的情形也同样出现在孩子身上：那些容易激动、爱哭的孩子让父母不知如何是好，我怀疑这些孩子都缺乏健康的脂肪。除此之外，过敏和食物不耐受、特应性皮炎、呼吸道感染、中耳炎、鼻炎、大运动（爬、走）发育迟缓、说话开始得晚、腹痛、胀气、腹泻、注意力不集中、嗜睡、抵抗力弱以及焦虑等都可能与缺乏健康的脂肪有关。

随着年龄的增长，这些问题会变得更严重。但它们往往会被归结为心理问题，人们不会将它们与低脂饮食以及细胞缺少营养联系在一起。青少年在身体上和精神上的承受能力变弱，越来越难以承受在学习和工作的压力，难以完成任务，容易犯错，精神萎靡。到了晚上，他们筋疲力尽地躺在沙发上，极度疲劳，出现低血糖、胃灼热、腹胀、睡眠不佳和肌肉无力等问题。当然，我们每个人都或多或少有这些问题，不会觉得自己生病了。但是，从现代医学和营养学角度来看，这些问题都是潜在的危险因素。我们可以根据化验指标从细胞层面介入，改善整体的健康状况。

如果一个人持续缺乏健康的脂肪，可怕的事情就会发生。依据我的经验，他迟早会患病，如慢性疲劳综合征、纤维肌痛综合征、自身免疫性疾病等。身体最小的单位——细胞，在怀孕、哺乳、童年和青少年时期长期遭受"虐待"，因缺少真正的食物而"营养不良"，那么在某个时刻细胞的"电池空了"，疾病就会萌芽，这一点儿也不奇怪。

解决的办法是，尽早将呵护细胞及细胞的"发电厂"提上日程！健康的"种子"是在非常早的时候种下的。母亲的细胞是否健康会影响孩子是否健康。健康的身体需要的最好的养料，也就是脂肪，它存在于我们的身体里，存在于我们的大脑里，与我们每天的饮食紧密相关。一个人如果在胎儿时期、婴儿时期、儿童时期和青少年时期一直得到这种养料的滋养，在充满爱的环境中长大，就会非常健康。

未出生的小生命的生长发育完全依赖于母亲。她的行为、情绪和饮食会对孩子产生深刻影响。小生命和母亲一起"吃饭"。准妈妈要有意识地行动，充分考虑自己身体和精神健康，摄入均衡的营养，充分摄入 DHA、维生素 D、叶酸和矿物质等营养素，拒绝那些含致敏成分和添加剂的食物，只有这样，小生命才能健康地降临到这个世界。不过，如果准妈妈不注意营养摄入，一直吃快餐和摄入不健康的脂肪，她就是在拿小生命的健康冒险。

一项关于 1 岁幼儿的对照研究表明，如果母亲在孕期摄入充足的 ω-3 脂肪酸，孩子的各项生理指标明显更好，孩子的理解力以及对词汇的学习能力也明显更好。还有另一个重要的观点与孕妇密切相关：摄入充足脂肪的母亲的分娩过程通常比较顺利，出现子痫这类在孕期末端会带来生命危险的并发症的概率明显较小。此外，孕妇摄入充足的 ω-3 脂肪酸能有效预防早产以及使新生儿体重正常。

不光孩子从健康的脂肪中受益良多，母亲也同样如此。你已经知道，产后抑郁症的风险能通过补充 ω-3 脂肪酸而减小。如果母亲已经开始出现产后抑郁症的症状，通过补充健康的脂肪，症状就能够得到明显缓解。前面提到关于抑郁症患者的实验（见第 126~127 页）就是 ω-3 脂肪酸可以缓解抑郁症症状的有力证据。

有过敏问题的人越来越多。你注意到很多儿童对花粉过敏和有食物不耐受问题吗？科学研究早已证明，如果母亲在孕期和哺乳期内充分摄入 ω-3 脂肪酸，孩子就不容易有过敏和食物不耐受问题。

有过敏问题的人越来越多不只因为食物中的食品添加剂越来越多，还因为现代人极度缺乏健康的脂肪。是这样吗？我会明确地回答你：是的！如今，儿童也容易患支气管哮喘，这本来是可以避免的。研究表明，通过摄入足够的 ω-3 脂肪酸，有哮喘家族遗传史的人能减小发病风险。按照现代营养学研究观点，对母亲和婴儿来说，脂肪，尤其是 ω-3 脂肪酸，绝对是必不可少的。令人高兴的是，在一些研究机构为孕妇提供的膳食指南中，脂肪已经成为每一位孕妇都必须补充的营养素。

母乳中超过 50% 的热量来自脂肪。大自然从来没有屈从于"低脂主义"，它用自己的无尽智慧为新生儿提供完美多样的养料用以生存。这是事实！母乳的营养价值取决于外部的因素，即母亲的饮食。母乳的脂肪含量在 3%~6% 之间，其脂肪酸构成取决于母亲摄入的脂肪种类。食用快餐、黄油饼干和精制植物油意味着母乳含有大量不健康的脂肪。如果孕妇和哺乳期女性以最天然的方式摄入重要的脂肪酸——来自鱼油、非精炼植物油的 ω-3 脂肪酸，来自海藻、坚果和种子的 DHA，那么她就给自己和孩子提供了优质的细胞养料，健康的脂肪就能发挥非常出色的健康功效。这样，母乳就能最大限度地满足孩子的需求。母乳对婴儿尚未发育完全的消化系统来说更容易消化——婴儿的消化系统在出生以后才会慢慢发育完全，母乳不光输送了生存必需的脂肪，也为婴儿提供了必要的脂肪分解酶，这使得婴儿更容易消化母乳。

虽然母亲对食物的偏好和饮食习惯在很早的时候就已经形成了，但是要想母乳的营养价值最高，母亲需要摄入充足的 ω-3 脂肪酸，在哺乳期可以每周吃 1~2 次海鱼（不超过 200 g）。但要注意，金枪鱼、旗鱼、鲭鱼、大比目鱼和红鱼等应该避免食用。值得推荐的海产品有凤尾鱼、鲱鱼、鲽鱼、野生鲑鱼、沙丁鱼、鳟鱼、舌鳎鱼、扇贝、无须鳕鱼、白鳟鱼等，因为这些海产品含汞较少；如果不吃鱼，我建议通过鱼油摄入 ω-3 脂肪酸。当然，要注意鱼油的质量：可以切开或刺破鱼油胶囊，如果鱼油有酸腐味或者苦味，说明鱼油的质量差，不要食用。除鱼油外，哺乳期女性还可以通过植物油，如添加了 DHA 或 EPA 的初榨亚麻籽油和初榨橄榄油，来补充 ω-3 脂肪酸。

此外，我还推荐孕妇和哺乳期女性食用火麻油。在火麻油中，ω-3 脂肪酸和 ω-6 脂肪酸的比例非常好，亚麻籽油是 ω-3 脂肪酸的最佳来源。相反，那些含大量不健康脂肪的人造黄油和批量生产的精炼食用油应该被避免。TFA以及在精加工过程中生成的脂肪衍生物会破坏细胞膜，对神经系统、心血管系统、消化系统和免疫系统造成负面影响。在孕期和哺乳期，母亲实行营养均衡的饮食可以保证孩子健康地生长发育。在此，我呼吁：母亲一定要保证饮食的营养均衡，并摄入充足的健康的脂肪。

我们对健康的脂肪的投入是值得的，健康的脂肪不仅可以保护个人的健康，而且可以减轻医疗体系的压力。脂肪具有强大的疗愈能力，持续为健康带来积极影响。健康的脂肪不该被忽视，应该得到认可！

# 第三章　富含健康脂肪的食物荟萃
## ——在厨房里"换油"

## 如何选择健康的脂肪？

如果想利用脂肪来维持健康，你面临的最重要的问题是：什么是健康的脂肪？食物中的脂肪是否健康，取决于其中的 ω-6 脂肪酸和 ω-3 脂肪酸比值是否最优。此外，原料的质量及其加工方式也会影响脂肪的质量。如果你将质量差的含不健康脂肪的食物换成优质的含健康脂肪的食物，你的身体状况和精神状态就会在几周内出现明显改善。改善细胞的健康状况，就能改善整体的健康状况。

### 如何判断食品中的脂肪是否健康

脂肪不一定是引发健康问题的罪魁祸首，恰恰相反，它可能是防治疾病的好帮手——前提是，我们要认真考虑并做出正确选择。如果你将厨房里所有不健康的脂肪替换为健康的脂肪，你的健康就会大受裨益。现在我们就来谈谈，在日常生活中如何判断食物中的脂肪是否健康。我们必须了解食品标签上那些神秘的、难以理解的信息。你如果养成阅读食品标签的习惯，并能读懂字里行间的信息，就能在日常生活中成功找到含健康脂肪的食物。这并没有想象中的那么困难！

挑选食品以及读标签之道

你应该避免挑选食品标签中出现以下词的食品："精炼植物油""植脂末""植物奶油""人造黄油"等。在这些词语背后隐藏着可怕的"致命脂肪"——TFA。在生产"精炼植物油""植脂末""植物奶油""人造黄油"的过程中，UFA 会被氢化，其中的碳碳双键变为碳碳单键，于是液态的油脂变硬。在氢化的环节中，不健康的 TFA 出现了，尽管这并非出于生产者的本意。

- 少吃或不吃 ω-6 脂肪酸含量高的精炼植物油，如红花籽油、葡萄籽油、玉米胚油、葵花子油。
- 多吃富含 ω-3 脂肪酸的油脂，如亚麻籽油（ω-3 脂肪酸含量约 60%）、火麻油、核桃油、鱼油（鲑鱼油、沙丁鱼油）。如果菜籽油更符合你的口味，你也可以在烹饪时使用菜籽油。不过，菜籽油的 ω-3 脂肪酸含量为 9%，比亚麻籽油的要低得多。
- 多吃橄榄油。特级初榨橄榄油味道好而且营养价值高。由于油酸含量高，橄榄油能耐受比较高的温度。最新数据表明，橄榄油抗高温能力超过我们目前的推测。
- 不要拒绝 SFA。动物油脂（猪油、牛油等）、印度酥油、椰子油富含 SFA。如果你想通过动物脂肪补充 SFA，草饲牧场动物的肉是首选，你也可以选择那些贴有有机认证标签的肉。

只有完全读懂食品标签，才能做出明智决定。要特别认真地检查标签上 ω-3 脂肪酸的含量。不能单凭标签上的"有机"和"初榨"就判断某款植物油富含 ω-3 脂肪酸，光有这两个词还不够。"初榨"听起来很健康，可惜它不代表食用油在生产过程中完全没有被高温加热，其中的成分没有被氧化。用坚果和种子榨出的油，如核桃仁油、亚麻籽油和火麻油富含 ω-3 脂肪酸，但其中的成分极其容易被氧化，我们在挑选这类食用油时尤其需要注意它们的加工过程。一般来说，冷榨橄榄油你可以放心食用。光、热和氧气是脂肪的天敌。健康的脂肪一旦遇到光、热和氧气就会变性，从而失去原本的功效。在榨取过程中，其中的成分哪怕发生一点点氧化反应都会给食用油的质量带来不可逆转的损害。

因此，在挑选富含 ω-3 脂肪酸的食用油时，要有目标地在食品标签上找一些关键词，如"冷榨""初榨"。这会在很大程度上排除食用油在生产过程中脂肪酸被氧化的风险。众所周知，人体内也会发生氧化反应，生成的自由基会加速衰老、引发疾病。因此，一定要尽量避免脂肪酸被氧化，因为这会悄无声息地毁掉你的健康，并非所有 ω-3 脂肪酸都是健康的！

你在购买时一定要查看食品标签上的生产日期和保质期。食用油加工企业更多考虑的是精炼植物油的保质期和成本，而不是它的营养价值。然而，如果我们想通过脂肪疗法来防治疾病，就必须注意食用油的营养价值。要想脂肪疗法发挥功效，在购买 ω-3 脂肪酸含量较高的食用油（如亚麻籽油）时，必须挑选新鲜的食用油，最好购买距生产日期不超过 12 周的食用油，食用油越新鲜越好。如果有条件，最好直接从有资质的食用油生产者那里购买新鲜榨取的食用油，而非那些已经在超市货架上摆放了很长时间并在透明玻璃容器中盛装的食用油，因为其中的 ω-3 脂肪酸很可能已经被氧化了。以上需要注意的内容大多针对在那些富含 ω-3 的食用油。对 MUFA 含量较高的食用油（如非精制橄榄油）或 SFA 含量较高的食用油来说，你没有必要严格按照上面说的方法去做，因为 MUFA 和 SFA 的化学性质更稳定，含有这些成分的食用油能保存更长时间。

如何挑选橄榄油？

因为橄榄果可以直接"冷榨"，所以橄榄油是市面上为数不多的、真正纯天然的植物油脂，几乎不需要化学萃取。其他油料，如葵花子，必须采用化学萃取的方式榨油，过程中必须加热加压。非精制橄榄油因富含 MUFA 而非常稳定。橄榄油不光含有健康的脂肪，还富含植物营养素（如多酚）和维生素 E。这些抗氧化成分使橄榄油不易变质，还能保护血液中的脂肪酸不被氧化，有利于健康。尽管如此，在购买橄榄油时你也必须多留意。欧盟针对橄榄油制定了一套较为严格的质量标准[①]。在阅读食品标签时，你应该注意下面这些词语。

特级初榨橄榄油（extra virgin olive oil）：最高质量的橄榄油，在榨取过程中没有被处理过，或者被混合进其他食用油，酸度（每100 g油脂中游离脂肪酸所占比例）不超过0.8%。

初榨橄榄油（virgin olive oil）：以此种标准申报的橄榄油的味道可能难以被普遍接受，酸度可达2%。

精制橄榄油和初榨橄榄油的混合油（olive oil composed of refined olive oils and virgin olive oils）：因为初榨橄榄油的味道不能被所有人接受，橄榄油加工企业会对其进行精加工，将其中味苦的物质提取出去，以改善味道。精制橄榄油味道的确变好了，但一些营养素也丢失了，因此橄榄油加工企业会将丢失了营养素的精制橄榄油与初榨橄榄油混合。因为没有明文规定，所以混合油中精制橄榄油与初榨橄榄油的比例并不明确。

橄榄果渣油（olive-pomace oil）：质量极差的橄榄油，用化学萃取的方式从橄榄果油渣中获取。橄榄油加工企业会将其与初榨橄榄油混合，以改善味道。根据实验检测，橄榄果渣油中有化学溶剂残留，并且在生产过程中，油料经过了加热处理。据估计，在德国，每年约有600吨橄榄果渣油被端上餐桌。

即使不是橄榄果渣油，橄榄油的品质也不一定就高。在购买橄榄油时，一定要睁大眼睛。尽管现在监管部门对橄榄油实行独有的、严格的质量管理

---

　　① 在中国，根据推荐性国家标准GB/T 23347–2009《橄榄油、油橄榄果渣油》的分类，橄榄油包括初榨橄榄油（又分为特级初榨橄榄油、中级初榨橄榄油、初榨油橄榄灯油）、精炼橄榄油、混合橄榄油。油橄榄果渣油包括粗提油橄榄果渣油、精炼油橄榄果渣油、混合油橄榄果渣油。

　　其中，初榨橄榄油（virgin olive oil）指采用机械压榨等物理方式直接从油橄榄树果实中制取的油品，在榨油过程中温度等外界因素不应引起油脂成分的改变，仅可采用清洗、倾析、离心或过滤工艺对原料进行处理；特级初榨橄榄油（extra virgin olive oil）的游离脂肪酸含量为每100 g油中不超过0.8 g；中级初榨橄榄油（medium–grade virgin olive oil）的游离脂肪酸含量为每100 g油中不超过2 g；混合橄榄油（blend olive oil）是精炼橄榄油和初榨橄榄油（除初榨油橄榄灯油外）的混合油品，其游离脂肪酸含量为每100 g油中不超过1 g；油橄榄果渣油（olive–pomace oil）是采用溶剂或其他物理方法从油橄榄果渣中获得的油脂，不包括重酯化工艺获得的油脂，不得掺杂其他种类的油脂，该类油品在任何情况下都不能称作"橄榄油"。——编者注

（我认为对其他富含 ω-3 脂肪酸的食用油也应该实行这样严格的管理），然而并非所有标有"特级初榨"的橄榄油都货真价实。根据德国商品检测基金会（Stiftung Warentest）的调查结果，有一些明显经过化学萃取方式处理的橄榄油鱼目混珠，试图进入"特级初榨橄榄油"行列。你要仔细了解产品及其来源，挑选信得过的品牌。

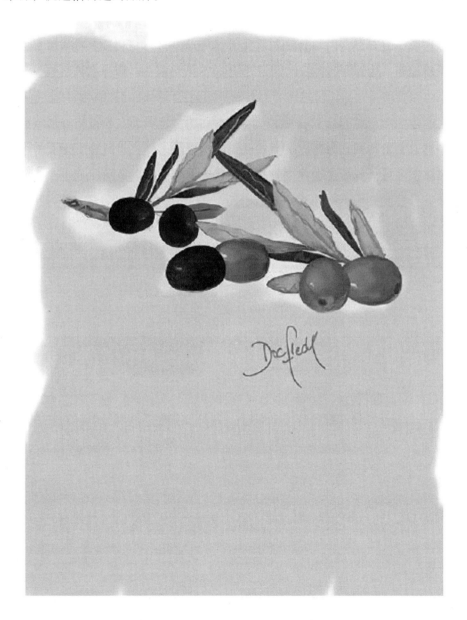

········································· **建议** ·········································

　　一定要选择优质的特级初榨橄榄油！作为地中海地区的"健康秘诀"，特级初榨橄榄油经受住了考验。此外，橄榄油中的营养素在加热时不容易遭受破坏。这是橄榄油的另一大优点！

如何挑选棕榈油？

　　富含 SFA 的棕榈油可以恢复名誉了。有证据表明，SFA 可以保护血管、降低血压、降低患心血管疾病的风险。此外，它对降低胆固醇水平也能起到一定作用。然而，要注意的是，市面上既有对健康有利的天然棕榈油，也有不利于健康的精制棕榈油。质量差的精制棕榈油如今随处可见，不光出现在植物黄油、甜品、冰激凌、蛋白粉等食物中，也出现在口红和蜡烛等生活用品中。

　　红棕榈油：未经精加工的、来自油棕榈果实的橘红色油脂。富含维生素和抗氧化剂，如维生素 E、β-胡萝卜素（含量明显超过胡萝卜和西红柿中的含量）以及在细胞代谢中起关键作用的酶——辅酶 Q10。如果你想购买棕榈油，经过有机认证的红棕榈油是首选。在世界范围内，几乎所有棕榈油都是精炼的。经过深度加工的精炼棕榈油可以被高温加热以及长期存放，虽然它含有 50% 的 SFA、39% 的 MUFA 以及 11% 的 PUFA，但是在加工的过程中，维生素和抗氧化剂被破坏，棕榈油的健康功效也消失了。

　　棕榈仁油：来自碾碎的棕榈果的仁。SFA 含量很高（约 80%），还含有约 15% 的 MUFA 和约 5% 的 PUFA。

　　精炼棕榈油常见于加工食品的标签中，这种不受欢迎的棕榈油常常隐藏在一些复杂的名称，比如单硬脂酸甘油酯之后。你要睁大眼睛，避开食品标签中有这类成分的产品。可惜的是，在一些有机产品中，这些成分也会出现。

　　食品标签以及可靠的品牌可以帮助你找到健康的食品。此外，你还可以依靠一个重要的人——你自己！你要相信自己的味觉，要敢于去品尝。食用油的气味和味道应该与油料的一样。色淡无味的食用油不光对健康毫无益处，而且有潜在危害。更糟糕的是，食用油被装在廉价的塑料容器或者铝质容器中，有害的脂溶性成分会进到油里。优质的食用油都应该用深颜色的玻璃瓶盛装，以免食用油受光后其中的成分被氧化。优质的含 ω–3 脂肪酸的食用油有时也会用纸盒盛装。含有 ω–3 脂肪酸的油脂（如亚麻籽油、鱼油、小麦胚芽油）在存放时尤其要避免光照。

在吃坚果时，你也应该细心和敏锐。要选择新鲜坚果，坚果吃起来有苦味或霉味——毫无疑问，这代表坚果中宝贵的脂肪已经发生了氧化。除此之外，如果你看到包装中的坚果已经开始掉渣，这就说明产品质量已经受到损害。赶快放下这样的坚果！

## 小心煎锅里的风险

德国营养学会建议，每个人每天从 TFA 中摄取的热量不应该超过每日膳食热量的 1%。这意味着你要尽力避免吃加工食品。如果不想"抛弃"饼干、蛋糕、比萨饼、牛角包，你可以自己动手来制作烘焙食品。在制作时，你可以选择优质的原材料，如好的动物黄油、可可脂、橄榄油（在意大利，人们普遍用橄榄油烘焙）。你必须非常认真地看食品标签。重点查看标签中是否出现了 TFA，并且注意原材料是否耐高温。否则，煎炸和烘焙时，有益于健康的 SFA、MUFA 和 PUFA 会转化成 TFA。

不幸的是，在日常生活中还有一个我们并没有察觉的危险因素——我们每天都会使用煎锅！这是一个非常严肃的问题。脂肪的氢化可能发生在制油厂里，也可能发生在你的煎锅中。当然，你肯定难以想象没有煎炒的菜肴的生活，尽管从健康角度来看，我们不能每天都吃煎炒的菜肴。永远不要忘记：健康的食用油可能由于不当处理方式变成糟糕的致病因素。高温、长时间加热都会对食用油产生影响。加热对肉中的脂肪尤其有害，因此肉要避免高温烹制。原本的好食材会因为高温而变得有害健康。在高温煎炸下会出现的多环芳烃化合物（PAH）和杂环芳香胺（HAA）都具有致癌性。然而，煎炸的肉并非 PAH 和 HAA 唯一来源。科学家通过研究发现了令人吃惊的事实：除了高温烹制的肉，PAH 最常见的来源是高温烹制的蔬菜和谷物！我们不必惊慌失措，避免 PAH 出现的最好的做法是，用低温烹制食物，尽量避免高温加热，少吃煎炸食物。不过，你不必完全放弃煎炸食物，在煎炸之前，将肉或鱼用柠檬汁或醋腌制，这样做能将煎炸过程中生成的 PAH 和 HAA 减少 90%。酸味还会刺激味蕾，让食物更有风味。

当然，我们不能抛开剂量谈毒性。我没有理由反对人们享受美食，但是人们应该享受健康的美食。因此，你要好好考虑如何使用煎锅！

最大的问题在于，食用油的温度超过烟点，食用油就容易生成有害物质。常见的植物油脂烟点较低，被加热后容易生成副产品：被氧化变性的脂肪酸（如脂肪酶水解作用过程中产生的游离脂肪酸）以及次级氧化产物（如醛、酮等）。化学结构发生改变的脂肪酸分子会危害健康。在长时间高温加热的状态下，所有油脂的化学结构都会发生改变。有证据显示，化学结构决定脂肪酸的稳定性，例如 PUFA 不如 SFA 稳定。在 2018 年春季发表的一份研究报告中，研究者分析了食用油受热时的物理变化和化学变化。被检测的食用油包括：各种橄榄油（如特级初榨橄榄油、初榨橄榄油、混合橄榄油）、菜籽油、葵花子油、葡萄籽油、花生油以及牛油果油。这些食用油先分别被加热至 240 ℃，然后保持 180 ℃的高温 6 小时。在此期间，研究者测定所有食用油的烟点、化学稳定性、游离脂肪酸含量及各种脂肪酸的构成比例。研究者发现，特级初榨橄榄油中的氧化副产品只是略有增加，而菜籽油中的氧化副产品大幅增加。

菜籽油恰好因为富含 ω-3 脂肪酸而在加热时出现问题，然而很多"专家"在推荐菜籽油时，往往对此避而不谈。为什么呢？这是一个好问题。国际著名脂肪研究者乌多·伊拉斯谟（Udo Erasmus）博士在一次访谈中曾这样说道："我完全相信，之所以菜籽油如此受到热捧，是因为油菜籽太多了。在欧洲，人们种植了大量油菜来获取生态柴油。当人们对生态柴油的需求量不再那么大后，菜籽油就被推荐用来煎炸食物。在我看来，这是一个非常糟糕的建议，因为菜籽油中 ω-3 脂肪酸的含量为 9%~10%，所以菜籽油不适合被加热！"以前，菜籽油含芥酸。芥酸是 MUFA，对人体有害，在动物实验中，研究者发现芥酸会导致实验鼠心肌病理性改变、心脏脂肪过多以及发育迟缓。直到低芥酸的油菜品种（芥酸含量为 0.1%~1.5%），即所谓的 0 号和 00 号油菜[①]以及低芥酸油菜籽（LEAR，low erucic acid rapeseed）的出现，菜籽油才作为食用油被广泛使用。相比之下，ω-3 脂肪酸含量约为 60% 的亚麻籽油本应该在德国成为更受欢迎的食用油，但是德国大众对亚麻籽油知之甚少。

最适合被加热的是富含 SFA 的食用油（如动物黄油、印度酥油、可可脂）和富含 MUFA 的食用油（如橄榄油，特别是特级初榨橄榄油）。

因此，快餐是非常有问题的。很多快餐都需要经过高温油炸，快餐店炸锅中的食用油数小时持续处于高温状态，食用油中的 TFA 和次级氧化产物混合在一起，危害人体健康。用植物黄油来煎炸和烘焙也需要被谨慎考虑，因为植物黄油中的 UFA 非常容易被氧化。众所周知，被氧化变性的脂肪会攻击人体内健康的细胞。避免使用那些号称熔点高、非常适合煎炸和烘焙的植物黄油，因为常温状态下呈固态的油脂在生产过程中一定经过了氢化，TFA 的含量一定较高。有研究表明，TFA 能明显增大患心脏病的风险，影响血脂水平，使 HDL-C 水平下降。在一些纯素食主义者的饮食中有相当多的植物黄油。相比之下，动物黄油营养价值更高，也不容易在煎炸和烘焙过程中生成 TFA。已经变成褐色的变质的黄油也是有害的。请记住：看起来像铁锈一样的食物，其健康功效也如同铁锈一般！你如果不小心沾到"锈迹斑斑的油污"，不要惊慌，也不必绝望。这种情况下，我推荐你每天食用 1 汤匙小麦胚芽油来对抗氧化。小麦胚芽油富含维生素 E，它能像海绵擦一样，帮助你清除体内氧化的脂肪。

·························· **关于煎炸食物的几点建议** ··························

• 选择有安全涂层的煎锅。

---

[①] 0 号油菜是低芥酸的油菜品种，00 号油菜是低芥酸、低葡萄糖苷酸的油菜品种，两种油菜均在 20 世纪后半期逐渐出现在欧美国家市场上。——编者注

> - 做饭时使用耐高温的食用油，如动物黄油、印度酥油、特级初榨橄榄油、可可脂、芝麻油。
> - 不要使油温太高。
> - 煎炸食物后马上清洗煎锅，不使用"复炸油"。
> - 不要加热那些 PUFA 含量高的食用油，如亚麻籽油、火麻油、核桃油和小麦胚芽油。如果你不确定某种食用油是否可以被高温加热，可以仔细阅读食品标签上的说明。

越是简单的、没有经过加工的、"诚实"的食品，就越有益于健康。这是你在挑选食用油和其他食物的基本原则。

健康应该成为你的重要生活目标，为此，你要摄入健康的脂肪！

# 富含健康脂肪的食品

你可以将厨房中的精炼植物油更换为下面推荐的食用油，或者吃下面推荐的食物，这样做你会更健康。

## 食用油

### 海藻油

令人遗憾的是，一直存在这样的说法：人体从植物油脂（如亚麻籽油）中摄取的重要的长链 ω-3 脂肪酸（DHA 和 EPA）能够满足自身需要。实际情况并非如此！如果一个人不喜欢吃鱼，那么他很有可能缺乏长链 ω-3 脂肪酸，而这是无法通过食用亚麻籽油来补充的。从预防医学角度来看，如果一个人要想以最佳的方式摄入营养，DHA 和 EPA 的来源就不能是单一的。也就是说，必须得吃鱼。但是，"多吃鱼"的建议也有一个问题：有些鱼的饲料中有添加剂。与野生三文鱼相比，养殖的三文鱼体内多氯联苯（PCB）、二噁英、双对氯苯基三氯乙烷（DDT）等毒素的含量更高，这些毒素都来源于饲料，它们因为具有脂溶性，所以会存在于鱼的脂肪组织中。对于这类饲养的鱼，我不推荐定期食用。那么，有没有其他代替鱼的食物呢？

大自然提供了一个聪明的解决方案——用海藻代替鱼。海藻中 ω-3 脂肪酸的含量非常高。因此，要想摄入不含有害物质而且富含 DHA 和 EPA 的脂肪，就可以食用海藻油。这是最近比较流行的做法。这就是说，在吃优质的植物油的同时服用海藻油胶囊。有机海藻这类微藻不同于那些海边沙滩散步时会让我们脚趾发痒的黏糊糊的大海藻。微藻虽然是海洋植物，但可以在一定条件下，在"人造海水"中被培育出来，且不含有害物质。因此，对任何人来说，海藻油都是最理想的 ω-3 脂肪酸来源。海藻油尤其应该被推荐给素食主义者以及重病患者，它可以代替那些质量参差不齐的鱼油。鱼油因为海藻油的出现而暗淡无光，人们再也不必因为忍受不了鱼油的腥味而感到烦恼！

海藻油的另一个优点是不会破坏海洋生态。与数量不多而且捕捞有严格限制的野生鱼相比，海藻非常适合大规模人工培育，而且不含有害物质。还有一个有趣的现象，海藻油的气味更像坚果的气味，而非海藻本身的气味，但鱼会散发海藻的气味，这是因为鱼肉所含的 ω-3 脂肪酸都源于海藻。在 2003 年，海藻油作为保健品获得欧盟的市场准入许可。

你在选购海藻油时最好购买添加了维生素 E 的产品。小麦胚芽油当中有天然的含抗氧化剂维生素 E，它能防止小麦胚芽油的氧化。如果你购买的海藻油中没有添加维生素 E，那么你一定要额外摄入维生素 E，以保护容易被氧化的 ω-3 脂肪酸。

牛油果油

牛油果以及用牛油果榨取的油都非常健康，它们是 MUFA 的极佳来源。人体可以有效地将牛油果或牛油果油中的脂肪转化为能量。这种梨形果实原

产于南美洲，后来被传到欧洲和北美洲。最著名的、也是最好吃的牛油果品
种是比较小的哈斯牛油果，它的外皮较其他品种更有光泽，成熟后，外皮呈
黑色或深棕色。

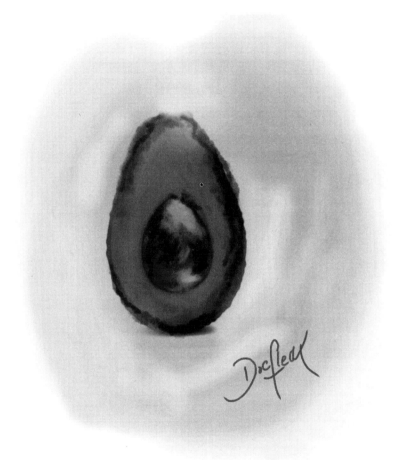

　　牛油果是完美的"速食食物"，因为任何手提包都可以放下 1 个牛油果，
人们可以随时用它来补充能量。牛油果加上柠檬、花椒和盐，就是一道简单
好吃的牛油果沙拉，任何人都可以制作这道沙拉。牛油果黄绿色的果肉的口
感像绵软的动物黄油，味道有一点儿像坚果。牛油果适合与各种主餐一起食
用，也适合用来制作各种风味的沙拉，是非常百搭的食物。

　　更令人着迷的是牛油果的营养价值。牛油果所提供的不仅有健康的脂肪，

还有丰富的钾、叶酸、类胡萝卜素、维生素 $B_1$、维生素 $B_2$ 和维生素 $B_6$。除此之外，牛油果还含有维生素 A、维生素 C、维生素 D、维生素 E、镁、铜、铁和锌。牛油果脂肪含量高却易于消化，因为它能为人体提供很多促进脂肪消化的酶。它还为人体提供健康的膳食纤维，膳食纤维是肠道菌群的好养料。一项研究表明，如果一道沙拉中放入 1 个牛油果，食用者体内抗氧化剂的含量就可以提高 3~4 倍。另一项研究表明：经常在午餐时吃半个牛油果的人在餐后 3 小时的饱腹感要比没有吃牛油果的人更强烈。此外，经常食用牛油果的人的血糖水平也比较正常。由此可见，牛油果是能让人保持健康的食物。

在购买时，应该尽可能挑选那些沉甸甸的、摸上去不太硬的牛油果，牛油果的外皮上尽量不要有黑斑，也不要有压痕。你也可以在家里放几个比较生的牛油果等它们慢慢成熟，比较生的牛油果在冰箱里可以存放 2~3 周。要想使它们快速成熟，可以直接将牛油果装进纸袋，这样做是为了防止果实成熟时散发的乙烯逸出，乙烯有催熟的作用。要想让牛油果慢点儿成熟，可以将它们放到冰箱里。当指尖轻轻用力就能在牛油果表面压出凹痕时，牛油果就可以食用了。成熟的牛油果在冰箱里可以保存 2~3 天，切开后的牛油果与柠檬一起密封存放或用玻璃纸包起来（两种方法都能防止牛油果被氧化）可以保存 1 天。要想将切开的牛油果冷冻起来，最好在牛油果表面涂一些柠檬汁，这样做的话，牛油果可以保存 1 年。

你如果想通过食用牛油果来防治疾病、保持健康，不一定要购买最贵的有机牛油果。牛油果厚厚的表皮能可靠地保护果肉不受有害物质的侵害。牛油果应该在买回家后或最迟在食用之前用水洗净，这样在被切开时，果皮上残留的有害物质就不会通过刀具转移到果肉上。一般来说，人们会用刀将牛油对半切开，然后旋转牛油果去核。果核在接触到空气后会立刻变红，注意不要将果核触碰衣物以免留下痕迹。牛油果做成的"牛油果粉"目前大受欢迎，你可以将一些牛油果粉撒在菜肴上。还有很多人将牛油果粉放在冰沙或者沙拉酱汁中。

用牛油果榨取的油既可食用，也可外用。由于油酸含量高（约 69%），牛油果油可以保存较长的时间。牛油果油还含有宝贵的脂肪伴随物质，如卵磷脂、维生素 A、维生素 E 以及类胡萝卜素。牛油果油在皮肤护理方面具有无与伦比的作用，尤其适合干燥、皲裂的皮肤。由于油性特别大，它可以很好地与其他食用油，如葵花子油或葡萄籽油混合（建议按照 1 : 5 的比例混合），这会使牛油果油的质地变得柔软，更容易涂抹在皮肤上。牛油果油与可可脂的混合油也可以用来护理皮肤。来我这里就诊的寻常性银屑病或神经性皮炎患者使用混合油涂抹皮肤后，症状明显缓解，这一皮肤护理方法经受住了实践的考验。由此可见，牛油果是完美的护肤品，能"从内到外"改善皮肤状态。

如果你对乳胶过敏，食用牛油果可能会引起交叉过敏。有些果糖不耐受以及季节性花粉过敏症状较严重的人也对牛油果非常敏感。如果你第一次吃牛油果，一定要先测试自己对它的耐受性。

动物黄油、无水黄油和印度酥油

动物黄油经常被妖魔化，因为它含有 TFA。有证据表明，动物黄油（一般从牛奶中提取）中的 TFA 不会给心血管造成危害，因为动物黄油中的 TFA 是天然的。自 2015 年以来，动物黄油已经被确认不会对健康产生负面影响。研究者在经过大量分析后得出结论，动物黄油不会增大患心血管疾病和 2 型糖尿病的风险。研究者强调，会明显增大患心血管疾病和 2 型糖尿病的风险的是精加工谷物产品（如面包、面条）、土豆、大米、玉米和糖果，而非动物黄油。

显然，与面包和土豆——人们通常把动物黄油抹到这两者上——相比，动物黄油是更健康的食物。但是，SFA 与碳水化合物对健康来说是一个不好的营养组合。不过，1996 年，哈佛大学的研究者在一项有 43 757 个受试者参与的长期研究中发现：如果 SFA 是与少量碳水化合物和足量膳食纤维一起摄入的，这样的饮食就不容易引发心血管疾病。动物黄油和 SFA 实际上不该有这么坏的名声。一些科学研究在方法上有问题，所以得出的结论使动物黄油声名狼藉。事实上，情况正好相反——动物黄油甚至有可能预防心血管疾病。我们如果回顾历史，就可以发现，动物黄油原本是备受人们喜爱的食物，如今人们对它的消耗却减少了：在近 100 年里，动物黄油的人均消耗量减少了近 6.2 kg，但与此同时，肥胖症、2 型糖尿病、心血管疾病和癌症的发病率大幅上升。这很可能只是巧合，还不足以证明动物黄油和这些疾病之间的关联。但你要记住这一点：一个人如果摄入丰富的膳食纤维，同时摄入少量碳水化合物，就不必在意摄入多少 SFA。

对健康而言，最重要的是摄入的脂肪酸比例恰当。如果脂肪酸的摄入比例恰当，你完全可以尽情享用动物黄油。不过，质量也非常重要，动物黄油的质量取决于奶牛吃的是什么。动物黄油中 MUFA 的含量取决于奶牛吃的是草还是谷物。我最推荐的是用草饲奶牛产出的牛奶制作的黄油，在这种黄油中，ω-6 脂肪酸和 ω-3 脂肪酸的比例最理想。奶牛吃的谷物越多，牛奶中 ω-6 脂肪酸的含量就越高，制成的动物黄油中 ω-6 脂肪酸的含量就越高。用草饲奶牛产出的牛奶制作的黄油是深黄色的，因为这种黄油含有更多的 β-胡萝卜素和维生素 A，此外，动物黄油还含有维生素 D 和丁酸酯。丁酸酯有抗炎作用，能保护心血管系统。

此外，无水黄油和印度酥油也是非常健康的油脂。印度酥油是印度的无水黄油，在印度人的厨房中，印度酥油尤其受欢迎。由于有比较好的耐热性，无水黄油和酥油很适合用来煎炸食物。无水黄油和酥油的烟点在 200~250 ℃之间，而动物黄油的烟点较低，在 160 ℃左右。印度酥油是阿育吠陀医学中的一种重要食物，这是一个很好的例子，具有不同文化背景的医学知识可以相互结合。你可以试一试用印度酥油做饭。我尝试过，用它烹制的菜肴很好吃。你可以低温加热动物黄油来自制印度酥油，制作过程中，动物黄油的营养价值不会有任何损失。

琉璃苣油

食物既可以饱腹又可以治病的说法一直存在。有那么几种特殊的食用油，几百年来它们一直就被用于治疗疾病，而且具有非常好的疗效，其中之一就是琉璃苣油。琉璃苣也被称为"黄瓜草"，因叶子散发黄瓜的气味而得名，是一种原产于地中海地区的植物。围绕着琉璃苣有很多美丽的神话和绚烂的传说。英国人约翰·杰勒德（John Gerard）在 1597 年出版的《植物通史》（the

*Herball, or Generall Historie of Plantes*）中这样写道："一种用琉璃苣花朵制成的糖浆对心脏有益，能帮助人消除忧郁，让烦躁不安的人安静下来。"在含GLA 的食用油中，琉璃苣油可谓一枝独秀，GLA 含量高达 24%。一般来说，人体可以将 LA 转化成 GLA。然而，受遗传因素影响或由于后天营养不良，这种重要的转化功能可能会受到限制。如果 LA 转化为 GLA 的功能受限，人体功能便会受限，因为 GLA 在体内执行重要任务：GLA 作为原材料，在很多激素和神经递质的合成过程中都扮演重要角色。因此，补充 GLA 对防治许多疾病都能产生积极效果。

由于含有 GLA，琉璃苣油能有效缓解慢性皮肤病（如神经性皮炎）、自身免疫性疾病（如风湿病）、内分泌失调（如经前期综合征、更年期综合征、产后抑郁症）、精神疾病（如注意缺陷多动障碍）和心血管疾病的症状，提高免疫力。无论是食用还是外用，琉璃苣油都有利于改善皮肤状态，它可以缓解皮肤瘙痒，为皮肤保湿，令皮肤焕然一新。

········································· **建议** ·········································

你可以将琉璃苣油和一种基础油（如杏仁油或牛油果油）按 1∶5 的比例混合，涂抹在皮肤上。

········································· **提示** ·········································

由于 PUFA 含量高，琉璃苣油的保质期较短。而且，琉璃苣含有植物营养素吡咯烷［类］生物碱（PA）。动物实验显示，摄入过量 PA 会损坏肝脏。这种植物营养素也出现在茶叶（如南非红灌木茶、红茶和绿茶）和蜂蜜当中。德国联邦风险评估研究所迄今没有确认茶叶和蜂蜜中的 PA 是否危害人体健康。不过，不必惊慌，PA 主要存在于植物的花和叶中，而不存在于种子里。有分析表明，冷榨琉璃苣油不含 PA。在购买时，你要注意包装上的相关生产说明。如果你只是短期（几周）食用琉璃苣油来治疗疾病，那么你完全不用担心。

### 火麻油和 CBD 油

火麻来自中亚，是世界上最古老的农作物之一。大约在公元前 8000 年，火麻是纺织品的重要原材料。由于种子含油量高，火麻也作为一种作物被广泛种植。

火麻油是一种略带坚果味的好吃的食用油。因含叶绿素和类胡萝卜素，火麻油呈现极为漂亮的绿黄色。β - 胡萝卜素作为维生素 A 的前体物质，对眼睛、皮肤和口腔黏膜健康非常重要。此外，火麻油还含有重要的抗氧化剂维生素 E 以及其他对健康非常有好处的植物营养素。火麻油的独一无二之处在于其脂肪酸构成比例：LA（ω-6 脂肪酸）含量和 ALA（ω-3 脂肪酸）含量的比例约为 3 : 1。这种理想的 ω-6 脂肪酸和 ω-3 脂肪酸比例只存在于极少数植物油（如月见草油）中。火麻油还含有 GLA 和硬脂酸。GLA 能有效对抗炎症，而硬脂酸并不常见，它也是 ω-3 脂肪酸，在抑制炎症方面的效果甚至比 ALA 好。GLA 和硬脂酸都具有出色的抗炎功效。这些营养素使火麻油不光好吃可口，也使其具有出色的疗效。火麻油既可食用也可外用，它与琉璃苣油和月见草油相似，对治疗慢性皮肤病（如神经性皮炎或寻常性银屑病）有帮助。此外，火麻油还有助于调理激素分泌失调，如经前综合征和更年期症状。由于 GLA 含量高，火麻油有降血压的作用，因此能预防动脉粥样硬化。此外，火麻油还能刺激神经系统，激活大脑中的"灰色细胞"。

火麻油的味道如何呢？我只能说众口难调。这种有浓重坚果味的食用油有的人喜欢，有的人不喜欢。与琉璃苣油相比，火麻油算得上味道细腻可口，经常作为琉璃苣油的代替品，很多人通过火麻油补充 GLA 和其他有益于健康的脂肪酸。

由于火麻油中的 ω-6 脂肪酸和 ω-3 脂肪酸比例非常好，你在挑选食用油时应该将它纳入考虑范围。购买时要注意标签上应该有这类词语：有机、冷榨等。在厨房里，火麻油是制作凉菜时理想的食用油。你可以在橄榄油中加 1~2 汤匙火麻油，将混合油放到沙拉、酸菜中，你甚至可以将混合油放到酸奶、布丁中。你可以将火麻油当作调味品，撒在热菜上，也可以把火麻油浇凉菜上。火麻油不可以被加热，因为其中的 ω-3 脂肪酸在受热时会极易被氧化。

还值得一提的是，科学家从火麻中提取出来一种新的油脂，那就是 CBD油。CBD 油因为具有极强的抗氧化作用，而被认为对健康有益，可能在改善睡眠质量，缓解疼痛，治疗炎症、过敏、慢性疲劳综合征等方面发挥积极作用。不过，CBD 油是油脂家族中的新成员，很多功效尚未得到彻底研究。未来应该有更多关于它的可靠的研究数据，让我们拭目以待。

### 椰子油

几千年来，椰子油一直被人们当作食品和护肤品。在古印度的文献中，椰树被称为"能提供一切生活必需品的树"。椰树的果实——椰子含超过90% 的 SFA。椰子油呈乳白色，质地柔软，在超过 24 ℃的环境中就会熔化。

椰子油含有大量月桂酸，它是一种中链脂肪酸。优质的冷榨有机椰子油中月桂酸的含量约为 50%。月桂酸也存在于棕榈（仁）油中。牛乳脂和山羊乳脂中也有少量月桂酸，母乳中也存在月桂酸——其含量取决于母亲摄入的月桂酸的量。月桂酸等中链脂肪酸在人体内能够快速代谢（见第 160~161页）。椰子油营养丰富，是有消化不良问题的人的理想选择。它可以增强人体对其他脂肪和磷脂（如卵磷脂）的利用能力以及对脂溶性维生素和氨基酸的吸收能力。正因如此，我们如果将椰子油和富含 ω-3 脂肪酸的食用油一起食用，就能获得更好的保健效果。椰子油还具有抗氧化能力，因此椰子油中可以不添加抗氧化剂维生素 E。

椰子油能稳定血糖水平，增强肠道的免疫力。椰子油中的月桂酸能在人体内转换成单月桂酸酯——一种甘油单酸酯。单月桂酸酯能帮助人体抵抗病毒，通过破坏病毒的脂质膜，使病毒（如疱疹）的内核因失去保护而慢慢分解。另外，椰子油可以抑制革兰氏阴性菌[①]（如幽门螺杆菌，它是胃炎和胃溃疡的主要诱因）和真菌的生长。月桂酸的抗菌抗病毒能力对婴儿非常重要，

---

[①] 革兰氏阴性菌（Gram negative bacillus），泛指革兰氏染色反应呈红色的细菌，主要包括高原大肠埃希菌和铜绿假单胞菌。——编者注

因为婴儿会通过母乳摄入月桂酸，从而增强免疫力。因此，母亲在孕期食用优质椰子油非常有意义。

椰子油也可以外用，是理想的肤感很好的护肤油。它能被皮肤快速吸收，不会使人感到黏腻。椰子油尤其适合皮肤容易发红发炎的人。我强烈推荐湿疹和寻常性银屑病患者以及晒伤的人涂抹椰子油。根据阿育吠陀医学的观点，头皮是最强大的排毒器官之一。椰子油对头发和头皮也有保护作用，能减少头屑。此外，椰子油还能很好地保护口腔，维护口腔菌群平衡（见第218~219 页）。

椰子油通常是在恶劣的加工环境中被生产出来的，经过大量的加工工序，作为廉价油脂添加在批量生产的产品中。具有有机认证的椰子油的加工环境更好，质量更好。这样的椰子油一般价格更高，但是质量能够得到保证，因此也能用于皮肤护理，你不需要担心椰子油含有有害物质。椰子油应该像其他所有优质的植物油脂一样，被装在深颜色的玻璃容器中。椰子油开封后，最好放入冰箱，但也可以常温储存，只要你用正确的方式储存——避免受光、受热，不长时间使其接触空气，椰子油一般可以存放 2 年。

在烹饪方面，椰子油因为气味不那么刺鼻而受到青睐。你可以放心用椰子油烹饪的食物，食物不会带有椰子的味道。在高温下，椰子油比较稳定，因此，非常适合高温煎炸。吃 1 茶匙椰子油可以快速补充能量，缓解饥饿。你还可以把椰子油加到咖啡或者茶里。椰子油含有大量化学结构稳定的 SFA，它虽然算得上是具有一定疗愈能力的食用油，但是不应该被当作"万能药"。素食主义者和一些不得不"绕路"获取脂肪的人可以将椰子油当作动物黄油等动物油脂的替代品。

亚麻籽油

亚麻是一种种植历史悠久、但一直被低估的植物。它可以被当作食物、药物、建材，被用来纺织衣料、制作润滑剂。这一美好的草本植物具有极其广泛的用途，在人类文明的发展过程中始终占有一席之地。人类文明的发展与亚麻的种植有密切关系，由亚麻纺织成的布料使帆船乘风破浪，人类才得以探索世界；亚麻还是地面材料、颜料和清漆的原材料。此外，亚麻籽油带给人们健康。

医学之父希波克拉底就已经使用亚麻籽油来治疗疾病。中世纪杰出的医师帕拉塞尔苏斯（Paracelsus，1494—1541）和希尔嘉德·冯宾根（Hildegard von Bingen，1098—1179）也曾采取类似的治疗方法。在 20 世纪，研究者约翰娜·巴德维（Johanna Budwig，1908—2003）博士将亚麻籽油和干酪、牛奶混合制成药物，用于治疗癌症患者。

以前，每个农民都会种植亚麻，亚麻籽和亚麻籽油很自然地成为他们的基本食物。农民在榨取亚麻籽油后立即食用，新鲜榨取的亚麻籽油具有很高的营养价值。亚麻籽油成为农民的饮食中不可或缺的一部分。

可是今天呢？人们因严重缺乏 ω-3 脂肪酸，而患上抑郁症、肥胖症、糖尿病、阿尔茨海默病、自身免疫性疾病和癌症等多种疾病。尽管亚麻籽与奇亚籽混合食用有抗炎的功效，对健康极其有益，但人们还是更愿意在早上吃玉米片、混合麦片、面包夹香肠、奶酪和果酱。现在，亚麻籽油并不受食品经销商和生产者的欢迎，在超市货架上也占不到好位置。亚麻籽油是一种非常"敏感"的食用油，很容易因为接触到光、热和氧气而变质，因此不能长久保存。这也使得开浅蓝色花的亚麻植物不为人所知，亚麻籽油也难以成为明星产品。蓝色的亚麻田野正在逐渐消失，取而代之的是金黄色的油菜花田，留给我们的只有带有"亚麻"两字的惯用语以及谚语。如今，菜籽油取代了亚麻籽油被当作 ω-3 脂肪酸的重要来源。德国营养学会也明确推荐菜籽油和核桃油作为提供 ω-3 脂肪酸的食用油。这让人感到奇怪！因为亚麻籽油中 ω-3 脂肪酸的含量是被推荐的两种食用油的好几倍：每 100 g 亚麻籽油中有 60 g ω-3 脂肪酸，而每 100 g 核桃油中只有 13 g ω-3 脂肪酸，每 100 g 菜籽油中只有 9 g ω-3 脂肪酸。

不过，只有优质的亚麻籽油才有益于健康！请注意食品标签（见第 141~142 页）。亚麻籽油不能长时间放在货架上等着顾客来购买，能长时间存放的亚麻籽油的质量是值得怀疑的。亚麻籽油不应该有苦味，而应该有柔和的坚果味。你要选择新鲜榨取的有机亚麻籽油，并尽快食用完。开封后的亚麻籽油可以保存 2~6 周。榨取的方式与保质期有很大关系。

在食用亚麻籽油时，你还要注意一点：要摄入均衡的脂肪酸，光靠食用亚麻籽油是不够的。亚麻籽油中的 ALA（火麻油、菜籽油、核桃、齐亚籽等也含有 ALA）仅有一小部分可以转化为 DHA 和 EPA。EPA 的转化率不超过 10%，而 DHA 的转化率几乎为零。很多人长年缺乏 DHA 或 EPA，而自己还浑然不觉。尽管你需要食用优质的亚麻籽油来补充 ω-3 脂肪酸，但是你一定还要补充 DHA 和 EPA，如食用海藻油，多吃鱼、鱼油或磷虾油（见第191~193 页）。

在通过亚麻籽油补充 ω-3 脂肪酸的同时，你还应该补充维生素 E 来抗氧化，清除自由基。推荐的做法是，将亚麻籽油与含有维生素 E 的小麦胚芽油一起食用。

### MCT 油

MCT 油是一种特殊的高级食用油，它富含 MCT。在减轻体重、预防和缓解胰岛素抵抗方面有一定积极作用。一项随机对照研究表明：与其他食用油相比，MCT 油不容易造成腹部脂肪堆积；此外，MCT 油既可以加速新陈代谢，又能让受试者不容易感到饥饿。

在一般情况下，1 分子脂肪在胆汁（由肝脏分泌）和脂肪酶（由胰腺分泌）的帮助下在小肠中分解，生成 2 分子脂肪酸和 1 个分子的甘油单酯。但是，"任性"的 MCT 可以不通过胆汁和脂肪酶的分解，通过肝门静脉直接进入血液循环，到达肝脏，并在肝脏中转化为酮体。作为完美的能量来源，酮体能非常迅速地到达大脑和其他器官。因此，MCT 是细胞的"超级燃料"，是脂肪中最快的一级方程式赛车手。来自植物油脂（如玉米胚芽油、菜籽油）中的 ω-6 脂肪酸不能直接进入血液循环。它们因为不能被快速代谢掉，而被脂肪组织吸收。

但是，MCT 油存在一个小问题。有些人的肝脏难以承受这种能被快速吸收的脂肪，会把 MCT "推回"到大肠中，造成大便发稀以及腹泻等问题。因此，有些人会用 MCT 油来治疗便秘。严重肝脏疾病（肝炎、肝癌、肝转移癌）患者对 MCT 油的耐受力可能也不好，他们最好用椰子油代替 MCT 油。你可以缓慢地增加 MCT 油的食用量，以提高对 MCT 油的耐受力。目前普遍推荐的食用量是每天 10~20 g，即 2~4 茶匙。MCT 油能让人特别精神，给大脑和心脏补充能量，因此不要在晚上食用 MCT 油。你先从每天食用 1 茶匙 MCT 油开始，可以将其放在饭菜或咖啡中。同时你需要多摄入膳食纤维（如早餐时吃 2 茶匙磨碎的车前子壳），以预防胀气或腹泻。MCT 油通常不用作食用油，它更像是药物。尽管如此，你还是可以将 MCT 油添加在食物中，例如可以将 MCT 油和沙拉酱（或其他食用油）混合浇在菜肴上，或放在咖啡里。不过，不要将 MCT 油加热到 160 ℃以上！你如果实在无法食用 MCT 油，也不必担心，其他食用油也可以帮助你完美实现防治疾病的目的。

橄榄油

优质橄榄果和优质橄榄油是大自然的馈赠，可以完美地提升饮食的营养价值。橄榄果中 77% 的脂肪酸是 MUFA（主要是油酸），剩下的 23% 是 PUFA 和 SFA。橄榄果对健康的积极作用不光体现在脂肪酸的构成上，还体现在其中丰富的植物营养素上。植物营养素比健康的脂肪更应该受到推荐，它们应该获得如雷的掌声！橄榄果是抗氧化的"有生力量"。这并非空穴来风，橄榄果生长在树上，一直暴露在烈日下，受到害虫的长期"攻击"，它们得想办法保护自己。为了自保，橄榄果给自己穿上厚厚的"防护服"，"防护服"中有抗氧化的植物营养素——多酚，它具有天然的疗愈能力。有两种抗氧化效果特别强的多酚只在橄榄果中存在：橄榄苦苷和羟基酪醇。这两种多酚使橄榄油具有独特的风味。橄榄苦苷味苦；羟基酪醇味辛辣，有刺激性，味道像胡椒，这使得好的橄榄油会让人觉得嗓子里微辣。这层有辣味的"防护服"所具有的营养价值令人吃惊。橄榄油中的多酚的抗氧化能力甚至超过了维生素 E 的，橄榄油中的油酸能使 LDL-C 水平和血压下降，从而减小患心血管病的风险；橄榄苦苷能抑制 LDL-C 的氧化；多酚还具有抗炎功效，功效虽然不如布洛芬强，但是能安抚长期受到过度刺激的免疫系统。正因橄榄果具有抗炎和抗氧化的能力，它在预防癌症方面的表现尤其出色，我非常推荐食用橄榄果。研究证明，橄榄油能激活抑制癌细胞和使癌细胞凋亡的基因。橄榄果中的营养素会"逼迫"癌细胞"自杀"。此外，橄榄苦苷和羟基酪醇能抑制 mTOR 的信号通路（见第 122~123 页）。因此，橄榄油是风味独特的"癌症抑制剂"和"抗衰老药物"。橄榄苦苷还能保护皮肤，减少紫外线对皮肤的损害。因此，在阳光充沛的地中海地区，人们大量食用橄榄油自有其道理。橄榄油甚至能使骨骼强健，一项针对地中海饮食的研究结果令人吃惊：地中海饮食中的橄榄油能有效抵抗衰老，减少骨质流失，预防骨质疏松症。

橄榄果的优点是，你在日常生活中很容易就能买到优质的橄榄果；装在玻璃瓶当中的（带核的）橄榄也值得推荐。橄榄油是"好油脂"，不过在购买橄榄油时，你应该谨慎一些，要仔细看标签，挑选标有"特级初榨"（extra virgin）的产品。如果有可能，你最好在购买前品尝一下橄榄油。真正优质的橄榄油还是最近才出现的，因为在几十年前，仅靠那时的榨油技术，人们还很难生产出优质的橄榄油。如果你在吞咽橄榄油时喉咙有刮擦感或者会被刺激得咳嗽，这表明你找到了一款可靠的橄榄油。如果你品尝橄榄油后，感觉油味道奇怪、有腐败味、口感不好，或者没有橄榄果特有的辛辣味，那么你最好不要挑选这款橄榄油，这可能是用劣质橄榄油勾兑的、样子好看的"伪劣品"。并非所有的橄榄油都是优质的橄榄油，食品标签也有障眼法，但是如果大家都不去留意标签，情况就不会向好的方向发展。著名的橄榄油专家安德烈亚斯·麦兹（Andreas März）认为："（橄榄油）味道柔和通常是腐坏的标志。"你可以尝试自己挑选橄榄油，不要害怕失败，多挑选几次，毕竟好事多磨。嗅觉灵敏或者味觉特别好的人可能更容易判断哪种橄榄油质量更好。此外，要注意，一分价钱一分货，想要用极其便宜的价格买到特级初榨橄榄油是不可能的。

最近的研究数据让科学家有这样的猜测，优质的特级初榨橄榄油具有非常强的耐热性。精炼食用油适合煎炸的说法是没有根据的。任何食用油持续被高温加热后，质量都会变得不好，你在使用橄榄油煎炸食物时也应该注意这一点。为了能充分发挥橄榄油的营养价值，最好不要加热橄榄油，以免其中有益于健康的脂肪酸和植物营养素因为加热而受到破坏。你如果不喜欢橄榄油的味道，或者出于经济考虑不能购买橄榄油，那么在制作凉菜时可以用菜籽油、核桃油或芝麻油代替橄榄油。但是，你要明白，橄榄油之所以价格更高是有一定道理的。

黑籽油

你知道黑籽吗？它是一种名为栽培黑种草的毛茛科植物的种子。栽培黑种草原产于地中海地区。我不得不承认，你需要一段时间来适应这种有强烈草药味和苦辛味的食用油。但是，你一旦爱上它，这种味道就成了一种享受。黑籽和用黑籽榨出的油有特殊的作用，它们的疗愈能力无与伦比。从脂肪酸构成来看，黑籽油没有什么特别之处，它只含有少量 GLA，LA 的含量（50%~60%）与葵花子油相似。它的草药味让人联想到植物精油：许多宝贵的精油源自植物，有较强的抗氧化性。质量好的、有一定疗效的黑籽油含有大约 1% 的挥发油。1% 正好是芳香疗法中挥发油在传统混合油中所占的比例。挥发油的存在使黑籽油具有非常优秀的调节免疫、抗过敏和抗炎功效。

古代的人们就很看重这种非同寻常的食用油。古罗马学者普林尼（Gaius Plinis Secundus，23—79）曾在笔记中写道：被蛇咬伤或被蝎子蜇伤后，常用的急救方式是将捣碎的黑籽与醋、蜂蜜混合，将混合物涂抹在伤口上。古埃及人享受丰盛的一餐后会将黑籽作为消食之物，他们还通过食用黑籽对抗炎症和过敏。在图坦卡蒙法老墓中发现的一小瓶黑籽油引起了科学家的不少猜测。这种神奇的种子可以缓解消化不良和腹胀、利尿、有助于消除肾结石、抗菌、维持肠道菌群平衡。此外，黑籽油具有杀虫功效，可以杀死寄生虫、有效驱除宠物身上的蜱虫。黑籽油很早之前就被用在化妆品中，据说，古埃及人的"青铜肤色"便源于这种油的颜色。它还可以作为调味品添加在饮食中。

人们可以食用黑籽油来防治以下疾病：过敏、支气管哮喘、皮肤病（如湿疹、特应性皮炎、寻常性银屑病）、食物不耐受、自身免疫性疾病（如类风湿性关节炎）、关节炎、多发性硬化症、炎性肠病（如肠易激综合征）、真菌性肠炎、甲状腺疾病。黑籽油能作用于大肠黏膜这个人体最重要的保护屏障。

黑籽油中的芳香物质黑种草酮和百里醌对缓解呼吸道痉挛、支气管哮喘和咳嗽都有积极作用。黑籽油可外用，以治疗皮肤病、脱发、瘀青、昆虫叮咬、关节痛和痔疮。

因为黑籽油气味较为强烈，所以外用时，你最好根据个人喜好将黑籽油与其他植物油脂（如椰子油）混合之后再使用。

·················· 提示 ··················

由于含有一定量的挥发油，黑籽油最好不要长期内服，服用时间不要超过4个月，以免黑籽油对肝脏造成损伤，也防止对黑籽油产生依赖性。你可以在日常饮食中添加黑籽，例如在沙拉、水煮蔬菜中放黑籽或者将1汤匙黑籽直接泡在热水中（泡10分钟）饮用。

小麦胚芽油

小麦胚芽油是从小麦的细小胚芽中榨取出来的，是药用油中的宝石。事实上，小麦胚芽是人们在加工面粉时剔除出来的东西，但它的营养价值远高于小麦的其他部分，这真令人不可思议。然而，剔除小麦胚芽并非毫无理由，小麦胚芽容易腐坏，如果不将它剔除，面粉就无法长期保存。小麦胚芽为一株健康的、有生命力的小麦的生长提供物质基础。它是小小的胚胎，里面藏着对小麦生命最重要的营养素。

小麦胚芽油不含小麦蛋白，可惜人们对此知之甚少，因此很多人与这一有营养价值的食用油失之交臂。我们已经知道的是，在小麦胚芽油中，维生素E的含量非常高，而且小麦胚芽油中有全部类型的生育酚（维生素E是α、β、γ、δ－生育酚和α、β、γ、δ－三烯生育酚的统称）。生育酚的德文Tocopherole来自希腊语，tocos代表"出生、后代"，pherein代表"携带"。生育酚可以理解为"生命的载体"，生育酚的确与繁殖能力有密切关系，在缓解疲劳和疼痛、治疗心血管疾病和炎症方面也都有积极作用。由于维生素

E 含量高，小麦胚芽油适合和其他富含 ω-3 脂肪酸的油脂（如亚麻籽油和鱼油）一起食用，可以有效防止 ω-3 脂肪酸被氧化。此外，小麦胚芽油还能提供卵磷脂和辅酶 Q10。每天食用 1 茶匙小麦胚芽油就可以满足人体对维生素 E 的平均日需求。如果精神压力较大，推荐将食用量提高到每天 1 汤匙。

小麦胚芽油不只可以食用，还可以外用，它是理想的护肤油，能防止皮肤老化，帮助解决皮肤问题，如瘙痒、湿疹、特应性皮炎、寻常性银屑病和痤疮。它也能预防孕妇产生妊娠纹，可以作为按摩油。

· · · · · · · · · · · · · · · · · · · · · · · · · · · · · · **提示** · · · · · · · · · · · · · · · · · · · · · · · · · · · ·

小麦胚芽油味道强烈，还容易使衣物着色（外用时，请格外注意不要使其与衣物接触）。外用时，你可以将小麦胚芽油与你选择的另外一种油（如椰子油）按照 1∶9 的比例混合使用。食用时，我推荐将小麦胚芽油与其他食用油（如富含DHA 的亚麻籽油）混合食用。冷榨有机小麦胚芽油的生产工艺极为复杂，因此小麦胚芽油产出量很少，且较为昂贵。生产 1 L 左右的小麦胚芽油需要 40 kg 小麦胚芽，而这需要 20 t 小麦！几乎没有食用油加工企业愿意承担如此高的生产成本。

## 坚果和种子

一项又一项研究表明：吃坚果的人更长寿健康，患癌症、心脏病和肺部疾病的风险更小。研究者推测，每周 5 天，每天食用一把下面推荐的坚果或种子可以有效延长寿命。全球疾病负担研究（Global Burden of Disease Study）显示，不经常食用坚果的人有更大的患病风险。尽管如此，恐惧脂肪的人仍然认为坚果是不健康的食物。坚果受到推崇低脂饮食的人歇斯底里的抵抗。按照一些研究者的说法，这一错误的认知造成每年数百万人死亡。

尤其是在对抗健康的杀手——心血管疾病方面，坚果可以为我们提供完美的营养组合：维生素 E、叶酸、B 族维生素、硒、锌、铜、精氨酸和 PUFA。一项大型研究表明：食用坚果能将患心血管病的风险减小 67%。坚果具有无与伦比的疗愈能力，可以为我们的血管提供完美保护。要知道，血管的寿命决定我们的寿命。

坚果对血管的保护能力已经被证实了。

坚果含有丰富的营养素，具有大自然中最好的、最能带来生命活力的物质：维生素、矿物质、膳食纤维、蛋白质和脂肪。可惜的是，人们不能为坚果申请专利。相比市场上的各种补剂，坚果不适合做营销，也不能带来巨大利润，因此也没有人像宣传补剂一样宣传坚果。事实证明，喜欢吃坚果的人通常比不吃坚果的人苗条，这很可能是因为坚果让人有饱腹感，能及时给大脑和其他身体部位的神经元提供能量。坚果中的 UFA 和植物营养素能使 LDL-C 水平下降 10%~15%，坚果具有非常强大的疗愈能力。坚果含有丰富的 UFA 和维生素 E，未经精加工的坚果营养价值更高，因为精加工通常使坚果中与脂肪相伴的重要物质——维生素和矿物质丢失。

我推荐你在日常生活中食用"真正"的坚果。商店里到处可见的、带壳的或不带壳的、完整的或磨碎的、生的或炒过的、加盐的或原味的坚果不一定是"真正"的坚果。"真正"的坚果应该是新鲜的、外壳完好无损的。生的、未经精加工或不加盐的、完整的坚果对健康最有益。

······· **提示** ·······

对健康有益的坚果一定是没有腐坏的。在购买时，要注意坚果的保质期——购买的时间应该至少距保质期还有 12 个月。坚果尝起来发苦是腐坏的迹象。腐坏的脂肪是血管里的"铁锈"。坚果如果已经开始掉渣了，那么很有可能已经开始腐坏。你应该将所有已经开封的或研磨过的坚果或种子放进封闭容器，然后放入冰箱冷藏。如果你将坚果避光、防潮、防热存放，坚果可以保存 3~4 个月。如果你自己研磨坚果和种子，比如用咖啡磨、香料磨或小型搅拌机将坚果和种子磨碎，那么你应该尽快将它们吃完。我不推荐使用磨粉机将坚果或种子磨碎，因为坚果和种子中脂肪的含量高，脂肪会使磨齿变黏，损坏机器。另外，不要把磨好的坚果和种子敞口放置过长时间，因为坚果碎和种子粉末与空气的接触面积更大，它们更容易变质。

核桃

几千年前，人们就已经开始种植核桃树了。古罗马人崇拜核桃树，他们认为核桃树是神圣的，因为这种树寿命长，能见证历史；此外可能也因为核桃仁看起来和大脑相像。不管怎样，有证据表明，核桃能增强大脑灰质的活跃度。核桃优于其他坚果的地方在于：核桃中 ω-3 脂肪酸的含量和抗氧化剂的含量是最高的。核桃中 PUFA 的含量高达 86%。核桃还富含镁、铜、钾、维生素 $B_1$、维生素 $B_6$、叶酸和膳食纤维，含少量磷、铁、维生素 $B_2$ 和泛酸。没有比核桃更有利于健康的坚果了。2013 年在著名的《新英格兰医学杂志》上发表的用地中海饮食预防疾病研究（PREDIMED, Prevencióncon Dieta Mediterránea）是一项跨国的大型饮食干预比较研究。该研究的研究对象是特定的成年人，他们有一定的患心血管疾病的风险，如血压较高、患有 2 型糖尿病、血脂水平高、有抽烟的习惯等，但在 5 年内未确诊心血管疾病。这些人按照随机原则被分为 3 组，分别被提供不同的饮食：地中海式饮食搭配橄榄油（每天 140 mL）、地中海式饮食搭配混合坚果（每天 30 g，由 15 g 核桃、7.5 g 杏仁和 7.5 g 榛子组成）、高碳低脂饮食（包括全麦面包、土豆等）。研究的目的是证明可以通过特定的饮食来减小患心血管疾病的风险。令人遗憾的是，这个研究被中断了！原因是，与第三组相比，前两组的主要心血管事件发生率都降低了约 30%，出于对第三组受试者健康的考虑，实验不能再继续下去。

有研究表明，核桃在减小心血管疾病和癌症的患病风险方面的表现都是最好的，远胜其他坚果。你可以将厨房里的精炼植物油更换成核桃油和下文提到的榛子油。

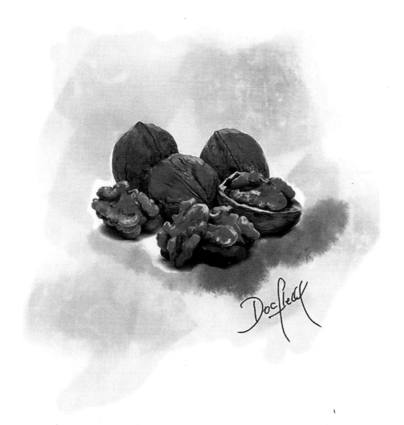

榛子

　　榛子是美丽的榛子树结出的果实，榛子树原产于小亚细亚，在 5 000 年前中国就已经出现了榛子树；古希腊人和古罗马人将榛子当作食物和药物。榛子能提供丰富的 UFA，其中最多的是油酸（为 MUFA，约占 78%）和 LA（为 PUFA，约占 14%）。榛子还含有约 2% 的硬脂酸，它能使细胞膜结构稳定。大量油酸使榛子和榛子油容易被人体消化。此外，榛子还富含维生素 $B_1$、维生素 $B_6$、维生素 A、叶酸、钾、镁、锌、磷、铁、钙、硫、锰和铜。榛子的蛋白质含量（每 100 g 榛子含有 13 g 蛋白质）和膳食纤维含量也较高。榛子非常适合被当作零食，还可以被添加到沙拉、布丁或烘焙食品中。将磨碎的榛子加到黄油当中，可以使黄油更可口。榛子碎与鱼肉和禽类的肉非常相配。人们也会用榛子仁榨油。榛子仁先被烘焙炒制，然后用冷榨的方法压榨，这样获得的榛子油散发浓烈的、令人感到愉悦的坚果香味。榛子油能为饮食提味，它的甜甜的味道也深受孩子的喜爱。冷榨榛子油绝不能被加热。榛子油还适合作为护肤油，尤其适合敏感或干性皮肤。

澳洲坚果

澳洲坚果，也就是夏威夷果，曾经是澳大利亚原住民的主食。由于味道独特，营养丰富，价格较贵，被人们冠以"坚果女王"的称号。澳洲坚果是树生坚果。由于澳洲坚果油酸含量高（约57%），也富含维生素 E，因此具有较强的抗氧化能力，能保护细胞免受自由基的损害，功效与小麦胚芽油、橄榄油和牛油果油的功效类似。澳洲坚果可以为心血管、肌肉、骨骼和神经系统提供大量维生素 $B_1$、镁、锰（能增强免疫能力）。

澳洲坚果在全球范围内的销量正在大幅增加，这不仅是因为这种坚果味道好，也是因为它的脂肪酸构成比例优越，对健康大有裨益。澳洲坚果油在护肤品中也被广泛应用。丰富的油酸以及棕榈油酸使得澳洲坚果和沙棘、牛油果油一样，能让皮肤变得柔嫩。此外，澳洲坚果油能够防晒（UVA 指数为 3~4），减少皮屑。在制作凉菜时，澳洲坚果是不可替代的健康好吃的食材。没有加盐的澳洲坚果更健康。但是，需要注意的是：对人类最忠诚的朋友——狗来说，澳洲坚果是有毒的，所以不要把所有"健康的食物"都与自己的宠物分享。

巴西栗

来自南美洲的巴西栗是真正的"脂肪炸弹"，含 71% 的 PUFA。此外，它像其他所有坚果一样能提供大量膳食纤维。我们如果将巴西栗的营养成分列成清单，将列出一份很长的清单，这真是令人吃惊。巴西栗可以提供大量的镁、钙、铁、锌、铜、磷。它还富含硒，这种矿物质对细胞非常重要，可以保护细胞不受自由基的损害，增强免疫力，促进身体排毒，因此硒可以起到解毒剂的作用。硒还对维持甲状腺的正常功能至关重要。甲状腺疾病、风湿病、多发性硬化症、炎性肠病、白内障、癌症患者，容易生病、抵抗力弱的人以及运动员，我会推荐他们坚持补硒。德国人普遍严重缺硒，一部分原因是德国土壤中缺乏硒，另一部分原因是德国人摄入过多酒精。人体因为既不能合成硒，也不能长期储存硒，所以只能不断通过食物摄入硒。巴西栗让补硒变得简单：巴西栗中的硒很容易被身体吸收，100 g巴西栗的硒含量是成年人每日所需硒的量的6倍。其他坚果都没有如此高的硒含量。但是，过量的硒会毒害身体，因此要控制每天巴西栗的食用量。根据个人身体情况（如体重、是否患病）和运动情况，每人每天的硒摄入量应该在50~250 μg之间。一粒巴西栗的硒含量因果实大小而异，在50~90 μg之间。如果你每天吃3粒大的巴西栗，那么你的硒摄入量已经够了。建议巴西栗的食用量不要超过3粒，因为硒过量摄入对身体反而有害。

巴西栗的营养价值无可挑剔。不过，我们必须知道：巴西栗的植株是高大的乔木，树高超过30米，一些高大的巴西栗树高达50米，树干的直径可达2 m。巴西栗树生长在南美洲的亚马孙热带雨林中，从花授粉到结出果实需要一年多。人们尝试在世界其他地区种植巴西栗树，都失败了。巴西栗树会结出类似椰子的蒴果，直径10~20 cm，重1~2 kg。每个果实中密密地长着12~20个长形的种子，这些种子就是巴西栗。巴西栗只能在天气晴朗时收获，这是有原因的：巴西栗树太高无法爬上，树太粗，无法摇动，所以只能靠人来捡掉落的果实，但是在刮风或者下雨时去捡果实并不安全。

山核桃

山核桃是高大的山核桃树的果实，原产于密西西比河谷。山核桃树既美观，又寿命长，有的山核桃树可以活1 000年。如今，山核桃树不仅在美国和加拿大广泛种植，而且在世界其他国家和地区大量种植。山核桃是北美洲原住民最重要的主食之一，在美国南部尤其受欢迎。山核桃富含UFA（约87%），MUFA的含量约为62%，PUFA的含量约为25%。研究表明，山核桃可以降低 LDL-C 水平，有利于心血管健康。

山核桃能提供大量膳食纤维、维生素 $B_1$、锌、镁、铜和钾，少量磷、铁、维生素 $B_6$、叶酸、泛酸和烟酸。另外，山核桃含有抗氧化的多酚。山核桃是美国卫生部认证的抗氧化能力最强的 15 种食物之一。可以将生的山核桃仁放在菜肴中，山核桃也是完美的零食。你可以食用完整的山核桃仁，也可以将山核桃仁磨碎，和可可片、有机肉桂粉、椰子油或者黄油混合在一起食用。山核桃的口感比核桃更柔和，无论是浇上黑巧克力食用，还是直接食用，山核桃都是日常生活中完美的抗氧化"神器"。

开心果

开心果是一种落叶树的果实，原产于小亚细亚，开心果树与腰果树同属一科。如今，开心果树在中东、中亚和地中海地区的大多数国家以及美国广泛种植。开心果含丰富的 UFA（约占 83%），其中 MUFA 占 68%，PUFA 占 15%。晒干的开心果含大量膳食纤维、矿物质（如镁、钾、铜、铁、钙、磷）、叶酸、泛酸、维生素 $B_1$、维生素 $B_2$ 和维生素 $B_6$。开心果还含有维生素 C 和锌，能增强免疫力。

一项临床研究表明，男性如果连续 3 周每天吃三四把开心果，其勃起功能会得到明显改善，同时没有任何副作用。性功能障碍问题很少有人愿意公开谈论。据估计，有 3 000 万美国男性患有勃起功能障碍，在全球范围内有 1 亿男性有相同问题。以前，人们多认为，这是一个"精神因素"导致的问题，这一固有观点妨碍了科学家去寻找勃起功能障碍的其他原因，如今有科学家把它看作是初期动脉粥样硬化的信号。疲软的阴茎是全身血管疾病的明确标志。在由于严重胸口疼痛而看急诊的男性当中，有 2/3 多年来有勃起障碍问题，这表明其血液循环存在问题。遗憾的是，这个信号经常被患者忽略，此外，因为这个话题令人难堪，患者在看医生时羞于启齿。患者不可以、也不应该逃避这个问题！

注意，要买带果壳的开心果！坚果，尤其是开心果，如果存放不当，就会迅速发霉，产生黄曲霉毒素。黄曲霉毒素会使肝脏受损，引发肝癌或肾癌。

这种对人体有害的毒素受热不易分解，也就是说，通过蒸煮或者煎炸都不能有效清除它。因此，我推荐你购买带壳的开心果。不过，购买时还要注意果壳是否完整，表面是否有霉斑。此外，我建议你食用不加盐的开心果。

·················· **建议** ··················

你可以将几粒开心果仁加到蒜酱汁中，开心果仁不仅可以增添风味，还可以使蒜酱汁更悦目，我个人就很喜欢这样做。

黑芝麻

芝麻是最古老的油料之一。有证据表明，公元前 3 000 年人类就开始种植芝麻。在古埃及、古希腊、古罗马、古中国，这种小小黑色种子被当作药物来治疗疾病。古希腊士兵会携带一小包芝麻，以随时为自己补充能量。说到芝麻，大多数人会想到早餐小面包上金黄色的小颗粒，而乌黑的黑芝麻则鲜为人知。是时候有所改变了。黑芝麻香味更浓烈，营养价值更高。在中医经典著作《本草纲目》中，针对黑芝麻有这样的文字："服至百日，能除一切痼疾；一年身面光泽不饥，二年发白返黑，三年齿落更生。"中医将黑芝麻当作滋补品。黑芝麻对患者和产妇尤其有益，可以缓解全身无力、贫血，还有助于产妇分泌乳汁。

芝麻中近 50% 是优质脂肪，脂肪中 87% 是 UFA，其中 MUFA 和 PUFA（以 LA 为主）各占一半。芝麻中卵磷脂的含量高，这使得芝麻油容易被人体消化，因为卵磷脂能使脂肪无障碍地被人体消化和吸收。卵磷脂还能使细胞膜保持稳定和柔软，保证细胞之间的交流，促进血液循环，强化神经系统。因为 PUFA 含量高，芝麻油不适合被加热，最好用来制作凉菜。

黑芝麻是维生素的"宝库"，此外，黑芝麻富含钙，是地球上已知含钙最多的食物。牛奶的钙含量低于芝麻的：100 g 牛奶含有 120 mg 钙，100 g 芝麻含有 800 mg。健康的成年人每天需要摄入 1 000 mg 钙，要注意的是，并非摄入多少钙，人体就能吸收多少钙，而在促进人体对钙的吸收方面，芝麻的效果非常好。

芝麻也是锌、硒、维生素 A、维生素 $B_1$、维生素 $B_2$ 和维生素 $B_3$ 的极好来源，还能提供重要的激素和神经递质合成，以及肌肉、结缔组织、皮肤、头发和指甲生长都必需的氨基酸。值得一提的是，芝麻含大量含硫氨基酸（如半胱氨酸、蛋氨酸和牛磺酸）。含硫氨基酸对皮肤和结缔组织很重要，所以对运动员来说，芝麻是特别值得推荐的食物。芝麻中的半胱氨酸和硒可以被人体用于合成重要的抗氧化剂。因此，我在治疗关节疾病（如风湿性关节炎和骨关节炎）时，都会建议患者多吃芝麻。芝麻含有木脂素，这是一种非常好的植物营养素。木脂素是植物雌激素，与雌激素有着相似的化学结构。正因为具有相似的化学结构，人体内的雌激素受体可以识别木脂素，从而调节体内激素水平。此外，木脂素可减小与激素失调相关的癌症（乳腺癌、子宫癌、卵巢癌、前列腺癌）的患病风险。芝麻还含有大量膳食纤维，有助于肠道健康、肠道菌群平衡。只要每天食用 2~3 茶匙芝麻，就能补充足够的营养素。

为了更好地吸收芝麻中的营养，建议你在搅拌机中将芝麻搅碎，或者用咖啡研磨机或研钵将其磨碎。你还可以购买现成的芝麻粉——一种尤其在东方特别受欢迎的调味品——你可以在制作沙拉时放入芝麻粉，使沙拉别具风味。芝麻粉的原料可以是脱皮的或者未脱皮的芝麻。脱皮的芝麻颜色更浅，味道温和。未脱皮的芝麻营养价值更高，但吃起来有草药味，更苦涩。喜欢芝麻的朋友还可以尝试一种神奇的调味品，那就是芝麻盐。芝麻盐在有机食品商店里有售，据说这是一种日本料理中常用的调料。芝麻盐是被炒制后磨碎的芝麻和少量海盐的混合物，芝麻盐会给食物带来一种独特的坚果味。你也可以自己制作芝麻盐，将其添加到沙拉汁或者牛油果酱中。由于 PUFA 含量高，已经开封的芝麻盐或者自制的芝麻盐应该尽快吃完。

芝麻油不仅可以用于制作凉菜，在阿育吠陀医学中还被当作按摩油，如今在化妆品中也被广泛应用。它能促进表皮细胞再生，并有一定的防紫外线效果。芝麻油非常适合在早上当作漱口油，用于清洁口腔，也可以用于缓解鼻腔干燥。如果你有长期鼻塞或流鼻血的问题，可每天向鼻腔中滴芝麻油，这样做有助于缓解症状，甚至可以完全消除症状。现在，你很容易就能买到优质的冷榨芝麻油。芝麻油有坚果的香味，特别适合用于烹饪，如制作蔬菜沙拉、制作丸子、烘焙面包等。你可以将芝麻油撒在烹制好的鱼、鸡、鸭或者豆腐上面。

我强烈推荐你食用芝麻，特别是黑芝麻。它所含的营养成分能促进细胞代谢，使身体更强健，对皮肤、黏膜和免疫系统都能起积极作用。芝麻是对脂肪耐受力有限、抵抗力弱的人的好伙伴。

### 奇亚籽

奇亚籽原产于中美洲和南美洲。在古代，这种小种子曾经是玛雅人的基本食物和药物，奇亚（Chia）在玛雅语言中代表"能量"。如今，你可以在各大超市的货架上找到这种黑灰色小圆粒，它是备受欢迎的"超级食物"。人们对奇亚籽的追捧有道理吗？就营养成分而言，奇亚籽是非常优秀的。它的 $\omega$-3 脂肪酸含量高，ALA 含量为 18%，几乎与亚麻籽一样（约 22%）。奇亚籽也应该充分研磨后再食用。因为研磨之后的奇亚籽能更好地被人体消化。奇亚籽也提供丰富的蛋白质，并且它的碳水化合物含量较低。此外，它的钙含量非常高，是牛奶的 5 倍。推荐每天食用 15 g 奇亚籽，这相当于每天为身体提供 100 mg 钙。奇亚籽也能提供大量锌和铁。它的铁含量是菠菜的 2 倍，15 g 奇亚籽的铁含量是人体每天所需铁的量的 1/10。奇亚籽中维生素 $B_3$ 的含量也令人印象深刻。维生素 $B_3$ 对神经系统健康、细胞再生、脂质代谢和身体排毒都是非常重要的。奇亚籽含有很多可溶性膳食纤维，可溶性膳食纤维是消化系统中完美的"清洁工"，能维持肠道菌群平衡，刺激肠道蠕动，缓解便秘。奇亚籽还能调节血脂和血糖水平，由于对人体有多方面的益处，奇亚籽也被用于治疗关节疾病、多发性硬化症、炎性肠病、胃食管反流、胃炎、胃溃疡、肠易激综合征、便秘、2 型糖尿病、肥胖症、高血压、心血管疾病和皮肤疾病。

相比亚麻籽，奇亚籽还有一个优势：保存时间更长，营养成分更不易被氧化。如果妥善保存，完整的奇亚籽在容器当中可以保存 4 年之久，味道和营养成分不会有任何损失。而亚麻籽存放数周后就会因其中的营养素被氧化而变质，已经变质的亚麻籽不能食用。不过，奇亚籽所含的木脂素较少。木脂素对预防癌症和缓解更年期时出现的一些症状非常有帮助。奇亚籽味道温和，适合用来烘焙、放在夸克（Quark）酸奶中、制作沙拉等。

注意：奇亚籽需用水冲泡，充分搅拌呈胶状后，方可食用。

### 火麻子

火麻子是非常有营养的食物，能提供人体所有的必需氨基酸，特别是提供大量精氨酸和组氨酸，两者对儿童的生长发育非常重要；火麻子还含有一定量的蛋氨酸和半胱氨酸，两者有利于体内酶的合成、肝脏的新陈代谢、神经系统和免疫系统的增强以及伤口愈合。生的有机火麻子是理想的蛋白质来源，其中非麻仁球蛋白的含量高达 65%，这种蛋白质常容易被人体消化和吸收，能增强免疫力。此外，火麻子还能提供健康的脂肪。

同时，火麻子还含有大量维生素 E（含量甚至是亚麻籽的 3 倍）以及宝贵的卵磷脂，卵磷脂能为大脑和肝脏提供能量。目前我们面临的处境是，我们摄入的动物蛋白的质量普遍不高，养殖动物不只造成环境问题，在动物伦理方面的问题也颇具争议。在这一大背景下，火麻子以及火麻油是一种较容易获得的优质蛋白质和脂肪来源。火麻子可以放在早餐粥、沙拉中，或者和生可可豆一起磨碎食用。与葵花子相比，火麻子更容易令人有饱腹感。

### 亚麻籽

亚麻籽可以算作顶尖的营养素来源，含大量 ω-3 脂肪酸、蛋白质和膳食纤维。亚麻籽的 PUFA 含量高：61.5% 的亚麻酸，16% 的油酸。此外，亚麻籽中还有 2.5% 的硬脂酸。硬脂酸作为人体的能量储存形式之一以及细胞膜和线粒体膜的主要组成成分，其重要性不可小觑。德国癌症研究中心（Deutsches Krebsforschungs Zentrum）的研究者推测，硬脂酸可以增强正常线粒体的活跃性。此外，亚麻籽还富含矿物质（如钾、镁、磷、铜、锰和钙）以及宝贵的氨基酸。此外，它还因木脂素含量极高而备受赞誉。研究显示，在实验中，木脂素能抑制癌细胞生长。前列腺癌发病率相对较低的人的前列腺液中木脂素的水平比较高。预防是最好的治疗！对照研究的结果显示，6 个月持续食用亚麻籽的受试者（他们每天的饮食中都被添加了若干汤匙磨碎的亚麻籽）收缩压降低了 15 mmHg，舒张压降低了 7 mmHg，血压从平均 158/82 mmHg 降到 143/75 mmHg。虽然在为期 6 个月的实验中，受试者的血压没有明显降低，但这个结果的意义深远！根据研究者的计算，长此以往，受试者患脑卒中的风险将减小 46%，患心血管疾病的风险可能减小 29%。可以说，亚麻籽的效果甚至比一些特效药（如钙通道阻滞剂和 ACE 抑制剂）的效果还要好。磨碎的亚麻籽在降血压方面甚至比高血压药物更有效。亚麻籽能稳定血糖和血脂水平，缓解炎症，解决便秘等消化问题，并且有抗癌的作用。你可以在有机食品商店中买到优质的亚麻籽。你最好选购完整的亚麻籽。大自然特地为亚麻籽"制造"了有意义的"保护衣"，以保护其中的营养素，研磨过的亚麻籽中的营养素容易被氧化。不过，即便如此，因为含有一定量的抗氧化剂，完整的亚麻籽在室温下可以保存 4 个月。

······················ **提示** ······················

最好食用研磨过的亚麻籽，尤其是咀嚼能力不太好的人。亚麻籽的硬壳使其中的营养素不容易被人体吸收。亚麻籽最好现磨现用，以防其中的营养素被氧化。研磨后的亚麻籽粉略带坚果味，可以搭配任何食物，如汤、沙拉、炒菜、麦片等。你可以把亚麻籽粉放到面包中。如果你是素食主义者，或对鸡蛋不耐受，那么你可以用亚麻籽粉代替鸡蛋来补充蛋白质。与不适合被加热的亚麻籽油不同，亚麻籽可以用于烘焙，其中的木脂素和 UFA 不会遭到破坏。如此小的种子里竟然藏着那么多有益于健康的物质，这令人感到不可思议。每天 1 汤匙亚麻籽粉，你的健康情况将有明显改善。

### 南瓜子

南瓜子是令人叹服的重要营养素"宝库"。这种深绿色种子提供的健康的脂肪有巨大的疗愈能力。南瓜子有坚果的香味，可以被添加到任何食物中。它含有健康的脂肪，UFA 的含量最高，为 80%（MUFA 占 35%，PUFA 占 45%）。酥脆的南瓜子是丰富的矿物质来源，含镁、锌、铁、铜和锰。30g 的南瓜子可提供人体每天所需 30% 的镁、15% 的锌、20%~30% 的铁以及 30% 的铜。此外，南瓜子还含有优质的蛋白质。南瓜子能提供赖氨酸，赖氨酸是一种极其重要的氨基酸，在植物中非常少见，对免疫系统至关重要。南瓜子也富含色氨酸，这种氨基酸能转化为 5-羟色胺。5-羟色胺可以转化为褪黑素，而褪黑素是一种调节昼夜节律的激素，能帮助我们入睡，有助于我们进入深度睡眠。南瓜子对健康有积极作用。

南瓜子还有利于前列腺健康。一直以来，南瓜子作为治疗前列腺和膀胱疾病的传统药物有很好的声誉。南瓜子能预防前列腺增生，减缓前列腺疾病的相关症状。南瓜子也可以用于治疗尿急等膀胱过度活动症以及遗传性脱发（由于二氢睾丸激素分泌过多）。此外，南瓜子含有多种具有抗氧化性的植物营养素，如酚酸、木脂素、植物固醇和类胡萝卜素（如叶黄素）、β-胡萝卜素。南瓜子也被认为具有抗寄生虫的能力。为防止动物肠道有寄生虫，动物饲养者和动物医生会将磨碎的南瓜子掺到动物的食物里，这种做法并不罕见。"悄无声息"地寄生于成年人体内的寄生虫经常不容易被发现。我猜测，这些寄生虫应该来自没有清洗干净的水果和蔬菜，因此仔细清洗水果和蔬菜非常重要。寄生于儿童体内的蛲虫更容易被发现。如果儿童感染了蛲虫，小小的南瓜子就可以派上用处。儿童可以通过食用南瓜子预防寄生虫感染。

建议每天分 3 次，每次食用 1 小把南瓜子或者 1 茶匙冷榨有机南瓜子油。可以将完整的南瓜子仁放到炒菜、沙拉、酸奶里，或者将南瓜子仁研磨后放到汤、奶昔、酱汁或冰沙中。南瓜子油不宜被高温加热，适合加到生的蔬菜沙拉中，或用于制作酱料。重要的一点：南瓜子中的营养素很容易被氧化。因此，南瓜子不要存放超过 3 个月，尽量放置在干燥、凉爽、避光的地方。

杏仁

　　杏仁是扁桃树的种子。扁桃树和杏树、樱桃树或桃树一样都属于核果类果树。与其他核果类果树的种子相同，杏仁也有坚硬的外壳。4 000多年前，人们就已经开始种植扁桃树，在古罗马和古希腊，杏仁是重要的食物和药物。扁桃树具有耐旱耐热的特点，在亚洲、地中海地区、美国加利福尼亚州被广泛种植。杏仁主要有两个品种：供食用的甜杏仁以及供药用的苦杏仁。后者苦杏仁苷含量高，苦杏仁苷是一种有毒物质，也是苦杏仁苦涩味道的来源。甜杏仁更有营养，也更健康。中世纪著名的医生希尔嘉德·冯宾根对杏仁颇为推荐，认为它是"对大脑和容颜都有益"的食物。因为含大量膳食纤维和蛋白质（每100 g杏仁含有19 g蛋白质），杏仁能使人产生较强饱腹感。4粒杏仁就能提供1 g蛋白质。杏仁也提供磷（较多）、镁、钾、钙、铜、锌、铁（较少）、维生素$B_1$、维生素$B_2$、维生素E和叶酸。食用几茶匙杏仁酱就可以满足人体每天对镁的最低需求量。杏仁中丰富的维生素$B_1$能强化神经系统，维生素$B_2$对细胞的能量代谢非常重要。

　　杏仁的蛋白质含量高。毫无疑问，摄入适量蛋白质是必要的，而且非常有益健康；但摄入过量蛋白质则会激活mTOR，mTOR刺激细胞生长，反而会增大患病风险。杏仁可以提供L-精氨酸——一种半必需的氨基酸[1]，人体只能在一定条件下合成少量L-精氨酸。它能增强免疫力，使血管扩张。杏仁中的营养素能提高细胞对胰岛素的敏感度。有研究证明，每天食用适量杏仁对控制体重有明显作用，还能减小患心血管疾病的风险，预防糖尿病。杏仁可以降低胆固醇水平和防止体内的LDL-C被氧化，因为杏仁中有大量膳食纤维和抗氧化的植物营养素。此外，杏仁可以改善骨密度，与不吃杏仁的人相比，吃杏仁的人体内的破骨细胞（吞噬性消解细胞）少20%，那些会减少骨质的酶（主要指TRAP，抗酒石酸酸性磷酸酶）的活性低15%。

----

[1]　氨基酸中，不能由人体合成、只能从食物中摄入的氨基酸是必需氨基酸。能够由人体合成的是非必需氨基酸，半必需氨基酸指必须由必需氨基酸转化或合成的氨基酸，包括半胱氨酸、酪氨酸、精氨酸、丝氨酸、甘氨酸。——编者注

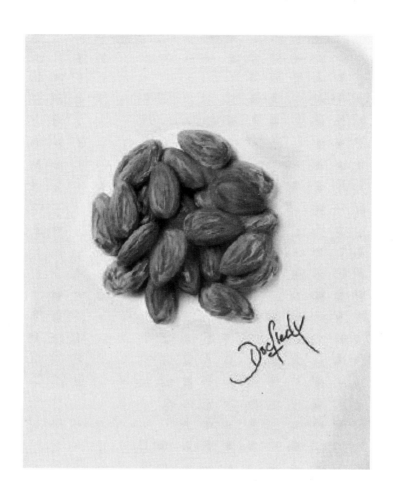

  杏仁的脂肪含量是 54%，UFA 占总脂肪含量的 86%，UFA 以油酸和 LA 为主，油酸占 65%，LA 占 21%。由于杏仁中 ω-6 脂肪酸更多，因此要注意，可以吃杏仁，但是不要过量，同时不要忽略补充 ω-3 脂肪酸。

  杏仁的气味温和独特，适合被添加到几乎所有食物（如夸克酸奶、沙拉、冰沙、炒菜、鱼、肉、烘焙食品）中。可以用水（或牛奶、奶油）和杏仁粉来制作简单的杏仁糊，它可以替代黄油和巧克力酱加到甜品里，也可以作为加餐为自己补充能量。杏仁奶是牛奶的完美替代品，尤其适合肠胃不适的人以及炎性肠病患者。我建议你自制杏仁奶，市面上售卖的成品杏仁奶含有添加剂。你要避免添加了食品增稠剂 407 卡拉胶的食品，经常食用这类食品反而会造成肠道黏膜感染和发生病变。

·················· 提示 ··················

建议购买带皮的生杏仁，这样的杏仁可以存放更长时间（在室温下存放，保质期长达一年），而且更便宜。不过，去皮的杏仁更容易被人体消化，但你只要将带皮的生杏仁在开水中焯2分钟，就可以很容易地将其褐色的外皮去掉。当杏仁的外皮爆开时，你就可以捞出杏仁，沥干水分，使杏仁冷却，用拇指和食指轻轻揉搓，就可以去掉外皮，最后将杏仁进一步风干。去皮的杏仁如果密闭储存，可以存放长达6个月，杏仁特有的香味能被很好地保留下来。磨碎的杏仁保质期较短，最好的做法是现磨现用。市面上售卖的现成杏仁粉因为脂肪含量少而不太容易受到氧化危害，保质期较长，不过建议你还是尽快吃完，否则那些很容易被氧化的重要的营养素就会变性。

腰果

腰果树原产于巴西，现在在印度和非洲广泛种植。直到20世纪初，腰果才作为商品出现在市面上。大多数的腰果树高度在10~12 m之间。果实虽然被叫作"腰果苹果"（Cashew Apple），但外形更容易让人联想到梨。果实高10 cm，宽4~5 cm，呈明黄色或鲜艳的红色。果实里面只有孤零零的一个果核，核仁被坚硬的壳和黄色的果肉包裹。因此，将腰果（即核仁）取出来是一个非常费力且复杂的过程。要先把果核取出来，在阳光下晒若干天让其干透，然后再费力地把核仁从硬壳中取出。

从营养学角度看，腰果的价值在于它含有镁、钾、铜、锌、磷、铁、叶酸、维生素 $B_1$、维生素 $B_2$ 和维生素 $B_6$。腰果的脂肪含量则有些不尽如人意：在所有的坚果当中，腰果的脂肪含量最低（MUFA占60%，PUFA占16%），然而，跟其他坚果相比，腰果的蛋白质含量较高（每100 g腰果含有17.2 g蛋白质），膳食纤维含量相对较低（每100 g腰果只含有2.9 g膳食纤维）。

······················· **提示** ·······················

　　腰果容易腐坏，因此在购买时一定要注意包装是否完整无损。不建议食用已经干瘪或者有哈喇味的腰果。腰果的脂肪含量低，而且价格高，在我看来，腰果只能排在推荐食物的第二梯队。

### 葵花子

　　考古学家发现，美洲原住民早在 5 000 年前就已经开始种植美丽而灿烂的向日葵了。当时的人们不光食用向日葵富含脂肪的种子，也食用向日葵的花、茎和叶子。向日葵原产于墨西哥和秘鲁，15 世纪，西班牙人将向日葵带回自己的国家种植，之后向日葵被传到欧洲其他国家。在葵花子中，85% 是 UFA。油酸（ω-9 脂肪酸）占 20%，LA（ω-6 脂肪酸）占 65%。此外，葵花子中还有少量 SFA。葵花子非常有营养，提供了丰富的镁、钾、钙、锌、铁、磷、维生素 $B_1$、维生素 $B_2$、维生素 $B_6$、维生素 E 和膳食纤维。

　　由于在葵花子和葵花子油中，ω-6 脂肪酸占据主导位置，所以食用葵花子或葵花子油时，一定要注意补充 ω-3 脂肪酸。别具一格的、有浓郁坚果味的冷榨葵花子油尤其适合用来制作沙拉。在皮肤护理方面，这种油也有积极作用。由于容易被吸收，葵花子油适合作为油性皮肤的人的卸妆油或者沐浴油。葵花子油也适合用来漱口（见第 218~219 页）。

### 可可豆

　　每个人都知道可可豆，几乎所有人都爱它。如果你按照本书的建议来食用它，那么它会成为你厨房中的好伙伴。可可树的种植始于 3 000 年前。玛雅人将可可树作为神圣之物献给众神，从可可树的果实当中长出了"财富和健康"，他们用可可树的果实制作出了"巧克力"。英文 chocolate（巧克力）一词源于阿兹特克人的词汇，直译为"苦味水"，指一种血红色饮料，这种饮料是用干燥的可可豆、青椒、麝香、蜂蜜、香草和某些水果的汁水制成的。玛雅人和阿兹特克人将可可豆视为珍宝，把它当作货币。

1847 年，第一块固体巧克力进入市场，英国公司"弗莱父子商号"（Fry and Sons）将可可脂、可可粉和糖混合在一起，制成了一种深色的甜食，这就是巧克。从那以后，巧克力复杂的生产工艺逐渐得到完善。巧克力是一种有抗氧化效果、富含矿物质的好食物，主要发挥健康功效的原料就是可可豆，因此你根本不需要巧克力的食品标签中的糖和其他添加物。不仅如此，可可豆对健康的积极作用会因复杂的加工而被削弱。现在，到了接近可可豆、更好地去了解它、用它来保持健康的时候了。

可可豆拥有神奇的疗愈力量，因为它不仅是食物，它还是药。在所有天然食物中，可可豆的抗氧化剂含量最高，多酚、儿茶素、表儿茶素（EC）都大量存在于可可豆中，甚至红葡萄酒、蓝莓、石榴、巴西紫莓、枸杞中的抗氧化剂含量都不能超过它，抗氧化剂能保护细胞免受氧应激。可可豆还提供大量 SFA，以及镁等人体需要的基本矿物质。这些成分能强化心血管、神经和消化系统以及骨质（镁是防止骨质疏松症的重要矿物质），使肌肉放松。

可可豆还提供蛋白质、钙、β-胡萝卜素、B 族维生素、硫和铁。30 g 可可豆能够提供的铁的量是人体每日所需铁的量的 3 倍。此外，可可豆还含有多种微量元素，比如为血液供氧、可保持血糖水平稳定的锰，能预防糖尿病的铬，有利于免疫系统、肝脏、胰腺健康的锌。此外，可可豆还提供能增强抵抗力、有助于造血的铜。据估计，约 80% 的人都严重缺乏微量元素。可可豆则可以提供丰富的微量元素。

生可可豆还含有苯乙胺（PEA），当我们陷入爱河时，身体就会产生这种物质。也许正因如此，巧克力才与爱情联系在一起。PEA 能让人注意力集中，和镁一起能起到抑制食欲的作用。可可豆含有的咖啡因、可可碱和茶碱也能使人清醒和注意力集中。可可豆的咖啡因含量是咖啡豆的 1/20，因此对咖啡因不耐受的人可以吃可可豆或喝可可饮料。可可碱具有抗菌作用，尤其能对抗会造成龋齿的变异链球菌，并能扩张血管。这也解释了我们说可可豆是"心脏卫士"的原因。

可可豆使你感到幸福！可可豆中重要的氨基酸色氨酸能使人心情愉悦。色氨酸和维生素 C 相同，在加热时容易变性，因此煮熟的食物不能为我们充分提供这种宝贵的氨基酸。生可可粉有理由成为我们的"灵魂食物"。可可豆还提供很多可溶性膳食纤维，因此不光绿叶蔬菜和坚果，可可也对维持肠道环境有积极作用。

你要选择最高品质的有机可可制品，如有机可可粉、有机可可豆、有机可可脂或所谓的有机"可可豆碎"，即小块的、被粉碎的可可豆，这些产品你在超市和有机食品店里都可以买到。把它们掺到你喜爱的饮料中。你可以在餐后甜点上撒可可粉或可可豆碎，或者将它们与碎坚果混合撒在甜点上。

····················· **建议** ·····················

在食用前将生可可豆用咖啡磨磨碎。我也推荐用类似的方法来处理亚麻籽，因为亚麻籽和可可豆中的营养素都特别容易被氧化。

### 鸡蛋

你是否因早餐吃了 1 颗鸡蛋而感到不安，或者只吃用蛋清做的无味的"煎鸡蛋"？鸡蛋已经被宣布无罪了！鸡蛋不仅能提供高质量的蛋白质（1 颗鸡蛋可提供约 6 g 蛋白质，你需要注意这一点，以免摄入过量蛋白质，每人每天摄入蛋白质的大体标准为 1 kg 体重 0.8 g 蛋白质）。鸡蛋也是其他营养素的"宝箱"，长期受到抵制的鸡蛋其实是物美价廉的"超级食物"，富含维生素 $B_2$、维生素 $B_3$、维生素 $B_6$、维生素 $B_{12}$、维生素 A、维生素 D、维生素 E、维生素 K、叶酸、泛酸。鸡蛋可以算作为数不多的能提供重要维生素的天然食物。蛋黄尤其提供了大量抗氧化剂，如叶黄素和玉米黄质，它们可以预防黄斑变性，保护视力。蛋黄甚至能比蛋清提供更多的硒、锌、钙、钾、铜、铁、锰和磷。

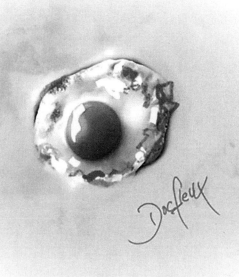

　　蛋黄的胆碱含量高，胆碱作为磷脂的合成原料，与维持细胞膜结构稳定有关，因此胆碱对细胞健康有重要意义。胆碱还参与细胞的沟通，胆碱在大脑中转化为乙酰胆碱，乙酰胆碱是最重要的神经递质，在神经元间的信号传递过程中扮演重要角色，对肌肉控制、记忆力和神经功能至关重要。因此，鸡蛋可以预防阿尔茨海默病。胆碱是人体重要的营养素。尽管长期以来一直存在胆碱有害的说法，但当人们在摄入胆碱的同时摄入优质的 ω-3 脂肪酸以及大量绿色蔬菜，胆碱就不会对人体有害。胆碱之所以名声欠佳，是因为一些营养学研究的实验设计有缺陷，你不要因此陷入恐慌。如果你认真阅读了本书的第一章，就会明白，许多营养学研究在设计上有缺陷导致研究者得出错误的结论。

当然，鸡蛋的质量是至关重要的。好鸡蛋才是健康的食物。相比鸡场中圈养的母鸡产下的鸡蛋，有机饲养的母鸡产下的鸡蛋所含营养素（如 ω-3 脂肪酸、β-胡萝卜素、维生素 A 和维生素 E）明显更多。

································· **提示** ·································

鸡蛋中的 ω-3 脂肪酸很容易被氧化，因此不要长时间煮鸡蛋，煎鸡蛋时油温也不宜太高。最健康的吃鸡蛋的方式对很多人来说都难以接受——吃新鲜的生鸡蛋。当然，并非所有的鸡蛋都可以生吃，因为有的生鸡蛋存在对人体有害的细菌，从而引发疾病。生鸡蛋提供大量抗生物素蛋白，它能够通过与生物素（即维生素 $B_7$，以前被称为"维生素 H"）结合来降低体内的生物素水平，因此喜欢吃生鸡蛋的人应该补充生物素。生物素能使发质更好、皮肤更滑嫩，使指甲更硬。如果你无法接受生鸡蛋，也可以吃溏心蛋，你要习惯不用大火高温来做鸡蛋饼或煎鸡蛋。

## 肉

肉可能是被讨论得最多的食物，对吃肉的看法也最为两极分化。从动物保护的角度看，我们不应该吃肉，然而在本书中，我们要从营养学角度来讨论肉这种食物。除 SFA 之外，嘌呤被认为是造成痛风的重要因素。事实上，我们不应该对 SFA "一票否决"，对嘌呤也应该如此。只有一个人太胖，血液中有大量胰岛素时，嘌呤才是危险的。也就是说，1 根烤香肠或者 1 块小牛肝都不是"痛风制造者"。超重和摄入过多碳水化合物使尿酸代谢紊乱，才导致痛风。

肉的营养价值取决于肉中脂肪酸的构成，这与动物的饲养方式有关。那些愉快地在牧场上"散步"，以青草、苔藓、蕨类和昆虫为食物的动物的肉中，重要的长链 ω-3 脂肪酸（DHA 和 EPA）含量更高。圈养动物食用由谷物和大豆制成的饲料，它们的肉中主要是 ω-6 脂肪酸。因此，圈养动物的肉和肉制品会促进炎症介质的分泌，使人更容易患病。在这一背景下，目前医学最需要解决的问题是消除炎症以治疗慢性疾病。要解决这一问题，我们就必须注意肉的质量。

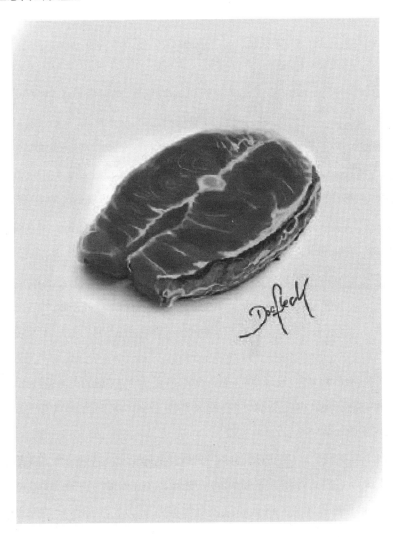

　　吃没有经过加工的肉和吃加工过的肉制品（如香肠），有很大的区别。一项覆盖了 50 万人的研究发现，未加工的新鲜的肉与心血管疾病和癌症之间不存在关联性。但是，经过深度加工的肉与心血管疾病和癌症之间存在关联性。众所周知，肉富含蛋白质，每个人对肉的需求取决于个人的运动强度和频率。优质的肉并不如人们通常所说的那么糟糕。但是，在厨房中处理肉时以及在煎炒烹炸的过程中，致癌的物质（PAH 和 HAA）就可能出现。顺便说一句，烤蔬菜中也有以上致癌物质。最重要的是，烹饪时要使用耐高温的食用油（见第四章），要低温烹制。你也可以用其他方式烹制肉，例如煮制，这样你也不需要担心在烹制肉的过程中有致癌物质出现。地中海地区的人们流行在肉上浇柠檬汁和橄榄油，这样做可以让肉口感更嫩、保鲜时间更长。你也可以尝试这样做，柠檬汁和橄榄油为肉提供了抗氧化剂，使食物更健康。

在很多研究结果中，素食主义者的健康状况常常优于非素食主义者。但是，如果更仔细地观察，我们就会发现，产生这样结果的原因并非素食主义者不吃肉，而是素食主义者的生活方式更健康。非素食主义者经常吃 ω-6 脂肪酸含量高的圈养动物的肉，碳水化合物含量高的面条、米饭、土豆和吐司，不喜欢吃水果和蔬菜；此外，部分非素食主义者吸烟、缺少运动、有肥胖问题。他们与那些去有机食品商店购买食物、有意识地食素、经常运动、不吸烟的素食主义者相比，肯定是不健康的。缺少来自蔬菜和水果中的能促进肠道蠕动、维持肠道菌群平衡的膳食纤维，这才是非素食主义者不健康的根本原因！肠道是否健康决定你是否健康。因此，在吃肉的同时，一定要吃富含膳食纤维的蔬菜或水果。如今已经有研究表明，有健康意识的非素食主义者患心血管疾病的风险与素食主义者的没有差异。

不管出于何种理由，如果你选择吃素，就要格外多吃藻类、蘑菇和鸡蛋（如果你可以吃鸡蛋）。藻类是 DHA 和 EPA 的唯一植物性来源，两者在素食中的含量非常低，必须进行补充。蘑菇被称为"树林里的肉"，我尤其推荐没有污染的人工培养的口蘑。有机饲养的鸡产下的蛋富含 ω-3 脂肪酸、容易被身体吸收的蛋白质以及其他重要的营养素，那些长期严格食素的人，都存在维生素 $B_{12}$ 和胆碱缺乏的问题。

吃富含 ω-6 脂肪酸的谷物、不健康的食用油、含很多添加糖和合成甜味剂的甜食并不一定比吃肉更健康。如果你是素食主义者，那么对你来说重要的是要防止严重缺乏 DHA 或 EPA（缺乏 DHA 或 EPA 尤其会对儿童造成严重后果，影响他们的大脑和视力发育）和维生素 B$_{12}$。最新研究认为，最佳的饮食是以绿叶蔬菜为主，肉、鱼、蛋为辅。长期来看，流行的饮食一直在变化，也许以后吃昆虫、贝、虾和蜗牛会成为主流。例如，蜗牛是人类最古老的食物之一，味道较为寡淡，我们可以用很多调料使之变为美食。也许从环境学、生理学和营养学角度看，昆虫肉和蜗牛肉可能在未来代替鸡肉、牛肉等成为餐桌上主要的肉，尽管这种想法现在并非每个人都能接受。

## 牛奶和其他乳制品

在过去一万年里，牛奶为人类提供能量和营养，但它并非无可挑剔。在西方国家，牛奶和其他乳制品被人们当成基本营养品，被很多营养学会当成蛋白质和钙的推荐来源。与此同时，它们也受到了一些批评。这是为什么呢？要想回答这个问题，我们就必须先理解那些混乱的、互相对立的数据。更重要的是，我们要去看那些独立研究，以便得到一个较为客观的看法。

因为每个人的身体情况不同，饮食也各不相同，所以牛奶也会因每个人对它的耐受性而产生不同效果。牛奶的 SFA 含量超过 50%，SFA 以短链和中链脂肪酸为主，它们不会影响体内胆固醇水平，因此喝牛奶不会增大患心血管疾病的风险。为牛奶和其他乳制品招致批评的不是脂肪，而是牛奶中的乳糖和酪蛋白。乳糖不耐受的人在喝牛奶后会出现胀气、腹痛和腹泻等症状。酪蛋白不耐受的症状不明显，这就导致酪蛋白不耐受不容易被发现，有这种问题的人通常因免疫系统受到刺激而患有慢性鼻炎、慢性咽炎或皮肤病。

······························· 提示 ·······························

如果你不确定自己对乳糖或者酪蛋白是否不耐受，那么你可以尝试 4 周不摄入牛奶和其他乳制品，检验自己是否还出现上述症状。

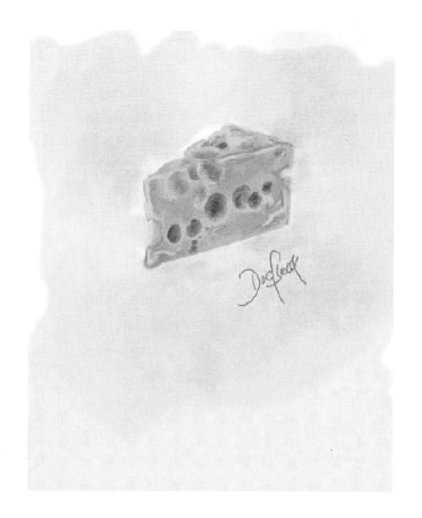

　　乳糖或者酪蛋白不耐受固然与牛奶有关，但有些观点必须被反驳，也有必要消除一些人对牛奶的恐惧。关于牛奶的作用，尤其是牛奶能预防骨质疏松症，目前也有争论。一项于 2015 年发表的研究成果也引发人们的不安，根据该研究，大量喝牛奶可能增大患前列腺癌的风险。但是，我们不能抛开剂量谈毒性，患前列腺癌的风险增大的情况只在那些特别喜欢喝牛奶的人身上被发现了。而且研究者尚未发现牛奶能明确增大患其他癌症的风险。但是，多大的剂量才会使牛奶成为"毒药"呢？德国联邦风险评估研究所认为，每天喝 200~250 g 牛奶不会导致患癌症的风险增大。还有一个对喜欢发酵乳制品（如酸奶、乳酪）的人来说的好消息：经常喝酸奶和吃奶酪能延长寿命。

发酵乳制品之所以对健康有好处，极有可能是因为它们对肠道环境有积极影响。对发酵乳制品爱好者来说，这是个好消息，他们可以尽情享用动物黄油、印度酥油、生奶油（最好是有机奶油，不含食品添加剂）、酸奶油、奶油干酪、切达干酪、帕尔马干酪等，当然食用的量要在合适的范围内。

请购买脂肪含量"正常"的牛奶或其他乳制品，首选有机产品。在美国，官方膳食指南建议成年人每天喝 732 mL 牛奶。除了乳制品，绿色蔬菜（如羽衣甘蓝、西蓝花和芝麻菜）也是钙的优秀来源。尽管最近的一些研究结果使牛奶的正面形象受损，但目前，我们没有理由将所有乳制品"打入冷宫"。我们要坚持用批判的眼光关注最新的研究结果。

## 海鱼

在关于海鱼的各类研究中，研究者经常关注有害物质含量等细节。随着研究结果发表，人们对海鱼的态度经常发生改变。问题在于，许多研究因过于关注细节而失去了对整体的把握。之所以会出现很多相反的结论，是因为研究的出发点不同。海鱼富含健康的脂肪，食用一定量优质的海鱼有益健康。海鱼远远优于其他含 ω-3 脂肪酸（尤其是 DHA）的食物。ω-3 脂肪酸对健康不可或缺，也是素食主义者必须注意补充的营养素。由于过度捕捞和有害物质（如汞）日益增加，海鱼的质量无法被保证，因此你要在挑选海鱼时格外注意，要挑选富含 ω-3 脂肪酸且受污染程度最低的海鱼，如野生三文鱼（品质最好的是阿拉斯加野生三文鱼）。海鱼体内累积的有害物质取决于它的生命周期以及食物。你可以在第 207~209 页找到推荐的富含健康的脂肪且有害物质含量低的海鱼。

生物在食物链中的位置越靠上，体内的有害物质就越多。越接近食物链底端的生物，体内的有害物质就越少。因此，那些比较小的鱼，如沙丁鱼、鳀鱼、鲱鱼和鲭鱼等都较为安全，值得推荐。在所有鱼中，沙丁鱼是优秀的 ω-3 脂肪酸来源之一，但是在选购时要注意，不要购买沙丁鱼罐头，而应购买新鲜的沙丁鱼。

购买三文鱼时，最好选择野生三文鱼。尽管养殖三文鱼在超市或市场中很常见而且价格合理，但养殖三文鱼的 ω-6 脂肪酸含量比野生三文鱼的高出近 5 倍。虽然野生三文鱼脂肪含量较低，但 ω-3 脂肪酸含量更高，有害物质含量更低。养殖鱼类还有其他的问题：抗生素的广泛使用和劣质谷物饲料的投喂。野生三文鱼肉的白色纹路较少，鱼肉呈好看的红色，这是因为鱼肉中虾青素的含量高，虾青素是一种有强抗氧化性的物质。野生三文鱼以浮游生物为食，浮游生物富含虾青素。如果鱼肉呈浅粉色，且脂肪带（即白色纹路）比较宽，这代表鱼肉来自养殖三文鱼。

· · · · · · · · · · · · · · · · · · · · · · · · · · · · · · **提示** · · · · · · · · · · · · · · · · · · · · · · · · · · · ·

要通过可靠的渠道购买海产品。要注意产品是否新鲜和产地，来自阿拉斯加的海产品是值得推荐的，那里水质优良，生物体内的有害物质较少。当地养殖的海产品因运输路途短，较为新鲜，也很不错。总体而言，每次吃 150~200 g 海鱼，每周吃 2~3 次，对健康有好处。海鱼对健康有积极作用，但炸鱼是不健康的。孕妇、哺乳期女性、儿童都应该远离那些受到汞污染的海鱼。顺便说一下，虽然贻贝、螃蟹、牡蛎和虾的汞含量不那么高，但是因为它们会带来潜在的患病风险（如感染甲型肝炎），所以孕妇和哺乳期女性应该避免吃贻贝、螃蟹、牡蛎和虾。

## 鱼油和磷虾油

海鱼中的 ω-3 脂肪酸很大程度上能延缓衰老，预防癌症、记忆力减退和心血管疾病。关于海鱼和鱼油对健康的作用的研究提供了支持这一观点的大量证据。鱼油能延长寿命，并预防疾病。对不喜欢吃鱼的人来说，鱼油（或海藻油）能使体内营养均衡。鱼油的质量非常重要，你可以通过气味和味道判断质量。优质的、纯净的鱼油至少不应该含人造香精（请仔细阅读食品标签）。可靠的鱼油生产者会定期测量鱼油中脂溶性毒素（如 PCB，即多氯联苯）和其他有害物质的含量，并将这些信息公开。鱼油中的 PCB 含量被认为可以代表其他毒素的含量：如果 PCB 含量低，那么其他脂溶性毒素的含量可能也比较低。PCB 和汞无法尝出来，但是被氧化变性的脂肪是可以尝出来的。

还有一个重要的信息。每生产 1 L 鱼油，就需要 10~20 kg 野生海鱼。据估计，每年的鱼油产量为 10 亿升，且产量会持续增加。如今，许多海鱼面临灭绝的威胁。海洋成为人类的垃圾场，越来越多的海鱼受到有害物质的污染。尽管可靠的鱼油生产者会通过化学萃取方式清除毒素，但是，在化学萃取的过程中，鱼油中的营养素也会丢失。况且，鱼油中肯定仍有一定的毒素残留。鱼油是非天然产品，经过许多步骤的加工才被生产出来，因为 ω-3 脂肪酸非常容易被氧化，因此许多市面上售卖的鱼油中的 ω-3 脂肪酸已经被氧化了，包装上的保质期没有太大参考价值。鱼油购买后需要尽快食用。

鱼油的优质替代品是磷虾油和富含 DHA 和 EPA 的海藻油。

磷虾栖息于南极干净的海水中，因为南极的海域受到洋流的影响相对较小。磷虾生长快，以浮游植物和藻类为食，因为处于食物链靠下的位置，所以磷虾体内不会聚集大量有害物质。就可持续性而言，捕捞磷虾明显优于捕捞海鱼，因为磷虾能快速繁殖，即便需求增长，生态系统也不那么容易失衡。除了提供 ω-3 脂肪酸，磷虾还含有很多虾青素，磷虾油是强大的抗氧化剂。

海藻油能提供大量 DHA 和 EPA，且不含有害物质。总体来说，我们可以放心食用质量有保证的海藻油。海藻油不要长时间存放，要尽快吃完。

你已经了解到，ω-3 脂肪酸非常容易被氧化，因此所有的鱼油中都会添加抗氧化剂，如维生素 E。鱼油、磷虾油以及海藻油都应该被存放在冰箱里，或者在不超过 25 ℃ 的环境中存放。在这些产品的包装上，有时 DHA 和 EPA 的含量会被分别列出，有时只有 ω-3 脂肪酸含量被标出，通常用于治疗的 ω-3 脂肪酸的剂量是每天 1~2 g，在食用鱼油等产品前，一定要根据食品标签计算食用量。

················· **提示** ·················

　　在服用鱼油或磷虾油之前必须先检验一番。例如，将胶囊切开，或用大头针扎进胶囊。如果胶囊中的油气味难闻，有酸腐味或哈喇味，这说明其中的 ω–3 脂肪酸可能已经被氧化，那么你一定不要服用。如果油有浓烈的人造香精味，或只要你对它的质量有所怀疑，你就要跟它说再见。人造香精（如香草味香精）是潜在的致敏原。被氧化变性的脂肪和劣质的脂肪应该被倒进垃圾箱，而非进入你的身体。

# 第四章　摆脱对脂肪的恐惧

现在，你要做的是摆脱对脂肪的恐惧。你在一开始也许很难接受脂肪，可以在日常生活中搭建一个"脂肪阶梯"，逐渐适应摄入脂肪，从而起到防治疾病的效果。以下饮食建议均基于本书中的观点和知识，你可以根据自己的饮食偏好和食物耐受性有选择地在日常生活中采纳这些建议，进行实践。你现在已经有非常坚实的知识基础，要抛开对脂肪的偏见。从现在开始，你自己就是最好的医生！

·········· **健康状况测评** ··········

请花一点儿时间进行下面的健康状况测评。它能使你大致了解自己的健康状况。一定要诚实地评估自己的健康状况，根据实际情况打分。

评分标准

用 0~10 分为你的健康状况打分。

0 分：没有该问题，生活没有受到影响。

1 分：有该问题，生活几乎没有受到影响。

2 分：有该问题，生活略受到影响。

以此类推……

10 分：有该问题，生活受到严重影响。

"初始分数""4周后的分数""12周后的分数"和"24周后的分数"：在开始实行脂肪疗法前进行测评，问卷分为16部分，每部分有1~8个评分项。计算每部分的总分数并将填在"初始分数"栏内；分别在实行脂肪疗法4周、12周和24周后再进行测评，填写在相应分数栏内。这样做的目的是帮助你进一步体会脂肪疗法的效果。

## 健康状况

头

- 头痛或偏头痛

初始分数：

4周后的分数：

12周后的分数：

24周后的分数：

眼睛

- 流泪
- 发痒
- 浮肿、泛红、分泌物过多
- 发干

初始分数：

4周后的分数：

12周后的分数：

24周后的分数：

鼻子

- 鼻塞
- 鼻窦炎
- 流鼻涕

- 过敏性鼻炎

初始分数：

4 周后的分数：

12 周后的分数：

24 周后的分数：

## 耳朵

- 耳痛
- 耳鸣
- 瘙痒
- 听力下降
- 中耳炎

初始分数：

4 周后的分数：

12 周后的分数：

24 周后的分数：

## 口腔

- 口腔溃疡
- 口腔黏膜干燥

初始分数：

4 周后的分数：

12 周后的分数：

24 周后的分数：

## 咽喉

- 咽痛
- 声音嘶哑

初始分数：

4 周后的分数：

12 周后的分数：

24 周后的分数：


皮肤

- 干燥
- 发痒
- 湿疹
- 色素斑
- 皮屑
- 神经性皮炎
- 玫瑰痤疮
- 多汗

初始分数：

4 周后的分数：

12 周后的分数：

24 周后的分数：


心血管系统

- 心律不齐
- 心动过速
- 高血压
- 负重（搬运重物等）时胸痛

初始分数：

4 周后的分数：

12 周后的分数：

24 周后的分数：

肺

- 呼吸困难，气短
- 支气管哮喘
- 过敏性哮喘
- 支气管炎
- 多痰

初始分数：

4 周后的分数：

12 周后的分数：

24 周后的分数：

消化系统

- 烧心
- 恶心
- 呕吐
- 胃疼或腹部疼痛
- 胀气
- 便秘
- 腹泻

初始分数：

4 周后的分数：

12 周后的分数：

24 周后的分数：

肌肉和关节

- 晨僵
- 活动受限
- 关节疼痛

- 关节肿胀
- 肌肉疼痛
- 肌肉无力

初始分数：

4 周后的分数：

12 周后的分数：

24 周后的分数：

体重（_____kg）

- 容易感到饥饿
- 暴饮暴食
- 食量不稳定
- 超重
- 体重过轻

初始分数：

4 周后的分数：

12 周后的分数：

24 周后的分数：

精神

- 疲惫
- 容易筋疲力尽
- 亢奋

初始分数：

4 周后的分数：

12 周后的分数：

24 周后的分数：

睡眠

- 失眠
- 入睡困难
- 易醒

初始分数：

4 周后的分数：

12 周后的分数：

24 周后的分数：


情绪

- 情绪起伏大
- 易怒、有攻击性
- 烦闷、抑郁

初始分数：

4 周后的分数：

12 周后的分数：

24 周后的分数：


记忆和认知

- 注意力不集中
- 记忆力衰退
- 决策能力低下
- 学习能力低下

初始分数：

4 周后的分数：

12 周后的分数：

24 周后的分数：

总分数

初始分数：

4周后的分数：

12周后的分数：

24周后的分数：


得分情况说明

0~16分：健康状况极佳

17~85分：健康状况良好

86~170分：健康状况略差

171分及以上：健康状况非常差


说明：如果你在填写问卷后发现自己没有达到极佳的健康状况，不要感到焦虑，因为我们当中很少有人能拥有极佳的健康状况。只要你采纳本书提出的建议，就会逐渐变得健康。在几周内，健康的脂肪会修复你的细胞，改善你的健康状况；在几个月内，细胞会得到更新，你会明显发现自己更健康、更苗条，这就是健康脂肪的神奇疗愈能力。即使你现在很健康，你也应该通过脂肪疗法预防疾病。


# 在生活中拥抱脂肪


请及时告知医生自己在饮食方面的改变，不要隐瞒自己正在实行脂肪疗法补充健康的脂肪。你还应将脂肪疗法介绍给周围的人。也许，想要改变健康状况的人不止你一位。

我出生在德国南部一个毗邻法国的城市。我的家庭非常重视饮食。在我的童年，中国的饮食文化已经开始在世界范围传播。以前，我曾经很难接受

"充满异域风情"的食物，比如油菜，但是现在它已经成为我在亚洲超市必买的蔬菜之一。我们可以借鉴中国的饮食文化制作健康的一餐：一桌菜必须要色香味俱全。此外，我们还能从中国的饮食文化中学到重要的一点是：食物多样性对健康很重要，食材的质量也很重要。我们要选择"简单"并且"真实"的食材，而非那些添加了色素、增味剂或合成甜味剂的食物。

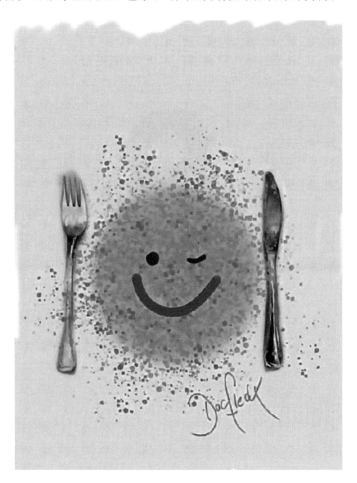

现代营养学证明，减少碳水化合物的摄入是有道理的。更进一步的观点是：碳水化合物（面包、面食、米饭、土豆）的摄入量应该根据个人体质、运动量等情况来确定。2017 年加拿大的官方膳食指南明确推荐人们应该均衡饮食，摄入充足的脂肪。

·················· **建议** ··················

可以用以下食物来代替精加工高碳食物：

- 有抗氧化作用而且富含水、膳食纤维和其他营养素的可以饱腹的食物，如绿叶蔬菜、蘑菇、洋葱、低糖水果（如浆果）。
- 高脂高蛋白的植物性食物，如坚果、种子、牛油果、橄榄果和豆类。
- 适量海鱼、肉、蛋和乳制品。

食物质量对健康至关重要。在食用油、鱼、肉、蛋和奶的选购上，我建议你购买有机产品，但如果经济条件不允许，你也不必购买带有有机标签的产品。健康不仅与你吃什么有关，也与你怎么吃有关。你应该在摄入脂肪的同时多吃蔬菜（如洋葱、生菜）和低糖水果。就算吃的不是有机产品，也比完全不吃蔬菜和水果好。我的经验是：如果一种食物的外壳（或外皮）不可食用（如牛油果），我们就不必在意它是不是有机产品。蔬菜和水果在食用之前一定要充分清洗，牛油果等有外壳的食物亦是如此，因为外壳很可能带有污染物。

## 弗莱克医生的早餐食谱的秘密

你要尽量食用纯天然的食材，尽量采用简单的烹饪方式。我在本书第205~213页中列出了一些饮食，你可以在写自己的购物清单时拿来做参考。最后，我还介绍了几个食谱，你可以依此规划自己的日常饮食。不要低估微小的变化，如果你按照"弗莱克医生的早餐食谱"优化自己的日常饮食，那么你就迈出了成功的第一步。用不了几周，你就会感觉更健康，身体比以往任何时候都强健。

要想"调动"身体中对细胞健康必不可少的 ω-3 脂肪酸，就需要有强大的运载工具——含硫氨基酸。约翰娜·布德维希博士等专注于研究脂肪的科学家让我们了解到，UFA 带有负电荷，因此能吸引带正电荷的含硫氨基酸分子。ω-3 脂肪酸和含硫氨基酸会形成无与伦比的、能发挥巨大作用的组合。约翰娜·布德维希博士提出的"脂肪－蛋白质－饮食"疗法便是基于这一组合。血液循环将有价值的脂肪酸输送至细胞膜，细胞膜和线粒体膜得以自我更新，细胞的呼吸作用和细胞间的交流得到优化。最完美的饮食组合是优质的亚麻籽油（最好是冷榨有机亚麻籽油）与夸克酸奶，后者可以提供带正电荷的含硫氨基酸。用牛奶或山羊奶制成的夸克酸奶富含蛋氨酸和半胱氨酸等含硫氨基酸。夸克酸奶的半胱氨酸含量甚至是普通酸奶的 60 多倍，它可以吸引带负电荷的 ω-3 脂肪酸分子，使容易被氧化的 ω-3 脂肪酸变得稳定。"弗莱克医生的早餐食谱"是我对"脂肪－蛋白质－饮食"疗法的发展。素食主义者或乳糖／酪蛋白不耐受的人可以将夸克酸奶换成植物性饮品或食物。无论如何，最重要的是摄入健康的脂肪。

## 这样做你会更健康

你可以在互联网上或者书中有目标地寻找一些容易制作的低碳高脂菜谱，当然，菜谱应该对你有吸引力、符合你的口味。

你越快行动起来减少碳水化合物的摄入，你就能越快为细胞的健康做出努力。这是值得的。鱼和熊掌不能兼得，你不可能在摄入大量脂肪的同时，摄入过多碳水化合物。在家里的旧食材都消耗完毕后，你就可以开始实行脂肪疗法了，阅读后面的饮食列表，标出对你有吸引力的饮食，进行采购。你要学会估算摄入的碳水化合物的量，优先选择富含膳食纤维的绿叶蔬菜、水果和豆类。如果你能放弃精米、精面和含合成甜味剂的食物，那么你就能进一步释放健康脂肪的潜力！

一开始，你可以只选择"弗莱克医生的早餐食谱"中的食物。在购物时，你要舍得花时间阅读食品标签。对于有包装的食物，要尤其注意碳水化合物和膳食纤维含量。你如果不知道食物的营养成分，就不要将它放进你的购物车。蔬菜、水果、核桃、鸡蛋等天然食材肯定是不含添加剂的，选择这些食物最为稳妥。不要选含蔗糖或合成甜味剂的食物或饮品，如糖浆、浓缩果汁、玉米淀粉，哪怕它们的名字听起来很健康。你现在就可以做准备，购买富含健康脂肪和膳食纤维的低碳食物，你的健康状况一定会出现积极改变。

# 健康脂肪食物名录

## 食用油

### 不适合加热（只能用于制作凉菜）
- 亚麻籽油
- 火麻油
- 核桃油
- 小麦胚芽油

### 适合加热
- 有机动物黄油
- 特级初榨橄榄油
- 椰子油
- 印度酥油
- 无水黄油
- 红棕榈油（有 CSPO 标记的产品）

虽然我在本书中推荐了许多有利于健康的食用油，但这并不意味着我没有提到的食用油不好。我不可能在本书中详细讨论所有的食用油，大自然为我们提供了那么多食用油：甜杏仁油、摩洛哥坚果油、巴巴苏油、猴面包树油、奇亚籽油、水飞蓟籽油、花生油、石榴籽油、玫瑰果籽油、榛子油、醋栗籽油、圣约翰草油、荷荷巴油、可可脂、椰子油、南瓜子油、亚麻籽油、澳洲坚果油、玉米油、杏仁油、月见草油、橄榄油、红棕榈油、棕榈仁油、紫苏油、桃仁油、菜籽油、沙棘油、黑籽油、芝麻油、乳木果油、大豆油、葵花子油、葡萄籽油、核桃油、小麦胚芽油、雪松油。

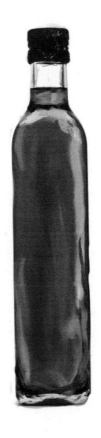

　　各种食用油之间的相互作用目前仍没有得到彻底研究。目前，经过实践的检验、被认为对健康有积极作用的食用油组合是富含 ω-3 脂肪酸的食用油（如亚麻籽油、火麻油、核桃油）与具有强抗氧化性的小麦胚芽油。

　　要注意食用油的生产方式和脂肪酸构成！可能你会觉得我有些啰唆，但这非常重要。尽量避开精炼植物油和 ω-6 脂肪酸含量高的食用油（如玉米胚芽油、大豆油、水飞蓟籽油、葵花子油）。

　　你不要觉得麻烦。你的细胞值得你更换食用油，它们在几个月内就会进行自我更新。你可以慢慢开始，当你感受到脂肪疗法初见成效，精力更旺盛，不容易产生饥饿感后，你就不愿意放弃脂肪了。

## 坚果和种子

- 亚麻籽（我最推荐的食物：富含 ω-3 脂肪酸和膳食纤维，价格低，但由于其中的 ω-3 脂肪酸非常容易被氧化，务必要现磨现用）
- 奇亚籽（研磨后其中的营养素更容易被吸收）
- 火麻子
- 核桃
- 榛子
- 澳洲坚果
- 山核桃
- 巴西栗
- 南瓜子
- 葵花子
- 黑芝麻
- 生可可豆
- 腰果（高蛋白）
- 杏仁（高蛋白）

## 汞含量非常低的水产品（推荐食用）

- 凤尾鱼
- 牡蛎
- 酪鱼
- 白鱼
- 鲆鱼
- 鳟鱼

- 鲱鱼
- 贝
- 虾
- 蟹
- 鲭鱼（质量最好的是北大西洋鲭鱼）
- 沙丁鱼
- 黑线鳕鱼（质量最好的是大西洋黑线鳕鱼）
- 无须鳕鱼
- 大马哈鱼
- 鳎目鱼（质量最好的是太平洋鳎目鱼）
- 野生罗非鱼
- 鱿鱼
- 鲇鱼
- 野生三文鱼

## 汞含量较低的水产品（可适量食用）

- 河鲈
- 鲤鱼
- 鳕鱼
- 龙虾
- 鲯鳅
- 鳐鱼
- 金枪鱼
- 方头鱼（质量最好的是大西洋方头鱼）
- 鲷鱼
- 鮟鱇

## 汞含量较高的鱼（最好不食用）

- 大比目鱼
- 红鲷鱼
- 鲈鱼
- 金枪鱼

## 汞含量非常高的鱼（不要食用）

- 蓝鲷鱼
- 鲨鱼
- 大鲭鱼
- 箭鱼
- 大眼金枪鱼、黄鳍金枪鱼
- 石斑鱼

## 乳制品

- 酸奶油
- 希腊酸奶
- 奶酪（如帕尔马干酪、切达干酪、法国奶酪、新鲜乳酪）
  注意：尽可能购买有机产品。

## 可代替牛奶的饮品或食物

- 杏仁奶
- 椰奶

- 大米浆

- 燕麦奶（高碳）

·························· **提示** ··························

注意食品标签！不要购买添加了蔗糖、合成甜味剂、食品增稠剂 407 的食物。有证据表明，这些成分能引发肠道疾病。

·························· **建议** ··························

可混合多种食材，自己制作植物性饮品。

### 其他含健康的脂肪的食物

- 橄榄果
- 黑巧克力（可可含量超过 70%）
- 椰子（或不加糖的椰茸、椰子粉）

# 能与脂肪完美搭配的食物

### 蔬菜

- 洋蓟
- 大叶生菜
- 菜花
- 西蓝花

- 豆瓣菜

- 蘑菇

- 比利时菊苣菜

- 苦苣

- 茴香

- 绿色白菜（晚熟白菜）

- 生姜

- 大蒜

- 车前子菜

- 莙荙菜（牛皮菜）

- 青椒

- 意大利菊苣

- 小萝卜

- 芝麻菜

- 火葱

- 春笋

- 菠菜

- 芹菜

- 西红柿

- 圆白菜

- 角瓜

- 洋葱

## 水果

每天吃一捧（100~200 g）水果。原则上，低糖水果（如桃子、梨、苹果、樱桃）是首选。

- 浆果，如覆盆子、黑莓、蓝莓、醋栗（注意：草莓虽然也属于浆果，但糖含量较高，不建议多吃。）

- 葡萄柚

- 猕猴桃

- 青柠檬

- 黄柠檬

- 西瓜

## 其他食物、调味品等

- 醋

- 汤：蔬菜汤、鸡汤、骨头汤（不添加增稠剂）

- 香料：红辣椒粉、芝麻盐、小茴香、姜黄、牛至、黑胡椒、百里香、香草粉、肉桂

- 香草：罗勒、香菜、马郁兰、薄荷、欧芹、迷迭香、鼠尾草

- 火麻子粉

- 可可粉（有机产品，不添加蔗糖）

- 椰子粉

- 杏仁粉

- 海盐

## 饮料

每人每天正常的饮水量需按照 1 kg 体重 30 mL 纯净水计算。

- 热柠檬水

- 矿泉水

- 药草茶

- 白茶或绿茶

- 咖啡（防弹咖啡）

注意：白天至少要喝 7 杯（1 杯相当于 200 mL）纯净水，最好在不吃饭时喝大量水。如果你不喜欢喝白开水或纯净水，可以添加柠檬片、浆果干、猕猴桃片、柠檬香脂叶。当然，你还可以添加药草、香料、蔬菜或其他低糖水果。

# 摄入充足脂肪的一天

每天进食的次数要少，但是要多摄入脂肪，并且要吃饱！

要等确确实实感到饥饿时再吃饭，不要仅因为"所有人都吃饭"就去吃饭。

一定要吃饱。脂肪能让你的饱腹感持续更长时间。

要细嚼慢咽，直到口腔分泌很多唾液。"脂肪和细嚼慢咽"这一组合能让你更快地吃饱，而且饱腹感能持续较长时间。

进食的间隔时间尽可能长一些。晚餐和次日的早餐最好间隔 12 小时左右，白天不要频繁进食，进食次数最多为 3 次，间隔时间要足够长。尽量不要吃零食。

## "迟来"的早餐

如果条件允许，你可以尽量推迟吃早餐的时间，保持早餐和前一天的晚餐有较长的间隔时间。我在前面提到，这个间隔时间最好是 12 小时左右，如果条件不允许，间隔 8~10 小时也可以。这份"迟来"的早餐应该包含什么呢？完美的早餐应该包含健康的脂肪和蛋白质，如不加糖的牛奶或牛奶的代替品，以及一些富含脂肪的食物，如亚麻籽油、可可脂或者有机动物黄油（可参考第 215~218 页）。

## 午餐

为使进食的间隔时间尽可能长一些，你可以将早餐和午餐合二为一，即吃早午餐，但这要看你是否能接受，因为我们当中的大多数人已经习惯了传统的一日三餐的进食节奏。此外，偏头痛、胆结石或胃食管反流患者不应长时间断食，但也要注意每天的第二餐要与第一餐有足够的间隔时间（3~5小时）。

午餐吃什么？富含膳食纤维的绿叶蔬菜，牛油果，富含蛋白质的鱼、肉或奶酪（每餐要摄入15~25 g蛋白质），2~3汤匙食用油（如特级初榨橄榄油）。你还可以在食物上撒上一把帕尔马干酪屑或坚果碎。

## 晚餐

每天的最后一餐要与就寝间隔至少3小时。这个做法可以减轻夜间的肠道负担。你可以根据自己的作息尝试将晚餐时间提前。理想情况下，晚餐应该比午餐和早餐都简单，但也应该包括蔬菜，以及含蛋白质和健康脂肪的食物。生食更难消化，因此不宜在晚上食用。

## 零食

只能在饥饿难忍时吃零食。值得推荐的是富含健康脂肪的零食，如核桃、山核桃、澳洲坚果等坚果（尽可能吃不加盐的坚果），蔬菜，牛油果，用奇亚籽和椰浆制成的"脂肪炸弹"。说到"脂肪炸弹"，大多数人会想到各种不健康的快餐和甜甜圈。健康的"脂肪炸弹"指的是脂肪含量高的食物组合，它含健康的脂肪和少量碳水化合物。

# 弗莱克医生的早餐食谱

下面的"弗莱克医生的早餐食谱"是我自己采用多年的、经受了实践检验的早餐食谱。你可以在几分钟内就准备好食谱中的食物。食谱适合几乎所有人，是你"拥抱脂肪"的完美入门食谱，帮助你向健康生活迈出第一步。你要坚持采用下面的食谱至少30天，因为脂肪疗法需要一些时间才能显现效果。

## 早餐酸奶（1人份）

早餐酸奶尤其适合无法立即接受脂肪疗法的人。向酸奶中加入的冷榨亚麻籽油，能使酸奶散发令人愉悦的坚果味。

**原料**

约150 g夸克酸奶

3汤匙有机牛奶（乳糖／酪蛋白不耐受的人和素食主义者可用大米奶、燕麦奶、杏仁奶或水代替牛奶）

35~40 g混合油：2汤匙冷榨亚麻籽油和1~2茶匙小麦胚芽油（食用油中最好添加了DHA或EPA）

少许柠檬汁（可添加1茶匙蜂蜜或赤藓糖醇）

**可选原料**

新鲜水果（如香蕉、芒果、覆盆子、草莓、蓝莓、苹果、猕猴桃、木瓜）、水果干（如枣干、无花果干、杏干）、坚果碎（核桃仁碎、杏仁碎、腰果仁碎、南瓜子仁碎、巴西栗仁碎）

**制作方法**

1. 将夸克酸奶、牛奶、柠檬汁和混合油倒入搅拌机搅拌，或者倒在碗中用搅拌棒搅拌。为了方便清洗搅拌机，也可在步骤 2 的最后倒入混合油，最后用搅拌棒搅拌。

2. 将新鲜水果切成小块或打成泥，加入坚果碎，将其与步骤 1 中的混合酸奶混合。

················································ 建议 ········································

可根据自己的口味添加一些健康的香料或香草，如锡兰肉桂粉、姜黄、小豆蔻、香菜或波旁香草。我个人还很喜欢将一些香蕉块铺在酸奶下面。

## 早安粥（2 人份，不含乳糖）

这是我偶然想出的早餐食谱，后来它成为除早餐酸奶外，我最喜欢的早餐食谱。你可以根据自己的口味调整食材和食材的量。我自己每次做的早安粥都不太一样。

**原料**

5 茶匙奇亚籽

300 g 燕麦奶、杏仁奶、可可奶或水

35~40 g 混合油：2 汤匙冷榨亚麻籽油和 1~2 茶匙小麦胚芽油（食用油中最好添加了 DHA 或 EPA）

**可选原料**

2 个牛油果、1~2 根香蕉、2~3 颗去核大枣、1~4 茶匙不加糖的生可可粉、亚麻籽、黑芝麻、火麻子、肉桂粉、姜黄、豆蔻、姜、高良姜、香菜、多香果、茴香和红辣椒

1. 准备奇亚籽粥：将奇亚籽研磨成细粉，泡在燕麦奶、杏仁奶、可可奶或水中至少 10 分钟（可以加入亚麻籽、黑芝麻或火麻子）。

2. 加入水果：将牛油果、香蕉、大枣切成小块，用生可可粉、肉桂粉、

姜黄、豆蔻调味（也可用少许姜、高良姜、香菜、多香果、茴香和红辣椒调味）。将所有水果和调味品放入搅拌机搅碎、搅匀。

3.将奇亚籽粥与步骤 2 中的水果混合，搅拌均匀。

4.倒入混合油，搅拌均匀。

················································· **建议** ·················································

也可以放入适量坚果或果干、1~2 茶匙车前子壳。

················································· **提示** ·················································

你如果为自己准备了早安粥，就要注意当天一定多喝水，因为奇亚籽（无论是颗粒状还是粉末状）在肠道中会进一步膨胀。在起床之后直接喝 2 大杯水是值得推荐的饮水方式！

## 防弹咖啡（2 人份）

对那些早上状态不好的人来说，防弹咖啡能迅速振奋精神，使人进入工作或学习状态。防弹咖啡（Bulletproof Coffee）是由美国人戴夫·阿斯普雷（Dave Asprey）发明的。发明这种咖啡的灵感来自中国西藏的酥油茶（由浓茶水和酥油制成），它能为人体提供充足的能量。顾名思义，防弹咖啡是"能使人体挡住子弹的咖啡"，可以为人体提供非常多的能量。防弹咖啡的原本制作方法是，将新鲜冲泡的优质过滤咖啡与黄油和 MCT 油在搅拌机中充分搅拌，直至咖啡产生细腻的泡沫。这样一来，咖啡表面就不会出现"油珠"，尽管我觉得这些油珠既好看又有趣。你如果购买不到 MCT 油，可以用椰子油代替MCT 油。

### 原料

450~500 mL 热咖啡（现煮）

1~2 汤匙动物黄油或印度酥油

1~2 汤匙 MCT 油或椰子油

**可选原料**

肉桂粉、可可粉、香草粉

**制作方法**

用搅拌机或搅拌棒将原料搅拌均匀。

注意：咖啡中不要加糖、蜂蜜或合成甜味剂。


# 漱口油


许多疾病始于口腔，你可以在早晨用 1 汤匙植物油漱口来预防疾病。像使用漱口水一样，使植物油在齿间的缝隙中往返。"用油漱口"听起来不可思议，实际上，它是一种被低估的、没有副作用的预防疾病的方法，植物油能消灭口腔中的有害细菌。正如一位牙科医生所说的那样，口腔是我们身体中最"脏"的地方。被分解的碳水化合物和含糖的食物残渣都是有害细菌最理想的养料。有害细菌会打破口腔菌群的平衡。如果有害细菌过多，口腔黏膜的防御能力不足，情况就会变糟：有害细菌（病原体）会占据上风导致牙龈发炎、牙菌斑和口臭。口腔内的炎症实际上非常危险，威胁整个机体的健康（见第 76~78 页）。你不光要避免出现"牙齿上的洞"，还要重视口腔的清理和维护。

用油漱口是一种经济有效的预防疾病的方法。这种方法来自印度，可以有效改善口腔的健康状况。植物油可以为口腔提供一层保护膜，使口腔黏膜更有防御能力，使牙齿坚固，对整个口腔和咽喉都有好处，对鼻旁窦炎症也有治疗效果（甚至可以缓解慢性鼻窦炎）。我必须承认，刚开始我也对用油漱口有所怀疑。在收到了许多来自患者的令人鼓舞的反馈，以及更深入地了解了这一方法后，我的疑虑就消失了。用油漱口有若干优点：简单、无副作用、便宜。快行动起来吧！

用油漱口简单易行，但是不能代替刷牙。你可以在刷牙前用1茶匙油漱口，一定要将已经乳化发白的油吐出来，绝对不能将油吞下去，因为油中有大量有害物质。注意要将油吐进一个小杯子里或者面巾纸里，原则上漱口油属于厨余垃圾。我建议，要从小学习用油漱口的做法。

如果你没有龋齿或牙龈问题，口腔健康状况良好，那么每天一次用油漱口5分钟左右就可以了。如果你的口腔已经出现问题，我推荐漱口的时间更长一些，可以每天漱口2次，不过每次最多漱口15分钟。一开始用油漱口时，你可能感到不舒服甚至是恶心，漱口的时间可以短一些，随后再用清水漱口。用油漱口适合作为清晨的仪式，你可以利用你在洗手间里的时间，或者在煮咖啡、准备早饭的同时进行漱口。第二次用油漱口的时间是晚饭之后。哪些植物油适合用来漱口呢？

在印度，用芝麻油漱口有着悠久的历史。除芝麻油外，味道不错的漱口油还有可可脂和葵花子油。因为漱口后你会将油吐出来，所以你还可以使用精炼植物油漱口。当然，用油漱口也不是包治百病的药，但与高脂饮食组合在一起，能够为你的健康状况带来非常大的改善。与身体的其他改变相比，你可能会更快地感受到口腔状况的改善：口气更清新，牙龈出血的情况缓解，口腔感觉更舒服。坚持几周，你就会感受到效果！

# 结　语

　　希望你现在对健康的脂肪有所了解，并知道应该去珍惜这些最不会给你带来烦恼的好东西。这本倡导脂肪疗法的书应该成为你可靠的健康伙伴，希望本书中的知识能带领你找到通往健康的路。这些知识你随时都能用上，在实践中引导你去利用脂肪的疗愈能力。人们现在仍然对脂肪抱有偏见，对脂肪大肆批评。不过，现在你知道了真相，脂肪受到了不公正的对待；你也知道这一错误认知的由来，希望你能摆脱对脂肪固有认知的束缚。

　　我们经常不顾真相，使自己受到蒙蔽，以为多数人的看法就是真理。大众对脂肪的错误认知的由来在未来也将提醒我们：不能因为多数人持某种观点，就认定它是正确的或者真实的。一个从来没得到充分证明的假说，以令人讨厌的方式，奇迹般地被写入各种官方膳食指南和健康指导方针。这应该让我们警醒。

　　可惜的是，开拓者的工作从来都不容易。非常规的医疗手段的提出往往会招致批评。2017 年，我在提出将服用抗炎的营养素补剂作为药物治疗的辅助治疗手段来治疗风湿性关节炎等慢性疾病后，受到了很多医生的批评。当我公开为脂肪恢复声誉，将摄入脂肪作为治疗手段，并在电视上将脂肪疗法普及给广大观众时，也有不少人感到吃惊或者怀疑地皱起眉。要想消除人们的怀疑，我们还需要很多可靠的研究和数据。

我希望本书能打动一部分人，使他们开始进行独立思考并积极行动起来。我希望相关决策者也能听到我的呼声，如今已经到了迫在眉睫的时刻，健康政策需要做出调整了。大众需要认识到：预防是最好的治疗。预防医学——我将现代营养学归在预防医学中——迄今没有受到重视。做心电图或者化验不能使患者恢复健康，但是改变饮食可以帮助患者实现这一目标。放弃健康的脂肪是严重的认知错误和致病因素，在接下来的若干年里，也许我们会因此面临重大的损失。我们比以往任何一代都拥有更多的知识和数据，但是我们失去了激情，没有勇气去走新路。目前的研究告诉我们，我们必须走新路！这需要勇气。因此，我要在这里呼吁，绝不能轻视现代营养学，不能再死守过时的营养金字塔学说！

当然，历史告诉我们，真相在不断改变。科学家需要继续研究，寻找新的真相。我们可能还会对新的研究成果感到好奇、吃惊、怀疑。这是科学进步的本质。在未来我也愿意通过我的网站给你提供信息，通过我的报告、研讨课和出版物让你了解到最新的信息。

你现在需要做出选择！你可以将本书当成消遣的读物，读后，你的生活依然如故；或者你将脂肪疗法付诸实践，决定通过改善身体最小的单位——细胞的健康状况来改善你的整体健康状况。如果你选择了后者，你现在就应该行动起来，用健康的脂肪来增强你的体质，预防、缓解甚至治疗疾病。如果你相信脂肪的疗愈能力，你就为自己的健康打开了一扇新的大门。当然，未来无法预测，但是我们能在一定条件下做好计划。你需要好好地考虑一下，未来可能发生的事。如果你因本书而行动起来，我相信，你和你的家人、朋友会更健康，患某些疾病的风险会减小。

我真心地希望，我所写的关于脂肪的内容能使你的生活发生改变，将你从对脂肪的恐惧中和对疾病无能为力的状态中解放出来，让你的健康状况和生活质量发生彻底的改变。我的治疗方法以及我推荐的做法已经使我的许多患者的生活发生了翻天覆地的改变，希望你也能像他们一样。我热衷于通过预防医学以及有目标地使用健康的脂肪，使大众长期保持最佳的健康状况。本书便是我这份执着努力的成果。我希望你向其他人推荐这本书，传播脂肪疗法的知识。请伸出援助之手，让每个人都知道：健康的脂肪对所有人的健康都是至关重要的，要反驳那些已经过时的对脂肪的偏见。官方膳食指南的更新通常需要漫长而艰难的论证，长期等待意味着停滞不前，但是，你现在已经有了最新的、最专业的知识。

因此，你要采取行动！拥有知识不是力量，能应用知识才是力量。决定权在你手中，如果你不做出改变，情况就不会有变化。这是真理！你要下定决心，从按照"弗莱克医生的早餐食谱"准备早餐开始，按照我在本书提出的建议去做并坚持 30 天，你一定会感到惊喜。与此同时，不要忘记保持愉悦的心情，享受生活的乐趣！脂肪不仅可以丰富饮食，也能让人感觉到幸福，变得苗条。希望本书能改变你的生活，使你的生活重放光彩。

通过注意饮食来保持健康、预防疾病是中医和中国饮食文化中的重要主题。"以食代药"是我的一个重要治疗理念，而这一理念在公元 1330 年中国元代医生忽思慧的著作《饮膳正要》中就已经有过描述。我是中医和中国饮食文化的忠实拥趸，中医和中国饮食文化中蕴藏的智慧在中国已经传承了数千年。我希望，本书能够对中国的饮食与健康思想进行补充，因为合理利用健康的脂肪至关重要。

当我听说本书要在中国出版时，我非常高兴。我想借此机会表达我对中国饮食文化的喜爱。

中国的饮食文化在世界上可是难以逾越的高峰，其多样性也让人震惊。在中国，饮食的地位举足轻重。从鲁菜到川菜，再到粤菜，中国人在美食上的选择真的是太多了。中国家常菜的做法也并不复杂，很多人都可以在家里自己烹制美味。

我非常确信，本书能让你以及你心爱之人了解到以前所不知道的内容：现代营养学与脂肪疗法。最后，我还想说一句话：亲爱的读者，我衷心地希望，本书能成为一把神奇的钥匙，帮助你打开通向健康的未来之门。

·············· **自我测评** ··············

你的健康状况如何？饮食中 ω-6 脂肪酸和 ω-3 脂肪酸的比例是否恰当，来进行自我测评吧！

1. 你摄入的 ω-3 脂肪酸足够吗？请在符合自己实际情况的条目前打"√"并计算总分。

　□ 你每天食用富含 ω-3 脂肪酸的植物油，如亚麻籽油、核桃油、火麻油或菜籽油。（1分）

　□ 你每周至少吃 2 次富含 ω-3 脂肪酸的海鱼，或每周都食用添加了 DHA 的植物油，如亚麻籽油。（1分）

　□ 你定期吃富含 ω-3 脂肪酸的坚果或种子。（1分）

　□ 你经常自己做饭。（1分）

　□ 你吃有机动物性食物，如鸡蛋、乳制品或肉。（1分）

得分情况说明

0—1分：摄入严重不足

2—3分：摄入不足

4—5分：摄入充足

2. 你对 ω-3 脂肪酸的需求高于普通水平吗？请在符合自己实际情况的条目前打"√"并计算总分。

　□ 你患有炎性疾病（风湿病、骨关节炎、多发性硬化症、肠道疾病、皮肤病）。（1分）

　□ 你经常感到抑郁。（1分）

　□ 你患有心血管疾病或心律失常。（1分）

　□ 你处于孕期或哺乳期，或者你正在备孕。（1分）

　□ 你是素食主义者。（1分）

得分情况说明

0分：需求不高于普通水平

1—3分：需求略高于普通水平

4—5分：需求明显高于普通水平

3. 你的身体对 ω-3 脂肪酸的吸收受到妨碍吗？请在符合自己实际情况的条目前打"√"并计算总分。

☐ 你从来不食用加工食品。（0分）

☐ 你偶尔食用加工食品。（1分）

☐ 你每天都食用加工食品。（2分）

☐ 你经常食用油炸食品。（4分）

☐ 你从来不食用富含 ω-6 脂肪酸的植物油，如水飞蓟籽油、玉米胚芽油、葵花子油或者植物黄油。（0分）

☐ 你偶尔食用富含 ω-6 脂肪酸的植物油。（1分）

☐ 你每天都食用富含 ω-6 脂肪酸的植物油。（2分）

得分情况说明

0—1分：吸收没有受到妨碍

2—3分：吸收受到一定程度的妨碍

4—8分：吸收受到严重妨碍

4. 你是否摄入过量的 LA？请在符合自己实际情况的条目前打"√"并计算总分。

☐ 你经常食用面食（如面包、蛋糕）、米饭等。（1分）

☐ 你经常食用富含 ω-6 脂肪酸的植物油。（1分）

☐ 你在烘焙时会使用精炼植物油或植物黄油。（1分）

☐ 你经常食用含植物油脂的加工食品。（1分）

☐ 你是素食主义者。（1分）

☐ 你患有风湿病、类风湿性关节炎、寻常性银屑病、炎性肠病（克罗恩

病、溃疡性结肠炎）或多发性硬化症等。（1分）

得分情况说明

0—1分：摄入水平在正常范围内

2—4分：摄入水平略高

5—6分：摄入水平过高，健康已经受到影响

5. 你是否摄入过量AA？请在符合自己实际情况的条目前打"√"并计算总分。

☐ 你偶尔食用动物性食物。（1分）

☐ 你每天食用动物性食物。（2分）

☐ 你经常食用肉制品，如香肠。（2分）

☐ 你患有风湿病、类风湿性关节炎、寻常性银屑病、炎性肠病（克罗恩病、溃疡性结肠炎）或多发性硬化症等。（5分）

得分情况说明

0—1分：摄入水平在正常范围内

2—5分：摄入水平略高

6—9分：摄入水平过高

# 参考文献

1. McCarthy, Michael, US guideline may drop cholesterol limits but keep link between dietary saturated fats and trans fats and heart disease. BMJ 350: h835, 2015.

2. Teichholz, Nina, The big fat surprise: Why butter, meat and cheese belong in a healthy diet. London: Scribe 2015.

3. Schoeller, Dale A., The energy balance equation: Looking back and looking forward are two very different views. Nutr Rev 67 (5):249–254, 2009.

4. Mercola, Joseph, Fat for fuel: A revolutionary diet to combat cancer, boost brain power, and increase your energy. Carlsbad, CA: Hay House 2017.

5. Keys, A., Atherosclerosis a problem in newer public health. Journal of the Mount Sinai Hospital, New York, 20 (2): 118–139, 1953, S. 134.

6. Nestle, Marion, Food politics: How the food industry influences nutrition and health. Berkeley, CA: University of Califorina Press, 2. Aufl. 2007.

7. Yerushalmy, J./Hilleboe, H., Fat in the diet and mortality from heart disease: A methodologic note. NY State J Med 57: 2343–2354,1957.

8. Dayton, Seymour et al., A controlled clinical trial of a diet high in unsaturated fat in preventing complications of atherosclerosis. Circulation 40: II-1-II-63, 1969.

9. Leren, P., The effect of plasma-cholesterol-lowering diet in male survivors of myocardial infarction: A controlled clinical trial. Bulletin of the New York

Academy of Medicine 44 (8), 1012–1020, 1968.

10. https://de.statista.com/statistik/daten/studie/175483/umfrage/pro-kopfverbrauch-von-zucker-in-deutschland/. Abgerufen August 2018.

11. https://www.bernerzeitung.ch/schweiz/standard/wir-essen-taeglichrund-dreissig-wuerfel-zucker/story/20724828. Abgerufen August 2018.

12. Menotti, A. et al., Food intake patterns and 25-year mortality from coronary heart disease: Cross-cultural correlations in the Seven Countries Study. The Seven Countries Study Research Group. Eur J Epidemiol 15(6): 507–515, 1999.

13. Gornall, Jonathan, Sugar's web of influence 2: Biasing the science. BMJ 350: h215, 2015.

14. Office of Disease Prevention and Health Promotion, 2015 Dietary Guidelines. http://health.gov/dietaryguidelines/2015/. Abgerufen August 2018.

15. Repa, Joyce J./Mangelsdorf, David J., Nuclear receptor regulation of cholesterol and bile acid metabolism. Current Opinion in Biotechnology 10: 557–563, 1999.

16. Worm, Nicolai, Natürlich Low-Carb: Warum die kohlenhydratarme Ernährung für den modernen Menschen optimal ist und Zivilisationskrankheiten gar nicht erst entstehen lässt. München: Riva Verlag 2016.

17. McNamara, D. J. et al., Heterogeneity of cholesterol homeostasis in man: response to changes in dietary fat quality and cholesterol quantity. J Clin Invest 79: 1729–1739, 1987.

18. Bosner, Matthew S. et al., Percent cholesterol absorption in normal women and men quantified with dual stable isotopic tracers and negative ion mass spectrometry. J Lipid Res 40: 302–8, 1999.

19. McNamara, D. J., Cholesterol intake and plasma cholesterol: an update. J Am Coll Nutr 16: 530–534, 1997.

20. Bolton-Smith, C. et al., Dietary and non-dietary predictors of serum total and HDL-cholesterol in men and women: results from the Scottish Heart Health Study. Int J Epidemiol 20: 95–104, 1991.

21. Millen, B. E. et al., Diet and plasma lipids in women. I. Macronutrients and plasma total and low-density lipoprotein cholesterol in women: the Framingham nutrition studies. J Clin Epidmiol 49: 657–63, 1996.

22. Hu, F. B. et al., A prospective study of egg consumption and risk of cardiovascular disease in men and women. JAMA 281: 1387–1394, 1999.

23. Howell, W. H. et al., Plasma lipid and lipoprotein responses to dietary fat and cholesterol: a meta-analysis. Am J Clin Nutr 65: 1747–1764, 1997.

24. Godfrey, Lisa et al., Arginine-directed glycation and decreased HDL plasma concentration and functionality. Nutrition and Diabetes 4 (9):1–9, 2014.

25. Parks, E., Changes in fat synthesis influenced by dietary macronutrient content. Proc Nutr Soc 61 (2): 281–286, 2002.

26. Krauss, R. M., Atherogenic lipoprotein phenotype and diet-gene interactions. J Nutr 131 (2): 340–343, 2001.

27. Reaven, Gerald, Insulin resistance and coronary heart disease in nondiabetic individuals. Arteriosclerosis, Thrombosis and Vascular Biology 32 (8): 1754–1759, 2012.

28. Guyenet, Stephan, Does dietary saturated fat increase blood cholesterol? An informal review of observational studies. 2011, siehe http://wholehealthsource. blogspot.com/2011/01/does-dietary-saturatedfat-increase.html. Zitiert nach Hyman, Mark, Iss Fett, werde schlank.München: RIVA Verlag.

29. Abramson, John D. et al., Should people at low risk of cardiovascular disease take a statin? BMJ 347: f6123, 2013.

30. American Heart Association, Monounsaturated fat. Siehe http://www. heart.org/ HEARTORG/GettingHealthy/NutritionCenter/HealthyEating/Monounsaturated-Fats_UCM_301460_Article.jsp. Abgerufen August 2018.

31. Ballard, K. D. et al., Dietary carbohydrate restriction improves insulin sensitivity, blood pressure, microvascular function, and cellular adhesion markers in individuals taking statins. Nutr Res 33 (11): 905–912, 2015.

32. Wood, Richard J. et al., Effects of a carbohydrate-restricted diet on emerging plasma markers for cardiovascular disease. Nutr Metab 3:19, 2006.

33. Gardner, C. D. et al., Comparison of the Atkins, Zone, Ornish, and LEARN diets for change in weight and related risk factors among overweight premenopausal women: the A TO Z Weight Loss Study: a randomized trial. JAMA 297 (9): 969–977, 2007. 46 Accurso, Anthony et al., Dietary carbohydrate restriction in type 2 diabetes mellitus and metabolic syndrome: time for a critical appraisal. Nutr Metab 5: 9, 2008.

34. Page, K. A. et al., Circulating glucose levels modulate neural control of desire for high-calorie foods in humans. J Clin Invest 121 (10): 4161–4169, 2011.

35. Nagao, K./Yanagita, T., Medium-chain fatty acids: functional lipids for the prevention and treatment of the metabolic syndrome. Pharmacol Res 61 (3): 208–212, 2010.

36. Dehghan, M. et al., Associations of fats and carbohydrate intake with cardiovascular disease and mortality in 18 countries from five continents (PURE): a prospective cohort study. Lancet 390 (10107): 2050–2062, 2017.

37. Calder, P. C., Functional roles of fatty acids and their effects on human health. J Parenter Enteral Nutr 39 (1 Suppl.): 18S–32S, 2015.

38. May, A. L. et al., Prevalence of cardiovascular disease risk factors among US adolescents, 1999–2008. Pediatrics 129 (6): 1035–1041, 2012.

39. Faghihnia, N. et al., Effects of dietary saturated fat on LDL subclasses and apolipoprotein CIII in men. Eur J Clin Nutr 66 (11): 1229–1233, 2012.

40. Chowdbury, R. et al., Association of dietary, circulating, and supplement fatty acids with coronary risk: a systematic review and meta-analysis.Ann Intern Med 160 (6): 398–406, 2014.

41. Cordain, L. et al., Fatty acid analysis of wild ruminant tissues: evolutionary implications for reducing diet-related chronic disease. Eur J Clin Nutr 56 (3): 181–191, 2002.

42. American Heart Association, Monosaturated fat. Siehe http://heart.org/
   HEARTORG/GettingHealthy/NutritionCenter/HEalthyEating/Monounsaturated-
   Fats_UCM_301460_Article.jsp. Abgerufen August 2018.

43. University of Maryland Medical System, Omega-3 fatty acids. Siehe http://
   umm.edu/health/medical/altmed/supplment/omega-3-fattyacids. Abgerufen
   August 2018.

44. Pawlak, D. B. et al., Effects of dietary glycaemic index on adiposity, glucose
   homoeostasis, and plasma lipids in animals. Lancet 364(9436): 778–785, 2004.

45. Adam, Olaf, Di.t und Rat bei Rheuma und Osteoporose: Rezepte gegen
   Entzündung und Schmerz. Weil der Stadt: H.decke 2005.

46. Triff, K. et al., Chemoprotective epigenetic mechanisms in a colorectal cancer
   model: modulation by n-3 PUFA in combination with fermentable fiber. Curr
   Pharmacol Rep 1 (1): 11–30, 2015.

47. Devi, K. P. et al., Molecular targets of omega-3 fatty acids for cancer therapy.
   Anticancer Agents Med Chem 15 (7): 888–895, 2015.

48. Witte, Theodore R./Hardman, W. Elaine, The effects of omega-3 polyunsaturated
   fatty acid consumption on mammary carcinogenesis. Lipids 50 (5): 437–446,
   2015.

49. Lin, Pao-Hwa et al., Nutrition, dietary interventions and prostate cancer: the
   latest evidence. BMC Med 13: 3, 2015.

50. https://www.dge.de/wissenschaft/weitere-publikationen/fachinformationen/
   trans-fetts.uren. Abgerufen September 2018.

51. US Food and Drug Administration, Trans fat at-a-glance. Siehe http://ww.fda.
   gov/Food/IngredientsPackingLabeling/LabelingNutrition/ucm079609.htm.
   Abgerufen Juli 2018.

52. Willett, Walter, Eat, Drink and Be Healthy: The Harvard Medical School Guide
   to Healthy Eating, New York: Free Press 2001.

53. Kavanagh, K. et al., Trans fat diet induces abdominal obesity and changes in

insulin sensitivity in monkeys. Obesity (Silver Spring) 15(7): 1675–1684, 2007.

54. Harvard School of Public Health, «Shining the spotlight on transfats.» Siehe http://hsph.harvard.edu/nutritionsource/transfats. Abgerufen August 2018.

55. Ascherio, A. et al., Trans fatty acids and coronary heart disease. N Engl J Med 340 (25): 1994–1998, 1999.

56. Walling, Elizabeth, A Real Killer: Trans Fat Causes Colon Cancer. Natural News 2009, siehe https://www.naturalnews.com/025960_trans_fat_food_cancer.html. Abgerufen September 2018.

57. Chajès, V. et al., Association between serum trans-monounsaturated fatty acids and breast cancer risk in the E3N-EPIC Study. Am J Epidemiol 167 (11): 1312–1320, 2008.

58. 2015 Dietary Guidelines Advisory Committee, Scientific report of the 2015 Dietary Guidelines Advisory Committee. Siehe http://www.health.gov/dietaryguidelines/2015-scientific-report/. Abgerufen August 2018.

59. Ramsden, C. E. et al., N-6 fatty acid-specific and mixed polyunsaturatedietary interventions have different effects on CHD risk: a meta-analysis of randomised controlled trials. Br J Nutr 104 (11): 1586–1600, 2010.

60. Simopoulos, A. P., Evolutionary aspects of diet, the omega-6/omega-3 ratio and genetic variation: nutritional implications for chronic diseases. Biomed Pharmacother 60 (9): 502–507, 2006.

61. Yancy, W. S. Jr et al., A low-carbohydrate, ketogenic diet versus a lowfat diet to treat obesity and hyperlipidemia: a randomized, controlled trial. Ann Intern. Med 140 (10): 769–777, 2004.

62. Calder, P. C., The American Heart Association advisory on n-6 fattyacids: evidence based or biased evidence? Br J Nutr 104 (11): 1575 –1576, 2010.

63. Hibbeln, Joseph R. et al., Increasing homicide rates and linoleic acid consumption among five Western countries, 1961–2000. Lipids 39: 1207–1213, 2004.

64. Fallon, Sally/Enig, Mary G., The great Con-ola. 2002. Siehe http://www.

westonaprice.org/health-topics/the-great-con-ola/. Abgerufen August 2018.

65. Silbernagl, Stefan/Despopoulos, Agamemnon/Draghun, Andras (Hg.), Taschenatlas Physiologie. 9. Auflage, Stuttgart: Thieme 2018.

66. Weston A. Price Foundation, Know your fats introduction. 2009. Siehe http://www.westonaprice.org/Health-topics/know-your-fats-introduction/. Abgerufen September 2018.

67. Opara, E. C. et al., Effects of fatty acids on insulin release: role of chain length and degree of saturation. Am J Physiol 266: E 635–639, 1994.

68. Lane, N., Power, sex, suicide: Mitochondria and the meaning of life. New York: Oxford University Press 2006.

69. Kuklinski, Bodo/Schemionek, Anja, Mitochodrientherapie – die Alternative. 5. Auflage, Bielefeld: Aurum Verlag 2016.

70. Wer dieses Thema vertiefen möchte, dem empfehle ich mein Buch Schlank und gesund mit der Doc Fleck Methode, Hilden: BJV Verlag 2017.

71. Pomplun, D. et al., Reduced expression of mitochondrial frataxin in mice exacerbates diet-induced obesity. Proceedings of the National Academy of Sciences (USA) 104 (15): 6377–6381, 2007.

72. Cypess, A. M. et al., Identification and importance of brown adipose tissue in adult humans. N Engl J Med 360 (15): 1509–1517, 2009; Saito, M. et al., High incidence of metabolically active brown adipose tissue in healthy adult humans: effects of cold exposure and adiposity.Diabetes 58 (7): 1526–1531, 2009; Van Marken Lichtenbelt, W. D. et al., Cold-activated brown adipose tissue in healthy men. N Engl J Med 360 (15): 1500–1508, 2009; Virtanen, K. A. et al., Functional brown adipose tissue in healthy adults. N Engl J Med 360 (15): 1518–1525, 2009.

73. Christen, William G. et al., Dietary ω-3 fatty acid and fish intake and incident age-related macular degeneration in women. Arch Ophthalmol 129 (7): 921–929, 2011.

74. Georgiou, T./Prokopiou, E., The new era of omega-3 fatty acids supplementation: therapeutic effects on dry age-related macular degeneration. J Stem Cells 10 (3): 205–215, 2015.

75. Jelinek, G. A. et al., Association of fish consumption and Ω 3 supplementation with quality of life, disability and disease activity in an international cohort of people with multiple sclerosis. Int J Neurosci 123 (11): 792–800, 2013.

76. Nordvik, I. et al., Effect of dietary advice and n-3 supplementation in newly diagnosed MS patients. Acta Neurol Scand 102 (3): 143–149, 2000.

77. Perera, H. et al., Combined ω3 and ω6 supplementation in children with attention-deficit hyperactivity disorder (ADHD) refractory to methylphenidate treatment: a double-blind, placebo-controlled study. J Child Neurol 27 (6): 747–753, 2012.

78. Bickel, H., Demenzsyndrom und Alzheimer Krankheit: Eine Schätzung des Krankenbestandes und der jährlichen Neuerkrankungen in Deutschland. Gesundheitswesen 62 (4): 211–218, 2000.

79. Riedel-Heller, S. G. et al., Recruitment procedures and their impact on the prevalence of dementia. Neuroepidemiology 19: 130–140, 2000.

80. M.ller, T., Borne, C., Reiser, M. et al., Alzheimer Krankheit und vaskuläre Demenz Bd. 5, Springer Verlag Wien, 54–61, 2009.

81. Wancata, J. et al., Number of dementia sufferers in Europe between the years 2000 and 2050. Eur Psychiatry 18 (6): 306–313, 2003.

82. De la Monte, S. M., Insulin resistance and Alzheimer's disease. BMB Reports 42 (8): 475–481, 2009.

83. Robers, R. O. et al., Relative intake of macronutrients impacts risk of mild cognitive impairment or dementia. J Alzheimer's Dis 32 (2): 329–39, 2012.

84. Henderson, Samuel T. et al., Study of the ketogenic agent AC-1202 in mild to moderate Alzheimer's disease: a randomized, double-blind, placebo-controlled, multicenter trial. Nutrition&Metabolism 6: 31, 2006.

85. Martin, K. et al., Ketogenic diet and other dietary treatments for epilepsy. Cochrane Database of Systematic Reviews 2016, 2.

86. DeGiorgio, C. M. et al., Fish oil (n-3 fatty acids) in drug resistant epilepsy: a randomised placebo-controlled crossover study. J Neurol Neurosurg Psychiatry 86 (1): 65–70, 2015.

87. Reda, D. M. et al., Fish Oil Intake and Seizure Control in Children with Medically Resistant Epilepsy. N Am J Med Sci. 7 (7): 317–21, 2015.

88. Cromie, William J., Discovering what lives in your mouth. Harvard University Gazette, 22. August 2002.

89. Hughes, R. A., Focal infection revisited. Br J Rheumatol 33 (4): 370–77, 1994.

90. Kuklinski/Scheminonek, Mitochondrientherapie.

91. Philstrom et al., Lancet, Volume 366, Issue 9499, November 2005.

92. Sconyers, J. R. et al., Relationship of bacteremia to toothbrushing in patients with periodontitis. J Am Dent Assoc 87 (3): 616–22, 1973.

93. US Department of Health and Human Services, Oral Health in America.National Institute of Health 2000. Siehe http://www.nidcr.nih.gov/sgr/sgrohweb/home.htm. Abgerufen August 2018.

94. Fife, Bruce, Ölziehkur. Entgiftung und Heilung des Körpers durch natürliche Mundreinigung, Rottenburg: Kopp Verlag, 7. Auflage 2016,Kapitel 3.

95. Mapstone, N. P. et al., Identification of Helicobacter pylori DNA in the mouths and stomachs of patients with gastritis using PCR. J Clin Pathol 46: 540–43, 1993.

96. Thornton, John B./Cavalcante Alves, J. M., Bacterial endocarditis: A retrospective study of cases admitted to the University of Alabama Hospitals from 1969 to 1979. Oral Sur Oral Med Oral Pathol 52 (4): 379–83, 1981.

97. Yoshihara, A. et al., A longitudinal study of the relationship between periodontal disease and bone mineral density in community-dwelling older adults 7. Cline Periodontal 31 (8). 680–84. 2004.

98. Fernando, I. N./Phipps, J. S. K., Dangers of an uncomplicated tooth extraction:a case of Streptococcus sanguis meningitis. Br Den J 165: 220, 1988.

99. Zigangirova, N. A./Gintsburg, A. L., Molecular approach for development of new medicaments for chronic infections treatment. Zh Mikrobiol Epidmiol Immunobiol (4): 103–09, 2007; Kshirsagar, A. V. etal., Periodontal disease is associated with renal insufficiency in the Atherosclerosis Risk In Communities (ARIC) study. Am J Kidney Dis 45 (4): 650–657, 2005; Bienik, K. W./Riedel, H. H., Bacterial foci in the teeth, oral cavity, and jaw–secondary effects (remote action) of bacterial colonies with respect to bacteriospermia and subfertility in males.Andrologia 25 (3): 159–62, 1993.

100. Kim, J. M. et al., Dental health, nutritional status and recent-onset dementia in a Korean community population. Int J Geriatr Psychiatry 22 (9): 850–55, 2007. Nakayama, Y. et al., Oral health conditions in patients with Parkinson's disease. J Epidemiol 14 (5): 143–150, 2004. McGrother, C. W. et al., Multiple sclerosis, dental caries and fillings: a case-control study. Br Dent J 187 (5): 261–64, 1999; Miklossy, J., Emerging roles of pathogens in Alzheimer disease. Expert Rev Mol Med 2011, 13; Sparks Stein, P. et al., Serum antibodies to periodontal pathogens are a risk factor for Alzheimer's disease. Alzheimers Dement 8 (3): 196–203, 2012.

101. Mealey, B. L./Oates, T. W., Diabetes mellitus and periodontal diseases.J Periodontol 77 (8): 1289–1303, 2006.

102. Lacopino, A. M., Periodontitis and diabetes interrelationships: role of inflammation. Ann Periodontol 6 (1): 125–137, 2001.

103. Miklossy, J., Emerging roles of pathogens in Alzheimer disease. Expert Rev Mol Med 2011, 13; Sparks Stein, P. et al., Serum antibodies to periodontal pathogens are a risk factor for Alzheimer's disease. Alzheimers Dement 8 (3): 196–203, 2012.

104. Grossi, S. G., Treatment of periodontal disease and control of diabetes: an

assessment of the evidence and need for future research. Ann Periodontol 6 (1): 138–145, 2001.

105. Santos, J. L. et al., Copy number polymorphism of the salivary amylasegene: implications in human nutrition research. J Nutrigenet Nutrigenomics 5 (3): 117–131, 2012.

106. Hamzany, Y. et al., Is human saliva an indicator of the adverse health effects of using mobile phones? Antioxid Redox Signal 18 (6): 622–27, 2013.

107. Strong, J. P., Landmark perspective: Coronary atherosclerosis in soldiers.A clue to the natural history of atherosclerosis in the young. JAMA 256 (20): 2863–2866, 1986.

108. Bromfield, S./Muntner, P., High blood pressure: the leading global burden of disease risk factor and the need for worldwide prevention programs. Curr Hypertens Rep 15 (3): 134–136, 2013. 127 Lim, S. S. et al. A comparative risk assessment of burden of disease and injury attributable to 67 risk factors and risk factor clusters in 21 regions, 1990–2010: a systematic analysis for the Global Burden of Disease Study 2010. Lancet 380 (9859): 2224–2260, 2012.

109. Shaper, A. G./Jones, K. W., Serum-cholesterol, diet, and coronary heart-disease in Africans and Asians in Uganda. Int J Epidemiol 41 (5):1221–1225, 2012.

110. Benfante, R., Studies of cardiovascular disease and cause-specific mortality trends in Japanese-American men living in Hawaii and risk factor comparisons with other Japanese populations in the Pacific region:a review. Hum Biol 64 (6): 791–805, 1992.

111. Herman, J., Saving U. S. dietary advice from conflicts of interest. Food and Drug Journal 65 (2): 285–316, 2010.

112. Hoogwerf, B. J. et al., Blood Glucose Concentrations ≤ 125 mg/dl and Coronary Heart Disease Risk. Am J Cardiol 89 (5): 596–599, 2002.

113. Gibson, A. N. et al., Stroke outcome in the ketogenic state: a systematic review of the animal data. Journal of Neurochemistry 123 (2):52–57, 2012.

114. Roberts, W. C., High salt intake, its origins, its economic impact, and its effect on blood pressure. Am J Cardiol 88 (11): 1338–1346, 2001.

115. Dupont, J. J. et al., High dietary sodium intake impairs endothelium-dependent dilation in healthy salt-resistant humans. J Hypertens 31(3): 530–536, 2013.

116. Cheng, P. et al., BMI affects the relationship between long chain n-3 polyunsaturated fatty acid intake and stroke risk: a meta-analysis. SciRep 5: 14161, 2015.

117. Harris, W. S., Omega-3 fatty acids and cardiovascular disease: a case for omega-3 index as a new risk factor. Pharmacological Research 55(3): 217–223, 2007.

118. He, Z. et al., Efficacy and safety of omega-3 fatty acids for the prevention of atrial fibrillation: a meta-analysis. Can J Cardiol 29 (2):196–203, 2013.

119. Landmark, K./Alm, C. S., [Fish and omega-3 fatty acids and heart failure]. Tidsskr Nor Laegeforen 132 (20): 2281–84, 2012.

120. Kojuri, J. et al., Effect of omega-3 on brain natriuretic peptide and echocardiographic findings in heart failure: Double-blind placebo-controlled randomized trial. J Cardiovasc Dis Res. 4 (1): 20–24, 2013.

121. Associations of Omega-3 Fatty Acid Supplement Use With Cardiovascular Disease Risks: Meta-analysis of 10 Trials Involving 77 917 Individuals, JAMA Cardiol., 2018 Mar 1; 3 (3): 225–234.

122. Austin, G. L. et al., A very low-carbohydrate diet improves gastroesophageal reflux and its symptoms. Dig Dis Sci 51 (8): 1307–1312, 2006.

123. Singh, M. et al., Weight loss can lead to resolution of gastroesophageal reflux disease symptoms: a prospective intervention trial. Obesity (Silver Spring) 21 (2): 284–90, 2012.

124. Berger, M. et al., The expanded biology of serotoni Annu Rev Med 60: 355–66, 2009.

125. Liu, Z. et al., Tight junctions, leaky intestines, and pediatric diseases.Acta

Paediatr 94 (4): 386–93, 2005; Schulzke, J. D. et al., Epithelial tight junction structure in the jejunum of children with acute and treated celiac sprue. Pediatr Res 43: 435–441, 1998; Maes, M. etal., Increased IgA responses to the LPS of commensal bacteria is associated with inflammation and activation of cell-mediated immunity in chronic fatigue syndrome. J Affect Disord 136 (3): 909–17, 2012; Caradonna, L. et al., Enteric bacteria, lipopolysaccharides and relatedcytokines in inflammatory bowel disease: biological and clinical significance. J Endotoxin Res 6 (3): 205–14, 2000; Maes, M. et al., The gut-brain barrier in major depression: intestinal mucosal dysfunction with an increased translocation of LPS from gram negative enterobacteria (leaky gut) plays a role in the inflammatory pathophysiology of depression. Neuro Endocrinol Lett 29 (1): 117–24, 2008; Sapone,A. et al., Zonulin upregulation is associated with increased gut permeability in subjects with type 1 diabetes and their relatives. Diabetes 55 (5): 1443–49, 2006; Amery, W. K./Forget, P. P., The role of the gut in migraine: the oral 51-Cr EDTA test in recurrent abdominal pain.Cephalgia 9 (3): 227–29, 1989; Yacyshyn, D. et al., Multiple sclerosis patients have peripheral blood CD45RO+ B cells and increased intestinal permeability. Dig Dis Sci 41 (12): 2493–98, 1996; Smith, M. et al., Abnormal bowel permeability in ankylosing spondylitis and rheumatoid arthritis. J Rheumatol 12 (2): 299–305, 1985; Orr, J. S. et al., Large artery stiffening with weight gain in humans: role of visceral fat accumulation Hypertension 51 (6): 1519–24, 2008; Buchanan, M. M. et al., Toll-like receptor 4 in CNS pathologies. J Neurochem 114 (1): 13–27, 2010.

126. Wenn Sie dieses Thema ausführlich vertiefen wollen, empfiehlt sich als Literatur mein Buch SCHLANK! und gesund mit der Doc Fleck Methode, Hilden: BJV Verlag 2017.

127. Draper, A. J./Hammock, B. D., Identification of CYP2C9 as a human liver microsomal linoleic acid epoxygenase. Arch Biochem Biophys 376 (1): 199–

205, 2000.

128. Dethlefsen, L. et al., The pervasive effects of an antibiotic on the human gut microbiota, as revealed by deep 16S rRNA sequencing. PloS Biol 6 (11): e280, 2008.

129. Farhadi, A. et al., Susceptibility to gut leakiness: a possible mechanism for endotoxaemia in non-alcoholic steatohepatitis. Liver Int 28 (7): 1026–33, 2008. Campanella, C./Jamali, F., Influence of prolonged exposure of a short half life non-steroidal anti-inflammatory drugs on gastrointestinal safety. Inflammopharmacology 17 (4): 205–10, 2009.

130. Watanabe, T. et al., Non-steroidal anti-inflammatory drug-induced small intestinal damage is Toll-like receptor 4 dependent. Gut 57 (2): 181–87, 2008.

131. Whitehead, M. W. et al., Mechanisms of aluminum absorption in rats.Am J Clin Nutr 65 (5): 1446–52, 1997.

132. Zhang, Y. et al., Effects of iron overload on the bone marrow microenvironment in mice. PLoS ONE 10 (3): e0120219, 2015.

133. John, S. et al., Dietary n-3 polyunsaturated fatty acids and the aetiologyof ulcerative colitis: a UK prospective cohort study. Eur J Gastroenterol Hepatol 22 (5): 602–606, 2010.

134. Romano, C. et al., Usefulness of omega-3 fatty acid supplementation in addition to mesalazine in maintaining remission in pediatric Crohn's disease: a double-blind, randomized, placebo-controlled study. World J Gastroenterol 11 (45): 7118–121, 2005.

135. Centers for Disease Control and Prevention. Siehe http://www.cdc. gov/ diabetes/data/statistics/2014StatisticsReport.Html. Updated October 24, 2014. Abgerufen am 7. September 2018.

136. Diabetes Facts and Figures; International Diabetes Foundation. Siehe http:// www.idf.org/about-diabetes/facts-figures. Abgerufen am 7. Juli 2018.

137. Dabelea, D. et al., Prevalence of type 1 and type 2 diabetes among children and

adolescents from 2001 to 2009. JAMA 311 (17): 1778–1786, 2014.

138. Dean, H./Flett, B., Natural history of type 2 diabetes diagnosed inchildhood: Long term follow-up in young adult years. Diabetes 51 (s1): A24-A25, 2002.

139. Cali, A. M./Caprio, S., Prediabetes and type 2 diabetes in youth: an emerging epidemic disease? Curr Pin Endocrinol Diabetes Obes 15 (2): 123–127, 2008.

140. Le Stunff, C. et al., The insulin gene VNTR is associated with fasting insulin levels and development of juvenile obesity. Nature Genetics 26 (4): 444–446, 2000; Sigal, R. J. et al., Acute postchallenge hyperinsulinemia predicts weight gain: a prospective study. Diabetes 46(6): 1025–1029, 1997.

141. Hansen, J. B. et al., Inhibition of insulin secretion as a new drug target in the treatment of metabolic disorders. Current Medicinal Chemistry 11 (12): 1595–1615, 2004; Mitri, J./Hamdy, O., Diabetes medications and body weight. Expert Opinion on Drug Safety 8 (5): 573–584, 2009.

142. Tabák, A. G. et al., Prediabetes: a high-risk state for diabetes development. Lancet 379 (9833): 2279–90, 2012.

143. Suez, J. et al., Artificial sweeteners induce glucose intolerance by altering the gut microbiota. Nature 514 (7521): 181–86, 2014.

144. Feinman, A. D. et al., Dietary carbohydrate restriction as the first approach in diabetes management: critical review and evidence base.Nutrition 31 (1): 1–13, 2015.

145. Udupa, A. et al., A comparative study of effects of omega-3 Fatty acids,alpha lipoic Acid and vitamin e in type 2 diabetes mellitus. Ann Med Health Sci Res 3 (3): 442–446, 2013.

146. Samimi, M. et al., Effects of omega-3 fatty acid supplementation on insulin metabolism and lipid profiles in gestational diabetes: Randomized,double-blind, placebo-controlled trial. Clin Nutr. pii: S0261–5614(14)00169–1. Epub 17. Juni 2014.

147. Moosheer, S. M. et al., A protein-enriched low glycemic index diet with

omega-3 polyunsaturated fatty acid supplementation exerts beneficial effects on metabolic control in type 2 diabetes. Prim Care Diabetes 8 (4): 308–14, 2014.

148. Zhang, M. et al., Fish and marine omega-3 polyunsatured Fatty Acid consumption and incidence of type 2 diabetes: a systematic review and meta-analysis. Int J Endocrinol. Epub 8. September 2013.

149. Norris, J. M. et al., Omega-3 polyunsaturated fatty acid intake and islet autoimmunity in children at increased risk for type 1 diabetes. JAMA 298 (12): 1420–1428, 2007. 171 Virtanen, J. K. et al., Serum omega-3 polyunsaturated fatty acids and risk of incident type 2 diabetes in men: The Kuopio Ischemic Heart Disease Risk Factor Study. Diabetes Care 37 (1): 189–196, 2014.

150. Ebbeling, C. B. et al., Effects of dietary composition on energy expenditure during weight-loss maintenance. JAMA 307 (24): 2627–2634,2012.

151. Centers for Disease Control and Prevention, National Diabetes Statistics Report, 2014. Siehe http://www.cdc.gov/diabetes/pubs/statsreport14/national-diabetes-report-web.pdf. Abgerufen 21. Juni 2018.

152. Worm, Nicolai, Flexi Carb, München: Riva Verlag 2016.

153. Seit einigen Jahren verwende ich zur soliden Diagnosesicherung zus.tzlich das Instrument des Fatty-Liver-Index (FLI), ein Messwert der sich mit Hilfe einfacher Laborwerte aus dem Leberwert GGT in U/l, dem Triglyceridspiegel in mg/dl, dem Body-Mass-Index (BMI) sowie dem Bauchumfang berechnet. Im Internet zum Beispiel über die Webseite www.fegato.it k.nnen Sie unter FLI-Calculator den Index errechnen. Ein FLI > 60 macht das Vorliegen einer Fettleber sehr wahrscheinlich (zu 78 %). Falls Sie sich umfassender mit dem Thema besch.ftigen wollen,kann ich Ihnen an dieser Stelle das Buch Schlank und gesund mit der Doc Fleck Methode, Hilden: BJV Verlag 2017 empfehlen, in dem ich diese Thematik sehr ausführlich beschreibe.

154. Hootman, J. M. et al., Updated Projected Prevalence of Self-Reported Doctor-

Diagnosed Arthritis and Arthritis-Attributable Activity Limitation Among US Adults, 2015–2040. Arthritis&Rheumatology 68 (7):1582–1587, 2016.

155. Ruskin, D. N. et al., Reduced pain and inflammation in juvenile and adult rats fed a ketogenic diet. PLoS ONE 4 (12): e8349, 2009.

156. Di Giuseppe, D. et al., Fish consumption and risk of rheumatoid arthritis:a dose-response meta-analysis. Arthritis Res Ther 16 (5): 446, 2014.

157. Lee, Y. H. et al., Omega-3 polyunsaturated fatty acids and the treatment of rheumatoid arthritis: a meta-analysis. Arch Med Res 43 (5): 356–62, 2012.

158. Kia, Sanam/Choy, Ernet, Update on treatment guideline in Fibromyalgia syndrome with focus on pharmacology. Biomedicines 5 (2): 20,2017.

159. Deutsche Schmerzgesellschaft, Definition, Pathophysiologie, Diagnostik und Therapie des Fibromyalgiesyndroms, S. 16. S3-Leitlinie, 2. Aktualisierung von 2017. Online (PDF), zuletzt abgerufen am 20. Mai 2018.

160. Deutsche Schmerzgesellschaft: Definition, Pathophysiologie, Diagnostik und Therapie des Fibromyalgiesyndroms., S. 14 f. S3-Leitlinie, 2. Aktualisierung von 2017. Online (PDF), zuletzt abgerufen am 20. Mai 2018.

161. Watkins, L. R. et al., Glia: Novel counter-regulators or opioid analgesia.Trends Neurosci 28 (12): 661–69, 2005; Craig, A. D., How do you feel? Interoception: the sense of the physiological condition of the body.Nat Rev Neurosci 3 (8): 655–66, 2002.

162. Berrendero, F. et al., Nicotine-induced antinociception, rewarding effects, and physical dependence are decreased in mice lacking the preproenkephalin gene. J Neurosci 25 (5): 1103–12, 2005.

163. Ernst, A./Shelley-Tremblay, J., Non-ketogenic, low carbohydrate diet predicts lower affective distress, higher energy levels and decreased Fibromyalgia symptoms in middle-aged females with Fibromyalgia Syndrome as compared to the Western pattern diet. Journal of Musculoskeletal Pain 21 (4): 365–370, 2013.

164. Balbás, G. M. et al., Study on the use of omega-3 fatty acids as a therapeutic supplement in treatment of psoriasis. Clin Cosmet Investig Dermatol 4: 73–77, 2011.

165. Eriksen, B. B./Kare, D. L., Open trial of supplements of omega 3 and 6 fatty acids, vitamins and minerals in atopic dermatitis. J Dermatolog Treat 17 (2): 82–85, 2006.

166. Scott, D. W. et al., Effect of an omega-3/omega-6 fatty acid-containing commercial lamb and rice diet on pruritus in atopic dogs: results of a single-blinded study. Can J Vet Res 61 (2): 145–153, 1997.

167. Gieler, Uwe et al., Psychosomatische Aspekte bei Hauterkrankungen: Akne vulgaris. In: Psychosomatische Dermatologie; AWMF-Leitlinien-Register Nr. 013/024. Siehe https://www.awmf.org/uploads/tx_szleitlinien/013–024l_S1_Psychosomatische_Dermatologie_2018–05.pdf.Abgerufen August 2018.

168. Oschman, J. L. et al., The effects of grounding (earthing) on inflammation, the immune response, wound healing, and prevention and treatment of chronic inflammatory and autoimmune diseases. J Inflamm Res 8: 83–96, 2015.

169. Cordain, L. et al., Acne vulgaris: a disease of Western civilization. Arch Dermatol 138 (12): 1584–90, 2003. 193 Smith, R. N. et al., A low-glycemic-load diet improves symptoms in acne vulgaris patients: a randomized controlled trial. Am J Clin Nutr 86 (1): 107–15, 2007.

170. Kwon, H. H. et al., Clinical and histological effect of a low glycaemic load diet in treatment of acne vulgaris in Korean patients: a randomized,controlled trial. Acta Derm Venereol 92 (3): 241–46, 2012.

171. Mahmood, S. N./Bowe, W. P., Diet and acne update: carbohydrates emerge as the main culprit. J Drugs Dermatol 13 (4): 428–435,2014.

172. Howlader, N et al., SEER Cancer Statistics Review, 1975–2013. National Cancer Institute Bethesda, MD April 2016. http://seer.cancer.gov/Csr/1975_2013/. Abgerufen am August 2017.

173. McKenzie, Sheena, .Yoshinori Ohsumi wins Nobel Prize for Medical Research on Cells., CNN website, 3. Oktober 2016, siehe http://www.cnn.com/2016/10/03/health/nobel-prize-2016-physiology-medicineyoshinori-ohsumi/. Abgerufen September 2018.

174. Maurer, G. D. et al., Differential utilization of ketone bodies by neurons and glioma cell lines: a rationale for ketogenic diet as experimental glioma therapy. BMC Cancer 11: 315, 2011.

175. Fukui, M. et al., EPA, an omega-3 fatty acid, induces apoptosis in human pancreatic cancer cells: role of ROS accumulation, caspase-8 activation, and autophagy induction. J Cell Biochem 114 (1): 192–203,2013.

176. Chajès, V. et al., ω-3 and ω-6 Polyunsaturated fatty acid intakes and the risk of breast cancer in Mexican women: impact of obesity status. Cancer Epidemiol Biomarkers Prev 21 (2): 319–326, 2012; Kim, J. et al., Fatty fish and fish omega-3 fatty acid intakes decrease the breast cancer risk: a case-control study. BMC Cancer 9: 216, 2009; Simonsen, N. et al., Adipose tissue omega-3 and omega-6 fatty acid content and breast cancer in the EURAMIC study. European Community Multicenter Study on Antioxidants, Myocardial Infarction, and Breast Cancer. Am J Epidemiol 147 (4): 342–352, 1998.

177. Arem, H. et al., Omega-3 and omega-6 fatty acid intakes and endometrial cancer risk in a population-based case-control study. Eur J Nutr 52 (3): 1251–60, 2013.

178. Noel, S. E. et al., Consumption of omega-3 fatty acids and the risk of skin cancers: a systematic review and meta-analysis. Int J Cancer 135(1): 149–156, 2014. 204 Chavarro, J. E. et al., A prospective study of polyunsaturated fatty acidlevels in blood and prostate cancer risk. Cancer Epidemiol Biomarkers Prev 16 (7): 1364–1370, 2007.

179. Murphy, R. A. et al., Supplementation with fish oil increases first-line chemotherapy efficacy in patients with advanced nonsmall cell lung cancer.

Cancer 117 (16): 3774–80, 2011.

180. Smeds, A. I. et al., Quantification of a broad spectrum of lignans in cereals, oilseeds, and nuts. J Agric Food Chem 55 (4): 1337–46, 2007.

181. Rosolowich, V. et al., Mastalgia. J Obstet Gynaecol Can 170: 49–57. 2006.

182. Phipps, W. R. et al., Effect of flax seed ingestion on the menstrual cycle. J Clin Endocrinol Metab 77 (5): 1215–1219, 1993.

183. Kelsey, J. L. et al., Reproductive factors and breast cancer. Epidemiol Rev 15 (1): 36–47, 1993.

184. MacFarland, B. H. et al., Utilization patterns among long-term enrollees in a prepaid group practice health maintenance organization. Medical Care 23: 1121–1233, 1985.

185. Quirk, S. E. et al., The association between diet quality, dietary patterns and depression in adults: a systematic review. BMC Psychiatry.13: 175, 2013.

186. Grosso, G. et al., Omega-3 fatty acids and depression: Scientific evidenceand biological mechanisms. Oxid Med Cell Longev 2014: 313570, 2014. Epub.

187. Gertsik, L. et al., Omega-3 fatty acid augmentation of citalopram treatmentfor patients with major depressive disorder. J Clin Psychopharmacol.32 (1): 61–64, 2012.

188. Marriott, B. P. et al., Design and methods for the Better Resiliency Among Veterans and non-Veterans with Omega-3's (BRAVO) study: A double blind, placebo-controlled trial of omega-3 fatty acid supplementation among adult individuals at risk of suicide. Contemp Clin Trials 47: 325–333, 2016.

189. Mortensen, E. L. et al., The association between duration of breastfeedingand adult intelligence. JAMA 287 (18): 2365–2371, 2002.

190. Hibbeln, J. R., Seafood consumption, the DHA content of mothers' milk and prevalence rates of postpartum depression: a cross-national,ecological analysis. Journal of Affective Disorders 69 (1): 15–29, 2002.

191. Farzaneh-Far, R. et al., Association of marine omega-3 fatty acid levels with

telomeric aging in patients with coronary heart disease. JAMA303 (3): 250–257, 2010.

192. Lembke, P. et al., Influence of omega-3 (N3) index on performanceand wellbeing in young adults after heavy eccentric exercise. Sports Sci Med 13 (1): 151–6, 2014.

193. Stebbins, C. L. et al., Effects of dietary omega-3 polyunsaturated fatty acids on the skeletal-muscle blood-flow response to exercise in rats. Int J Sport Nutr Exerc Metab 20 (6): 475–86, 2010.

194. Tartibian, B. et al., Omega-3 fatty acids supplementation attenuates inflammatory markers after eccentric exercise in untrained men. Clin J Sport Med 21 (2): 131–7, 2011.

195. Jouris, K. B. et al., The effect of omega-3 fatty acid supplementation on the inflammatory response to eccentric strength exercise. Sports SciMed 10 (3): 432–8, 2011.

196. Billman, G. E./Harris, W. S., Effect of dietary omega-3 fatty acids on the heart rate and the heart rate variability responses to myocardialischemia or submaximal exercise. Am J Physiol Heart Circ Physiol 300(6): H2288–99, 2011.

197. Stebbins, C. L. et al., Effects of dietary omega-3 polyunsaturated fatty acids on the skeletal-muscle blood-flow response to exercise in rats. Int J Sport Nutr Exerc Metab 20 (6): 475–86, 2010.

198. Mickleborough, T. D. et al., Effect of fish oil-derived omega-3 polyunsaturated fatty acid supplementation on exercise-induced bronchoconstriction and immune function in athletes. Phys Sportsmed 36 (1): 11–7, 2008.

199. Mulder, K. A. et al., Omega-3 fatty acid deficiency in infants before birth identified using a randomized trial of maternal DHA supplementation in pregnancy. PLoS One (1): e83764, 2014.

200. Präeklampsie (Schwangerschaftsintoxikation) ist eine schwere Erkrankung

am Ende der Schwangerschaft, die mit den Leitsymptomen erhöhter Bluthochdruck, Eiweißausscheidung im Urin (Proteinurie) und periphere Ödeme (Wassereinlagerungen) einhergeht. In seltenen Fällen kann sie bis zu 14 Tage nach der Geburt manifest werden.

201. Markhus, M. W. et al., Low omega-3 index in pregnancy is a possible biological risk factor for postpartum depression. PLoS One 8 (7): e67617, 2013.

202. Su, K. P. et al., Omega-3 fatty acids for major depressive disorder during pregnancy: results from a randomized, double-blind, placebo-controlled trial. J Clin Psychiatry 69 (4): 644–51, 2008.

203. Furuhjelm, C. et al., Allergic disease in infants up to 2 years of age in relation to plasma omega-3 fatty acids and maternal fish oil supplementation in pregnancy and lactation. Pediatr Allergy Immunol 22(5): 505–14, 2011; Gunaratne, A. W. et al., Maternal prenatal and/orpostnatal n-3 long chain polyunsaturated fatty acids (LCPUFA) supplementation for preventing allergies in early childhood. Cochrane Database Syst Rev. (7): CD010085, 2015.

204. Bisgaard, H. et al., Fish oil-derived fatty acids in pregnancy and wheeze and asthma in offspring. N Engl J Med 375 (26): 2530–9, 2016.

205. http://www.aerzteblatt.de/archiv/136490/Ernaehrung-in-der-Schwangerschaft-Fuer-das-Leben-des-Kindes-praegend. Abgerufen September 2018.

206. Strunz, Ulrich/Jopp, Andreas, Fit mit Fett. Die Omega-3-Revolution,.So kaufen Sie Oliven.l., S. 34

207. Boon et al., Super, red palm and palm oleins improve the blood pressure,heart size, aortic media thickness and lipid profile in spontanesously hypertensive rats. PLoS One, 8(2), e55908, 2013; Odia et al. Palm oil and the heart: a review. World J Cardiol. 7(3): 144–49. 2015.

208. Fattore et al., Palm oil and blood lipid-related markers of cardiovascular disease: a systematic review and meta-analysis of dietary intervention trials. Am J Clin Nutr. 99(6). 1331–1350. 2014.

209. Sugimura et al., Heterocyclic amines: mutagens/carcinogens produced cooking of meat and fish. Cancer Sci. 95, 290–99. 2004.

210. Philips, Polycyclic aromatic hydrocarbons in the diet. Mutat Res. 15.Juli 1999; 443 (1–2). 1999.

211. Uribarri et al., Advanced glycation end products in foods and apractica guide to their reduction in the diet. J Am Diet Assoc. 100(6): 911–16. 2010.

212. K Warner et al., .Flavor and oxidative stability of soybean, sunflower and low erucicacid rapeseed oils.. Journal of the American Oil Chemists'Society 66.4: 558–564. 1989. WE Neff., et al. «Effect of triacylglycerol composition and structures on oxidative stability of selectedsoybean germplasm». Journal of the American Oil Chemists' Society 69.2: 111–118. 1992.; WE Neff., et al. «Photooxidation of soybean oils as affected by triacylglycerol composition and structure». Journal of the American Oil Chemists' Society 70.2: 163–168. 1993.

213. TD Parker et al., «Fatty acid composition and oxidative stability of cold-pressed edible seed oils». Journal of Food Science 68.4: 1240–1243. 2003.

214. Guill et al., Evaluation of Chemical and Physical Changes in Different Commercial Oils during Heating; Acta Scientific Nutrional Health, 2 (6): 02–11, 2018.

215. Der Fettstoffwechsel von Menschen unterscheidet sich von dem von Ratten. Es gibt aktuell keinen bekannten Zusammenhang von Verzehr von Rapsöl und Herzschäden. Die Obergrenze der für Erucasäure tolerierbaren Tagesdosis wurde anhand von Tierversuchen geschätzt und liegt aktuell bei 500 mg pro Tag für Erwachsene. Auch bei einem häufigen Konsum von Rapsöl, der auch vorteilhaft sein kann, wird diese Dosis nicht erreicht.

216. Haber/Rüsing, DHA-reiche Mikroalgenöle: Alternativen für die Zufuhr von langkettigen Omega-3-Fettsäuren. Ernährung&Medizin 2005.

217. Dreher, M. L./Davenport, A. J., Hass avocado composition and potential health effects. Critical Reviews in Food Science and Nutrition 53 (7): 738–750, 2013.

218. Unlu, N. Z. et al., Carotenoid absorption from salad and salsa by humans is enhanced by the addition of avocado or avocado oil. Journal of Nutrition 135 (3): 431–36, 2005.

219. Wien, M. et al., A randomized 3x3 crossover study to evaluate the effect of Hass avocado intake on post-ingestive satiety, glucose and insulin levels, and subsequent energy intake in overweight adults. Nutrition Journal 12 : 155, 2013.

220. de Souza, R. J. et al., Intake of saturated and trans unsaturated fatty acids and risk of all cause mortality, cardiovascular disease, and type 2 diabetes: systematic review and meta-analysis of observational studies. BMJ 351: h3978, 2015.

221. Intake of saturated and trans unsaturated fatty acids and risk of all cause mortality, cardiovascular disease, and type 2 diabetes: systematic review and meta-analysis of observational studies. BMJ. 2015 Aug 11; 351:h3978. doi: 10.1136/bmj.h3978.

222. Rimm, E. B. et al., Vegetable, fruit, and cereal fiber intake and risk of coronary heart disease among men. JAMA 275 (6): 447–51, 1996.

223. Wennberg, M. et al., Evaluation of relative intake of fatty acids according to the Northern Sweden FFQ with fatty acid levels in erythrocytemembranes as biomarkers. Public Health Nutr 12 (9): 1477–1484, 2009; Wolk, A. et al., Evaluation of a biological marker of dairy fat intake. Am J Clin Nutr 68: 291–295, 1998. Khaw, K. T. et al., Plasma Phospholipid Fatty Acid Concentration and Incident Coronary Heart Disease in Men and Women: The EPIC-Norfolk prospective Study. PLoS Med 9(7): e1001255, 2012.

224. Howard, B. V. et al., Low-fat dietary pattern and risk of cardiovascular disease: the Women's Health Initiative Randomized Controlled Dietary Modification Trial. JAMA 295 (6): 655–666, 2006.

225. Robinson, J., Super natural milk. http://eatwild.com/articles/superhealthy.html.

Abgerufen im August 2018.

226. Watson, S. J. et al., The relation of the colour and vitamin A content of butter. Biochem J 28(3): 1076–1085, 1934.

227. Gunnars, K., Why grass-fed butter is good for you. http://authoritynutrition. com/grass-fed-butter-superfood-for-the-heart/. November 2013.

228. Gerard, John, The Herball or Generall Historie of Plantes/gathered by John Gerard of London, Master in Chirurgerie, London: John Norton 1597. Siehe http://www.botanicus.org/title/b12080317. Abgerufen Mai 2018.

229. Roeder, E. et al., Linolensäurehaltige Öle. Deutsche Apothekerzeitung 141 (5): 56, 2001.

230. Zitiert in Braunschweig, Ruth von, Pflanzenöle–Qualität, Anwendung und Wirkung, 5. Aufl. Wiggensbach: Stadelmann Verlag 2016,S. 71.

231. Nach Linus Pauling (zweimaliger Nobelpreisträger, 1954 für Chemie,1963 Friedensnobelpreis).

232. Enig. Coconut Oil. An Antibacterial, Antiviral Ingredient for Food. AVOC Lauric Symposium 1997. Zitiert in Braunschweig, Pflanzenöle –Qualität, Anwendung und Wirkung. 5. Auflage 2016; Stadelmann Verlag, S. 78.

233. Grimm, Hans-Ulrich, Leinöl macht glücklich–Das blaue Ernährungswunder, München: Knaur MensSana 2012.

234. St-Onge, M. P. et al., Medium-chain triglycerides. Obes Rev 11 (3): 395–402, 2003.

235. Vitaglione, P. et al., Healthy virgin olive oil: a matter of bitterness. Critical Reviews in Food Science and Nutrition 55: 1808–1818, 2015.

236. Notarnicola, M. et al., Effects of olive oil polyphenols on fatty acid synthase gene expression and activity in human colorectal cancer cells. Genes&Nutrition 6 (1): 63–69, 2011. 268 Khanfar, M. A. et al., Olive Oil-derived Oleocanthal as Potent Inhibitor of Mammalian Target of Rapamycin: Biological Evaluation and Molecular Modeling Studies. Phytother Res. 29 (11): 1776–82, 2015.

237. Rigacci, S. et al., Oleuropein aglycone induces autophagy via the AMPK/ mTOR signalling pathway: a mechanistic insight, Oncotarget 6:35344–35357, 2015.

238. Rhamani, A. H. et al., Therapeutics role of olive fruits/oil in the prevention of diseases via modulation of anti-oxidant, anti-tumour and genetic activity. Intern J of Clinical and Experimental Medicine 7 (4): 799–808, 2014.

239. Garcia-Martinez, O. et al., Phenolic compounds in Extra Virgin Olive Oil stimulate human osteoblastic cell proliferation. PLoS One 11 (3): e0150045, 2016.

240. .Milde ist meistens ein Zeichen von Ranzigkeit., Süddeutsche Zeitung Magazin, 31. Mai 2018. Siehe https://www.sueddeutsche.de/stil/olivenoel-milde-ist-meistens-ein-zeichen-von-ranzigkeit-1.3994817?reduced=true. Abgerufen Juli 2018.

241. Luetjohann, S., Das Schwarzkümmelheilbuch. Die bewährtesten Heilanwendungen, Gesundheitstipps und Rezepte, Oberstdorf: Windpferdverlag 2012.

242. Bao, Y. et al., Association of nut consumption with total and cause-specific mortality. N Engl J Med 369 (21): 2001–2011, 2013; Luu, H. N. et al., Prospective evaluation of the association of nut/peanut consumption with total and cause-specific mortality. JAMA Intern Med 175 (5): 755–766, 2015; Fernández-Montero, A. et al., Nut consumption and 5-y all-cause mortality in a Mediterranean cohort: the SUN project. Nutrition 30 (9): 1022–1027, 2014.

243. Fraser, G. E./Shavlik, D. J., Ten years of life: Is it a matter of choice? Arch Intern Med 161 (13): 1645–1652, 2001.

244. Lim, S. S. et al., A comparative risk assessment of burden of disease and injury attributable to 67 risk factors and risk factor clusters in

245. regions, 1990–2010: a systematic analysis for the Global Burden of Disease Study 2010. Lancet 380 (9859): 2224–2260, 2012.

246. Hu, F. B. et al., Frequent nut consumption and risk of coronary heart disease in

women: prospective cohort study. BMJ 317: 1341–1345, 1998. Prineas, R. J. et al., Walnuts and serum lipids. N Engl J Med 329:359, 1993.

247. De La Cruz et al., Lipid peroxidation and glutathione system: influence of olive oil administration. Biochem Biophysis Acta 1485: 36–44, 2000.

248. Ros, E. et al., Fatty acid composition of nuts. Implications for cardiovascular health. Br J Nutr 96 (2): 29–35, 2006.

249. US. Department of Agriculture, Database for the Oxygen Radical Absorbance Capacity (ORAC) of Selected Foods. http://www.orac-info-portal.de/download/ORAC_R2.pdf. Abgerufen Juli 2018.

250. Ramón et al., Primary Prevention of Cardiovasculare Disease with a Mediterranean Diet–for the PREDIMED Study. N Engl J Med:368:1279–1290. 2013.

251. Morgan, W. A./Clayshulte, B. J., Pecans lower low-density lipoprotein cholesterol in people with normal lipid levels. J of American Dietetic Association 100 (3): 312–318, 2000.

252. Aldemir, M. et al., Pistachio diet improves erectile function parameters and serum lipid profiles in patients with erectile dysfunction. Int J Impot Res 23 (1): 32–38, 2011.

253. Chiurlia, E. et al., Subclinical coronary artery atherosclerosis in patients with erectile dysfunction. J Am Coll Cardiol 46 (8): 1503–1506, 2005.

254. Montorsi, F. et al., Is erectile dysfunction the .tip of the iceberg. of a systemic vascular disorder? Eur Urol 44(3): 352–354, 2003.

255. Montorsi, F. et al., Erectile dysfunction prevalence, time of onset and association with risk factors in 300 consecutive patients with acute chest pain and angiographically documented coronary artery disease. Eur Urol 44 (3): 360–364, 2003. Zitiert aus Greger, M., How Not To Die. Entdecken Sie Nahrungsmittel, die Ihr Leben verlängern–und bewiesenermaßen Krankheiten vorbeugen und heilen, Kandern: Unimedica im Narayana Verlag 2016.

256. Das Bencao gangmu (‹Das Buch heilender Kräuter›) aus dem 16. Jahrhundert ist das bekannteste historische Buch über chinesische Kräuter und Arzneidrogen. Geschrieben wurde es von dem GelehrtenLi Shizhen (1518–1593) auf der Basis alter Arzneibücher. Das Werk wurde von der UNESCO in die Liste des Weltdokumentenerbes aufgenommen. Siehe https://de.wikipedia.org/wiki/Bencao_Gangmu. Abgerufen August 2018.

257. Lin, X. et al., Effect of mammalian lignans on the growth of prostate cancer cell lines. Anticancer Res 21 (6A): 3995–3999, 2011.

258. Morton, M. S. et al., Lignans and isoflavonoids in plasma and prostatic fluid in men: samples from Portugal, Hong Kong, and the United Kingdom. Prostate 32 (2): 122–128, 1997.

259. Rodriguez-Leyva, D. et al., Potent antihypertensive action of dietary flaxseed in hypertensive patients. Hypertension 62 (6): 1081–1089,2013.

260. Ninomiya, T. et al., Blood pressure lowering and major cardiovascular events in people with and without chronic kidney disease: meta-analysis of randomised controlled trials. BMJ 347: f5680, 2013.

261. Singh, K. K. et al., Flaxseed: a potential source of food, feed and fiber.Crit Rev Food Sci Nutr 51 (3): 210–222, 2011.

262. Edel, A. L. et al., Dietary flaxseed independently lowers circulating cholesterol and lowers it beyond the effects of cholesterol-lowering medications alone in patients with peripheral artery disease.J Nutr 145 (4): 749–757, 2015.

263. Hyv.rinen, H. K. et al., Effect of processing and storage on the stability of flaxseed lignan added to bakery products. Agric Food Chem 54 (1): 48–53, 2006; Greger, Michael, How not to die, Kandern: Narayana Verlag 2016.

264. Cunnane, S. C., Nutritional attributes of traditional flaxseed in healthy young adults. Am J Clin Nutr 61 (1): 62–68, 1995.

265. Yadav et al. Nutrition Res Reviews 2013; 12(1)28.

266. Wien, M., Almond consumption and cardiovascular risk factors in adults with

prediabetes. J Am Coll Nutr 29 (3): 189–97, 2010.

267. Jalali-Khanabadi, B. A. et al., Effects of almond dietary supplementation on coronary heart disease lipid risk factors and serum lipid oxidation parameters in men with mild hyperlipidemia. J Altern. Complement Med 16 (12): 1279–83, 2010.

268. Ponnampalam, E. N. et al., Effect of feeding systems on omega-3 fatty acids, conjugated linoleic acid and trans fatty acids in Australian beef cuts: potential impact on human health. Asia Pac J Clin Nutr 15 (1): 21–9, 2006. 303 Rohrmann, S. et al., Meat consumption and mortality–results from the European Prospective Investigation into Cancer and Nutrition. BMC Med 11: 63, 2013.

269. Key, T. J. et al., Mortality in British vegetarians: review and preliminary results from EPIC-Oxford. Am J Clin Nutr 78 (3): 533–538, 2003.

270. Micha.lson, K. et al., Milk intake and risk of mortality and fractures in women and men: cohort studies. BMJ 349: g6015, 2014.

271. Aune, D. et al., Dairy products, calcium, and prostate cancer risk:a systematic review and meta-analysis of cohort studies. Am J Clin Nutr 101 (1): 87–117, 2015.

272. The George Mateljan Foundation, Sardines. Siehe http://whfoods.com/genpage. Abgerufen September 2018.

273. Belin, R. J. et al., Fish intake and the risk of incident heart failure: the Women's Health Initiative. Circulation Heart Failure 4 (4): 404–413,2011.

274. Fontana, L. et al., Extending healthy life span--from yeast to humans.Science 328: 321–326, 2010.

275. Bell, G. A. et al., Intake of long-chain ω-3 fatty acids from diet and supplements in relation to mortality. American J of Epidemiology 179(6): 710–720, 2014.

276. http://vitalstudy.org/. Abgerufen September 2018.

277. Senftleber, N. K. et al., Marine Oil Supplements for Arthritis Pain:A Systematic Review and Meta-Analysis of Randomized Trials. Nutrients 9 (1), pii: E42, 2017.

278. Ulven, S. M./Holven, K. B., Comparison of bioavailability of krill oil versus fish oil and health effect. Vascular Health and Risk Managements 11: 511–524, 2015.

279. Fleck, Anne, Die 70 einfachsten Gesund-Rezepte, 5. Auflage Hilden: BJV Verlag 2018.

280. Harris, WS. Et von Schacky, C. The Omega-3-Index: a new risk factor for death from coronary heart disease? Prev Med. 39 (1): 212–20. 2004.

281. Wheless, J. W., History of the ketogenic diet. Epilepsias 49 Suppl. 8:3–5, 2008.

282. Keshavarzian, A. et al., Evidence that chronic alcohol exposure promotes intestinal oxidative stress, intestinal hyperpermeability and endotoxemia prior to development of alcoholic steatohepatitis in rats.J Hepatol 50 (3): 538–47, 2009.

283. Schmid, Rainer. .lwechsel für Ihren K.rper. Gesund, vital und sch.nmit naturbelassenen .len, 7. Aufl. Inning: Verlag Ern.hrung & Gesundheit 2010.

284. Sabate, J. et al., Effects of walnuts on serum lipid levels and blood pressure in normal men. N Engl J Med 328: 603–607, 1993; Abbey, M. et al., Partial replacement of saturated fatty acids with almonds and walnuts lowers total plasma cholesterol and LDL. Am J Clin Nutr 59:995–999, 1994; Iwamoto, M. et al., Walnuts lower serum cholesterol in Japanese men and women. J Nutr 130 (9): 171–176, 2000; Almario,R. U. et al., Effects of walnut consumption on plasma fatty acids and lipoproteins in combined hyperlipidemia. Am J Clin Nutr 74 (1): 72–79, 2001.

# 致　谢

　　如果没有他人的鼓励和帮助，这本书是不可能完成的。

　　我要感谢许多勇敢的科学家，在过去的几十年里，他们的研究阻止了大众对低脂主义的盲从，使大众重新认识了脂肪的疗愈能力。

　　衷心感谢多年来让我相信脂肪的疗愈能力的所有患者，是他们让我相信脂肪能够治愈疾病，这也鼓励我将这些知识通过本书分享给更多人。

　　非常感谢出版社的所有工作人员。特别是芭芭拉·劳格维茨（Barbara Laugwitz）和里卡达·索尔（Ricarda Saul），在我写作的过程中，他们一直鼓励我，使我有勇气首次为我的书绘制插画。

　　我要再次感谢里卡达，感谢她细致的编辑工作。衷心感谢我的家人和朋友，感谢他们对我无尽的耐心帮助。我还要感谢施特菲（Steffi）对我的无私帮助。还有很多我在致谢中没有提到的人，我也要向他们表达我最诚挚的敬意！